认知行为疗法
简易操作指南

（原著第二版）

CBT Made Simple: A Clinician's Guide to
Practicing Cognitive Behavioral Therapy
(Second Edition)

［加］妮娜·约瑟夫维茨
［加］戴维·迈兰 著
辛懿德　唐可儿　赵伟皓　译

中国轻工业出版社

图书在版编目（CIP）数据

认知行为疗法简易操作指南：原著第二版 /（加）妮娜·约瑟夫维茨,（加）戴维·迈兰著；辛懿德，唐可儿，赵伟皓译. --北京：中国轻工业出版社，2025.4.
ISBN 978-7-5184-5323-8

Ⅰ.R749.055-62

中国国家版本馆CIP数据核字第2024LX6979号

责任编辑：刘忠波
文字编辑：陈姿兆　　　　　责任终审：许春英　　　　设计制作：锋尚制版
策划编辑：刘忠波　陈姿兆　　责任校对：朱　慧　朱燕春　责任监印：张京华

出版发行：中国轻工业出版社（北京鲁谷东街5号，邮编：100040）

印　　刷：天津裕同印刷有限公司

经　　销：各地新华书店

版　　次：2025年4月第1版第1次印刷

开　　本：710×1000　1/16　印张：21.5

字　　数：360千字

书　　号：ISBN 978-7-5184-5323-8　定价：88.00元

邮购电话：010-85119873

发行电话：010-85119832　010-85119912

网　　址：http://www.chlip.com.cn

Email：club@chlip.com.cn

版权所有　侵权必究

如发现图书残缺请与我社邮购联系调换

221448Y2X101ZYW

前言

大家好，我是妮娜·约瑟夫维茨（Nina Josefowitz），我成为心理学家、认知行为疗法治疗师和教师已经超过30年了。戴维·迈兰（Davis Myran，1949—2016）博士是我撰写这本书第一版时的合作伙伴，他是一位出色的精神病学家，从事并教授认知行为疗法（CBT）超过25年。我也很幸运能嫁给戴维。不幸的是，戴维在2016年去世了，我们非常怀念他。他的智慧和声音仍然时常浮现在我的脑海中。我们写这本书是为了鼓励读者在自己的治疗实践和生活中尝试使用认知行为疗法。

让我们从定义认知行为疗法开始。认知行为疗法是一种基于证据的方法，用来理解和治疗心理问题。它是一种结构化的、积极的治疗形式。在治疗开始时，治疗师会帮助来访者设定治疗目标，并且这个治疗目标将在整个治疗过程中被完成。认知行为疗法的治疗基于"人们理解世界的方式或人们思考的方式，会影响他们的情绪、身体反应和行为方式"这一原则，也就意味着来访者的问题可以从他们的想法、情绪、身体反应及行为的相互作用，以及这四个因素是如何导致他们的问题持续存在的角度来理解。改变任何一个因素都可能导致其他因素的改变。

如今，我仍然记得我致力于成为一名认知行为疗法治疗师的那一刻。当时我24岁，正准备申请研究生院的第一个实习。那天，我坐在去面试的公交车上，感到焦虑。由于某种原因，公交车停了20分钟。我意识到我要迟到了，那时还没有手机，所以面对这个情境我感到无能为力，我的焦虑程度在不断上升。然后，我想起了前一天的认知行为治疗课。我深吸一口气，问自己：我在想什么？那时，我的想法是"我要迟到了，我永远得不到实习机会，我的职业生涯也毁了！"我开始嘲笑自己。即使在高度焦虑的状态下，我也知道自己是在小题大做。从那一刻起，我成了一名认知行为疗法治疗师。

在过去的50年里，数百项研究检验了认知行为疗法的基本理论，也检验了该疗法对各个年龄段的儿童和成人的有效性（Beck & Dozois，2011）。下面，让我来给你们介绍一下这项研究的广泛性。Hofmann、Asnaani、Vonk、Sawyer和Fang（2012）对认知行为疗法的有效性进行了荟萃分析。他们发现，虽然认知行为疗法的治疗效果在某些疾病中有显著优势,但一般来说,与安慰剂或等待名单对照组相比,在治疗包括抑郁症、双相情感障碍、焦虑症、酗酒和药物滥用、精神分裂症、饮食失调、失眠、人格障碍、愤怒和攻击、犯罪行为、普遍压力、由于各种医疗条件造成的痛苦和慢性疼痛等各种各样的问题时,认知行为疗法是一种有效治疗方法。研究还发现,在一年的随访中,认知行为疗法能够保持较好的治疗效果(DiMauro, Dominiques, Fernandez & Tolin, 2013)。

这本书是如何组织的

你可以把咨询想象成建造一座建筑,你需要有一个坚实的基础。在第一部分中,我们将学习如何奠定认知行为疗法的基础。一个良好的基础包括对来访者的问题和目标有一个清晰的认识、向来访者解释认知行为疗法,并开始使用结构化的格式。你想要的是一个经得起暴风雨并且可以支撑沉重建筑的基础,这意味着即使你的来访者非常苦恼,经历了艰难时期,但是你在早期工作打下的基础将会很好地服务于你和你的来访者。

下一步是搭建房子。没有一个好的框架,你就不能把墙和窗户搭起来。在第二部分中,你将学习明确来访者的情绪、身体反应、行为和想法,并创建一个为理解来访者的问题提供框架的四因素模型。

建造房子的最后一个阶段包括安装墙壁、窗户和门。第三部分涵盖了认知和行为干预。我们将聚焦于各种认知干预,其中包括检查消极想法的证据、帮助来访者采取新的视角、发展平衡或替代想法。我们还将讨论三种行为干预:问题解决、行为激活和暴露疗法。我们的第四部分涵盖了基本信念的工作,包括核心信念和基本假设。

最后,在第五部分,我们来看看完成的房子。我们为你提供了焦虑和抑郁的一般咨询指南(的概述),以及在本书中,我们提到的两个假设来访者——方女士与吴先生[①]——如何展开实际的认知行为疗法咨询。当你使用这本书并开始掌握认知行为咨询的概念和技能时,你将奠定坚实的基础,可以利用它来帮助你的来访者实现他们的目标,解决他们前来咨询的问题。

认知行为疗法会谈遵循一个特定的结构,所以我认为如果本书中每一章的结

---

① 书中所有案例已根据著者的要求进行本土化改编。——译者注

构都模仿实际咨询会谈的结构，对你的学习会很有帮助。每一章都以签到（check-in），回顾之前章节的家庭作业开始，然后设置议程，概述本章的要点。随后，我们根据议程学习本章所涵盖的具体技能。在每一章的最后，我会布置作业，并给你们一个复习的机会。我希望这些章节的结构能让你们了解一个结构化的认知行为咨询是什么样的。

你该如何学习

研究结果非常明确：如果要学习一项新技能，你不仅需要新的信息，还需要积极的策略来帮助你记忆和练习所学的资料（O'Brien等，2001）。挑战在于如何将主动学习融入书中。

第一，如果你想记住一些东西，需要定期复习。复习的过程可以很快，即使只花一两分钟也会有所不同。在每一章的末尾都有一个回顾部分，在那里你将有机会思考什么对你来说是重要的。此外，每一章都是以回顾上一章内容开始，这样可以帮助你快速复习。

第二，积极回答问题和自我测试有助于你记忆（Roediger & Karpicke，2006）。在每一章的结尾会有一个清单，这个清单涵盖了我们在本章讨论过的重点话题，每个话题之后会跟随着一个问题。你可以尝试回答这些问题，如果你不确定问题的答案，那就回到本章的相关部分。

第三，你需要运用所学的资料并且练习，否则很难记住你学过的东西。研究数据非常清楚地表示，你练习得越多，你就做得越好。在书中，我写了练习部分，称之为"轮到你了！"。这些练习为你实践我们刚刚学习的概念提供了一个机会。"轮到你了！"的答案将会在附录中呈现。

第四，在每一章的结尾，我都建议在进入下一章之前完成作业。这是一个将认知行为疗法应用到咨询实践中的机会，我想你会喜欢做各种练习的。

认知行为疗法和你

多年来，将认知行为疗法应用到我的生活中，不仅帮助我更好地应对各种情况，还提高了我的认知行为疗法技能。研究支持了我的实践，当我们将认知行为疗法应用于自身时，我们会成为更好的认知行为疗法咨询师（Bennett-Levy & Lee，

2014）。在整本书中，我希望你们将认知行为疗法应用到自己的生活中试一试，我想你会发现它们很有用。

在线资料

除了这本书的内容外，你还可以扫描"在线资料"二维码下载大量可复制的补充资料。

在线资料
二维码

手册。在这个二维码中，你可以找到和来访者一起使用的手册，包括表格和有效的提问方式清单。

练习。这是额外练习的机会，也是在更复杂的层次上钻研概念的机会。这些练习清楚地用左图所示的图标标记在书中。

音频文件。你可以找到音频文件，包括"轮到你了！"。你可以进行作业练习，这些练习将用左图所示的图标标出。

示范视频。从第二章开始，你会看到我演示我们刚刚讲到的技能的短视频。它们用左图所示的图标进行了标记。我们将跟随两个来访者，夏女士（Charlotte）和周先生（John），他们是我多年来许多来访者的"结合体"。在观看视频之前，请扫描"在线资料"二维码下载关于Charlotte和John的社会心理史和当前问题的概述。

总结

在我们的职业生涯中，我和戴维一直对认知行为疗法帮助来访者在生活中做出实际、有益的改变的能力充满热情。如果你是认知行为疗法的新手，我们认为这本书会给你一个坚实的开始；如果你已经实践了一段时间的认知行为疗法，我们认为这本书会帮助你提高效率。这本书展示了我和戴维是如何做治疗的。所有的治疗师都有自己的风格，显然没有一种一成不变的方法来实践认知行为疗法。

一定要尝试练习，这是你开始阅读第一章之前的最后一句话。如果你想学习新知识，练习是必不可少的！

译者序

在机缘巧合之下，我选择了心理学专业。在刚踏入心理学领域的时候听到最多的话就是，大部分心理学毕业生都去当HR或老师了，我们甚至开玩笑说，心理学不就是另外一种科学的算命吗？但随着学习研究的深入，我逐渐发现，心理学是一门充满未知与探索的学科，我们会提出很多的假设来验证自己最初的假设。我在国内与国外的心理咨询实践中发现，当我面对来访者时，会对他们的核心信念或者想法产生很多种假设。但随着心理咨询的推进，我会以一种具有开放性的对话方式来帮助来访者认识到他们行为背后的想法，然后去验证我众多假设中的一个。这种探索与验证的紧密结合对我来说是一种全新的体验，因为在这个过程中我感受到不同来访者的情绪，并与之共情，陪伴他们度过人生中一段难以逾越的艰难时期。

很庆幸自己坚持了下来，也很幸运在多伦多大学遇到了教授妮娜·约瑟夫维茨，一位非常权威又十分温暖的心理学家。她在心理学尤其是认知行为治疗方面有着很高的建树，并且在心理治疗与咨询方面也有着丰富的经验。在学校里，她将课堂和认知行为疗法的结构相融合，让我拥有了极具结构化的学习体验。每当我们感到困惑，她都会毫无保留地帮助我们，就像我现在支持来访者一样。跟随她学习的过程就像在探索一个充满能量的未知世界，永远保持着好奇心和最真诚的态度。

本书的出版旨在让认知行为疗法的实践与运用在国内变得更加普及，使更多的人能够受益于认知行为疗法的概念和技巧。你可以在每个章节的形式中，体会到认知行为疗法结构化的魅力。

本书已将原作中的部分人名和案例进行更改，让它们更适用于中国文化语境下的认知行为治疗。此外，本书还包含着英文视频、音频和练习，但由于篇幅原因，没有全部翻译。我会鼓励有能力或有兴趣的读者去看看这些附加材料，因为我们在模拟和实践之后才能得到深刻的心理咨询体验和反馈。

本书文字简单易懂，兼具专业性与可读性，不仅适用于专业心理医生和咨询师，也适合任何对自己的心理健康有兴趣的人。无论是正在寻求解决心理健康问题，还是想提高自我认知和心理健康状态，我都希望这本书能成为你探索并运用认知行为疗法的有用工具。

　　我深知，心理咨询与治疗在国内的局限性，也体会过在国内学习心理治疗有多么不易。也正因如此，我决定要翻译这本书，并希望它能以一种全新的形式，给对心理治疗或认知行为疗法感兴趣的人带来一点灵感，帮助到更多需要支持的人。我也想向正在犹豫要不要学习心理学或正在学习心理学的学生，以及正在从事心理治疗的咨询师提供指引。如果回到大学，回到那个高考结束的选专业环节，我依旧会坚定不移地选择心理学，选择心理治疗。

辛懿德
2023年10月25日
加拿大多伦多

目录

第一部分 认知行为疗法的基本原理

第一章 使用认知行为疗法的理论来了解你的来访者 ·········· 2
  设置议程 ·········· 2
  议程实施 ·········· 3
    议程一：认知行为疗法的组成模块：想法、情绪、身体反应和行为 ·········· 3
    议程二：想法是如何导致问题持续存在的 ·········· 7
    议程三：行为是如何导致问题持续存在的 ·········· 12
    议程四：基本假设和核心信念在导致问题持续存在中的作用 ·········· 14
    议程五：正念在认知行为疗法中的作用 ·········· 19
    作业：认知行为疗法练习 ·········· 19

第二章 关注来访者的问题和优点 ·········· 23
  设置议程 ·········· 23
  议程实施 ·········· 24
    议程一：发展良好的咨询关系 ·········· 24
    议程二：了解来访者的当下问题 ·········· 25
    议程三：与方女士的会谈 ·········· 27
    议程四：了解来访者的压力源和优点 ·········· 32
    议程五：与吴先生的会谈 ·········· 36
    议程六：了解来访者的社会心理史 ·········· 38
    议程七：解释认知行为疗法 ·········· 40
    作业：认知行为疗法练习 ·········· 40

第三章 制定咨询目标 ·········· 46
  设置议程 ·········· 47
  议程实施 ·········· 47
    议程一：设置目标 ·········· 48

议程二：制定具体、可衡量的目标……49
　　议程三：我应该首先关注哪一个目标……56
　　作业：认知行为疗法练习……57

第四章　将你的会谈结构化……61
　　设置议程……61
　　议程实施……62
　　议程一：组织你的咨询会谈……62
　　议程二：从签到开始……65
　　议程三：与来访者合作制定议程……71
　　议程四：议程实施……74
　　议程五：制定有助于下一次咨询的家庭作业……75
　　议程六：回顾议程并试图获得反馈……79
　　作业：认知行为疗法练习……80

第二部分　了解来访者的问题

第五章　确定来访者的情绪、身体反应和行为……86
　　设置议程……86
　　议程实施……87
　　议程一：在咨询中使用四因素模型……87
　　议程二：确定来访者产生问题情绪或行为的诱因……89
　　议程三：了解来访者的反应……95
　　议程四：帮助来访者明确他们的情绪……96
　　议程五：帮助来访者确定他们的身体反应……101
　　议程六：帮助来访者确定他们的行为……102
　　议程七：保持共情……104
　　作业：认知行为疗法练习……105

第六章　我的来访者有这么多想法——我应该关注哪一个……109
　　设置议程……109
　　议程实施……110
　　议程一：确认关键想法……110
　　议程二：这个想法是对自我、他人或未来不切实际的评价吗……110

议程三：这个想法能解释来访者的情绪吗 113
　　　议程四：这个想法是否包含认知扭曲 117
　　作业：认知行为疗法练习 123

第七章　明确来访者的想法 127
　　设置议程 127
　　议程实施 128
　　议程一：识别自动思维 128
　　议程二：询问对来访者有帮助的问题 131
　　议程三：处理来访者脑海中的画面 137
　　议程四：使用额外的策略来识别想法 140
　　议程五：选择提问方式 143
　　议程六：将想法与情绪、身体反应和行为联系起来 145
　　作业：认知行为疗法练习 147

第三部分　认知和行为干预措施

第八章　寻找证据，建立平衡思维 152
　　设置议程 152
　　议程实施 153
　　议程一：了解思维记录表 153
　　议程二：向来访者解释"寻找证据"的概念 156
　　议程三：寻找支持消极想法的证据 157
　　议程四：寻找反对消极想法的证据 160
　　议程五：培养平衡思维 172
　　作业：认知行为疗法练习 178

第九章　问题解决——寻找更好的方法 182
　　设置议程 182
　　议程实施 182
　　议程一：什么是问题解决疗法 183
　　议程二：培养一个积极的问题取向 184
　　议程三：确定来访者的问题 187
　　议程四：为解决方案进行头脑风暴 190

议程五：选择一个解决方案 ········· 194
　　　议程六：培养应对思维 ··········· 198
　　作业：认知行为疗法练习 ············ 203

第十章　行为激活——抑郁症的行动计划 ······ 206
　　设置议程 ···················· 206
　　议程实施 ···················· 206
　　　议程一：了解行为激活 ··········· 207
　　　议程二：帮助来访者理解他们的抑郁症 ··· 209
　　　议程三：让来访者监测他们的日常活动 ··· 215
　　　议程四：规划能增加积极情绪的活动 ···· 219
　　　议程五：制定分级任务 ··········· 226
　　　议程六：提升幸福感 ············ 228
　　作业：认知行为疗法练习 ············ 229

第十一章　暴露疗法——让来访者面对恐惧 ···· 232
　　设置议程 ···················· 232
　　议程实施 ···················· 232
　　　议程一：了解暴露疗法 ··········· 233
　　　议程二：准备阶段 ············· 239
　　　议程三：实施阶段 ············· 242
　　　议程四：总结阶段 ············· 247
　　　议程五：与来访者讨论如何预防复发 ···· 250
　　作业：认知行为疗法练习 ············ 251

第四部分　处理基本信念

第十二章　处理核心信念 ············· 256
　　设置议程 ···················· 256
　　议程实施 ···················· 257
　　　议程一：了解核心信念 ··········· 257
　　　议程二：识别陈旧的、功能失调的核心信念 · 261
　　　议程三：识别新的核心信念 ········· 265
　　　议程四：修改旧的核心信念并强化新的核心信念 ·· 269

作业：认知行为疗法练习 275

第十三章　基本假设和行为实验 279

设置议程 279
议程实施 279
议程一：了解基本假设 280
议程二：识别功能失调的基本假设 285
议程三：检验来访者基本假设的准确性——认知策略 288
议程四：检验来访者基本假设的准确性——行为实验 290
议程五：强化新的基本假设 298
作业：认知行为疗法练习 298

第五部分　认知行为疗法的实际运用

第十四章　咨询指南以及方女士和吴先生的治疗 302

设置议程 302
议程实施 303
议程一：咨询方案与指南 303
议程二：方女士的咨询 307
议程三：吴先生的咨询 312
作业：认知行为疗法练习 316

附录　轮到你了！答案

第一部分

认知行为疗法的
基本原理

第一章

使用认知行为疗法的理论来了解你的来访者

让我们从打好基础开始。在这一章中,你将会学习到认知行为疗法的基础知识,同时你可以将所学知识应用于你的来访者和你自己。如果你没有来访者的话,也可以将你的知识应用于假设的来访者。

在每一章的开始,我们将做一个签到(check-in)和回顾。这也是认知行为疗法会谈的第一步。这是一个让你反思如何在临床实践和自己的生活中使用认知行为疗法的机会,同时也可以思考前一章的作业。由于这是第一章,所以我们没有回顾的作业。然而,在你开始阅读下一个部分之前,请花点时间,注意你对开始学习认知行为疗法的想法和情绪。试着把你的想法和你的情绪分开。问问自己,我是否从这个简单的练习中学到了什么?

设置议程

认知行为疗法会谈的第二步是为会谈设置议程,或明确指出会谈的话题。在本章中,我们将开始使用认知行为疗法来了解来访者的问题。本章有五个议程与学习基本的认知行为疗法理论有关:

议程一: 认知行为疗法的组成模块:想法、情绪、身体反应和行为
议程二: 想法是如何导致问题持续存在的
议程三: 行为是如何导致问题持续存在的
议程四: 基本假设和核心信念在导致问题持续存在中的作用
议程五: 正念在认知行为疗法中的作用

议程实施

认知行为疗法会谈的第三步是实施你的议程，或者是解决来访者的问题，这也就意味着我们要掌握与每个议程相关的信息和技巧。

来访者前来咨询的时候会带着各种各样的问题。他们可能是因为感到抑郁，可能是因为饮酒过量，可能是因为感到焦虑，或者可能因为各种原因而郁郁寡欢，但是他们都希望找到一种能使生活变得更好的方法。为了更好地开展咨询，你需要一个良好的理论，因为它可以：（1）帮助你和来访者了解他们的问题，（2）帮助来访者，让他们感受到希望和被理解，（3）致力于开展有效的干预措施。因此，在我们开始讨论如何"实施"认知行为疗法之前，重要的是了解基础理论。

议程一：认知行为疗法的组成模块：想法、情绪、身体反应和行为

当感到心烦意乱的时候，我们的反应可能会极其强烈。我们可能很难区分是什么让我们感到不安，并且我们通常怪罪于所处环境。设想一下，一位来访者陈女士，今年25岁，刚刚完成大学学业，然后住在自己家里。陈女士想获得一份工作，并且已经申请了许多不同的职位。有一天，在陈女士又收到一封拒绝信后，在房间里坐了一晚上，情绪低落，她一边浏览网页，一边哭泣。第二天，陈女士告诉她的咨询师，她很失落，因为没有得到那份工作。陈女士有失落感是很正常的，当然，如果她得到了这份工作，她的情绪会不一样。你可以把陈女士对拒绝信的反应看作想法、情绪、身体反应和行为的大杂烩，所有这些都被塞在一个被她随身携带的沉重背包里。当你要帮助她卸下背包时，她便会打开背包，把她的想法、情绪、身体反应和行为分别整理出来。我将这称为"四因素模型"，它提供了一个体系，我们和来访者可以用这个模型来理解一直困扰他们的问题。当来访者有一个体系来理解他们的反应时，他们往往开始感到没有那么不知所措，也愿意相信改变是可以实现的。

背包中的物品一旦被卸下，背包就会变得轻一些。当陈女士的想法、情绪、身体反应和行为都整齐地堆放在地板上时，她就可以开始思考她想要在旅途中保留什么，她想改变什么以及她不再需要的东西。我几乎可以听到她说："真轻松啊！"

让我们来看看，当陈女士卸下背包，并开始将她的反应整理成四因素模型的时

候会发生什么。

情境：另一封拒绝信。
陈女士的想法：我永远都找不到工作了，我是一个失败者。
陈女士的情绪：沮丧的、没有希望的。
陈女士的身体反应：胃疼、疲惫不堪。
陈女士的行为：陈女士待在卧室里，一直上网，并且时常哭泣。她还缺席了日常晨跑。陈女士还没有去申请第二天发布的另一份工作。

在你和陈女士利用四因素模型对她的反应进行梳理的过程中，对陈女士而言，她的反应会因为这样的分析开始变得积极，并不再是一种令人难以接受的混乱状态。我用这个例子来说明，来访者通常会意识到四因素模型是有道理的，他们可以立即开始使用它来理解自己的苦恼。

Padesky和Mooney（1990）又将第五个因素——"情境"纳入这个模型之中，来解释这些因素是如何互相影响的，如图1.1所示。

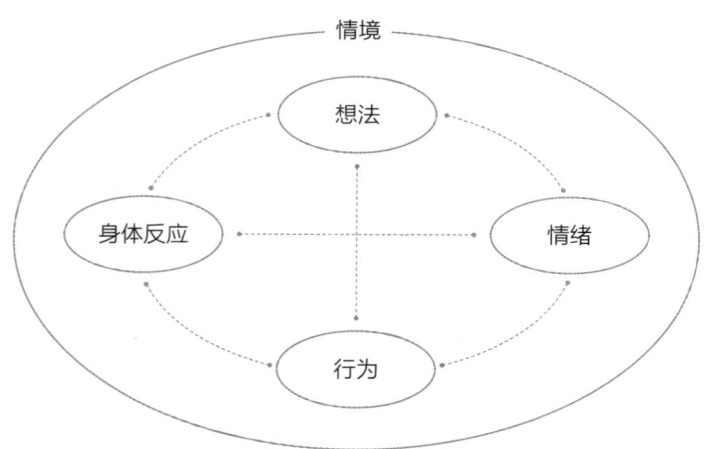

图1.1　理解生活经历的五部分模型
（经版权所有者许可，转载自*Mind Over Mood*，copyright 1986 Christine A. Padesky）

当你看图1.1时会发现，在四个因素中，一个因素的变化是如何影响其他三个因素的。一旦我们有了一个可以了解来访者反应的模型，我们就可以开始思考如何去改变他们的反应，从而使他们不那么沮丧，并能够更好地应对所面临的情境。

什么是情境

四因素模型将想法、情绪（或心情）、身体反应和行为与情境分开。情境指的是实际发生的事情，或者说是没有任何解读的客观现实。例如，即将到来的考试是一种情境，即将到来的难度很大的考试则是另一种情境和解读，这可以解读为这场考试将会很难。让我们再举一个例子：你的来访者告诉你，学校里的一个孩子在走廊上走近他，并对来访者说："你很丑。"这是个情境。如果来访者补充说"那孩子很凶，想炫耀他自己"，这就是来访者的解读。

情绪和想法有什么区别

根据四因素模型，你需要把想法和情绪区分开来。这看似是很简单的事，但在日常生活中，我们往往会混淆想法和情绪。例如，我们说"我觉得他不喜欢我"，而我们真正的意思是"我认为他不喜欢我"。由于我们倾向于将想法和情绪混淆，所以在认知行为疗法中最难学习的技能之一是区分这两者。首先，情绪通常是一个词，如悲伤、生气、快乐、担心、尴尬、焦虑和兴奋，而想法通常是以句子或短语的形式出现的。

在认知行为疗法中，我们将在特定情境下产生的想法称为自动思维（automatic thoughts）。自动思维通常会在我们还没有意识到的时候快速生成，并且这些思维是基于某种情境对我们的意义，或我们对某种情境的解读。举个例子来说，一个人在街上走近你，并向你问路。如果你的自动思维是"他是骗子"，那么接下来，"他很危险，我想逃走"这个想法可能就会浮现在你的脑海中。然而，如果你的自动思维是"他是一个游客"，接下来你或许会想到，"我是否可以帮助到他？我想表现得友好一些"。

自动思维是在我们脑海中出现的词语或图像。我们许多自动生成的想法都与日常的事情相关，例如，我想知道今天会不会下雨或者我有没有带购物清单。我们对这些想法没有强烈的情绪反应，在认知行为疗法中，我们通常不太会注意它们，我们往往会对那些与强烈的负面情绪有关的想法，以及那些对自己、他人或未来的判断更感兴趣。例如，一个关于自己的想法有可能是"我很蠢"，一个关于他人的想法也许是"我妈妈不体谅人"，一个与未来有关的想法或许是"每一个人都会嘲笑我"。这些想法通常不容易被我们意识到，但如果你问自己"我在想些什么？"，你通常就可以发现它们。

自动思维是自发的和快速的。我们通常会有很多自动思维，它们来得快，去得也快，以至于我们常常没有注意到它们。然而，一旦我们注意到这些想法，就可以开始验证它们，并在验证的过程中开始改变它们。一旦我们改变了自己的想法，我们的感受和行为也会随之改变。

情绪和身体反应有什么区别

身体反应是我们身体的变化（如出汗、刺痛或紧张等）。身体反应往往会伴随着强烈的情绪出现，换言之，我们往往很难将情绪与身体反应分开。例如，当我们感到焦虑时，我们的身体可能变得僵硬，我们的心跳频率也会加快，还可能会出汗。人们可能产生相同的感觉，但会有不同的身体反应。当然，在不同个体间，每个人的身体反应强度也会不同。这就意味着，询问来访者的具体身体反应和身体反应的强度对于咨询来说，是非常有帮助的。有些人意识到自己的身体反应，但却不了解自己的情绪是怎么样的。对于这些来访者来说，识别身体反应可以成为理解情绪的一个好的起点。

人们也可以对自己的身体反应有想法。例如，如果你的脸变红了，这只是意味着你的脸颊红了，还是意味着你在出洋相，别人将要嘲笑你？

什么是行为

行为是我们所做的事情（如坐着、说话、做演讲等）。在认知行为疗法的咨询中，将行为确定为一个独立的因素是很有帮助的，这样你就可以开始探索其他三个因素如何影响来访者的行为，也可以观察来访者的行为结果。在本章后面的部分会涉及症状维持周期，我们将重点讨论来访者的行为是如何维持他们的症状的。

轮到你了

识别情境、想法、情绪、身体反应和行为

在本书中，你会看到"轮到你了！"的练习。这是一个对你刚刚学到的知识进行实践的机会。我希望你会发现这些练习是有趣的！快来试试第一个吧。

看看下面的例子，你是否能判断它们是情境、想法、情绪、身体反应还是行为？你可以在附录中找到答案。

识别情境、想法、情绪、身体反应和行为	
	情境、想法、情绪、身体反应还是行为？
熬夜学习	
不论我做什么，都没有人喜欢我	
我总是感到很紧张	
即使我再努力学习，也会考试不及格	
我太开心啦	
我的老板不满意我完成的工作	
我上班迟到了	

议程二：想法是如何导致问题持续存在的

我们已经谈到了用四因素模型——想法、情绪、身体反应和行为——来梳理来访者反应的重要性。我们现在要使用四因素模型来了解是什么造成了来访者问题的持续存在。那让我们从了解想法的作用开始吧。

我们的想法，或我们对情境的解读，会导致我们的情绪、身体反应和行为。例如，当陈女士收到工作拒信时，她觉得"我永远也找不到工作，我是如此失败"。如果这些是她的想法，所以她感到沮丧和无望是事出有因的。然而，如果陈女士的想法是"我会再试一次，会有别的转机出现"，她就会处于一种更为中性的状态或抱有轻微的希望。不同的想法会导致完全不同的情绪、身体反应和行为，如图1.2所示。我们从一个特定的情境开始：我们对情境的直接理解造成了我们的想法，而想法又通向了我们的情绪、身体反应和行为。因为情绪和身体反应是密切相关的，所以让我们把它们放在同一个模块里进行解读。

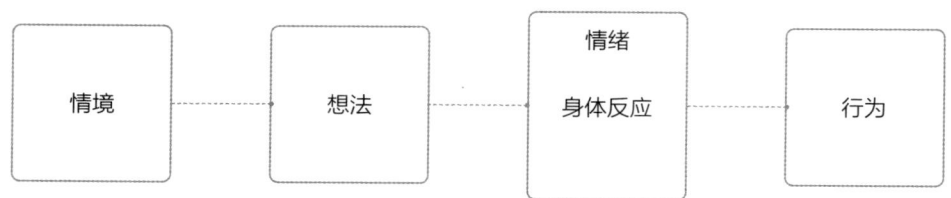

图1.2 我们的想法对情绪、身体反应和行为的影响

让我们先来看一个在日常生活中想法是如何影响情绪、身体反应和行为的例子。我有一只非常可爱的小黑狗，叫小黑。尽管我尽了最大努力，但每次我回家时它都会狂吠不止。起初，我不太注意它的叫声，我想，"叫声马上就会停下来，小黑实在是太可爱了。"每次看到它在我脚边叫着跑来跑去，我都会很开心地拍拍它。与此同时，我的一个好朋友小肖在我家门口等我一起晨练。小肖按响了门铃，小黑就开始叫，小肖想，"它会跳到我身上把我弄脏，狗的行为是不可预测的。"小肖因此感到有点担心，身体开始紧张，看到小黑的时候也不是很高兴。所以，她试图避开小黑。图1.3展示了小肖和我的不同想法是如何导致截然不同的情绪和行为。

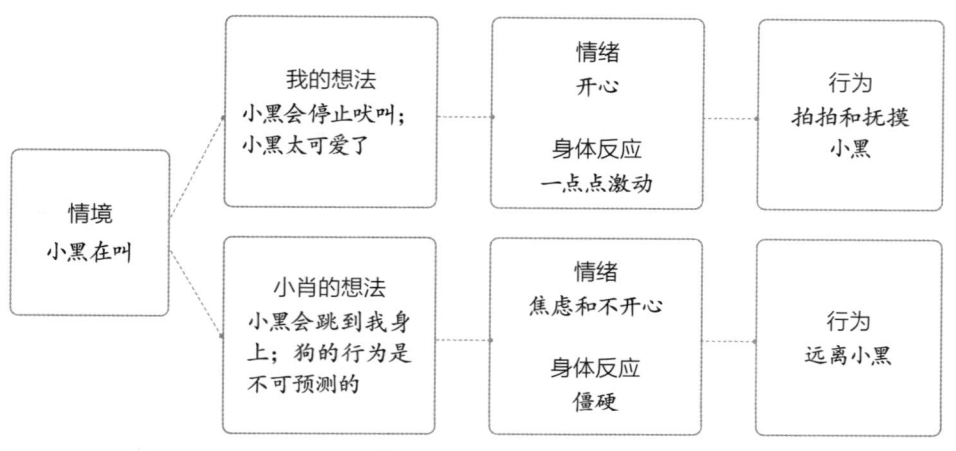

图1.3 小黑的叫声

轮到你了

想法如何影响情绪和行为

小童和笑笑是在同一家公司工作的同事。她们要去参加同一个会议,不过除了彼此之外,她们不认识会议里的其他人。小童十分焦虑,并且害怕参加会议。当小童想到要去参加会议的时候,她想"这太可怕了,没有其他人会跟我说话,每个人都会认为我很傻",她会有一种恶心反胃的感觉。与此同时,笑笑认为"这是一个建立联系和认识新朋友的好机会,尝试新鲜事物很有趣"。她对参加会议很兴奋,并充满了活力。当我们研究她们的想法时,我们就可以理解为什么她们的反应会截然不同。

当她们到达会议现场时,小童选择独自坐在房间的一个角落里,而笑笑则与其他与会者侃侃而谈。请完成图1.4,看看小童和笑笑的不同想法是如何导致截然不同的情绪、身体反应和行为。你可以在附录中检查你的答案。

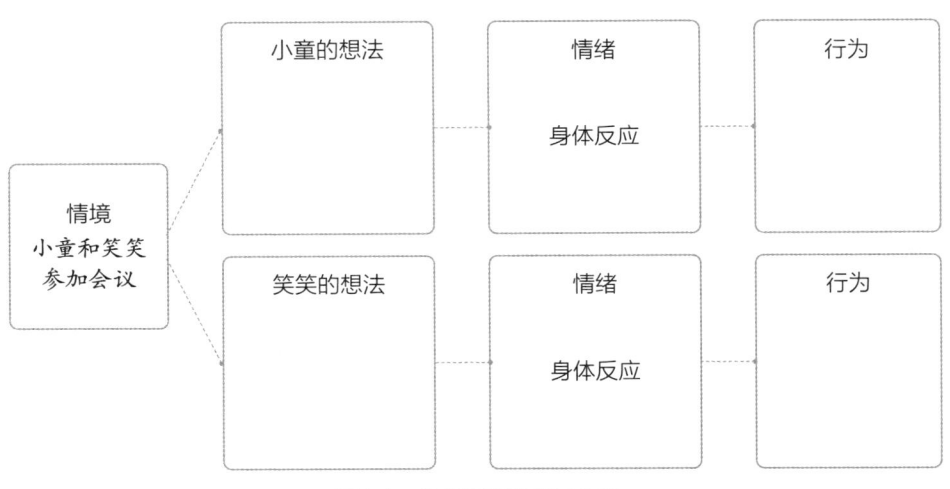

图1.4 小童和笑笑参加会议

练习1.1

来访者在开始接受咨询时通常会感到不知所措或不抱有希望,并对造成他们困难持续存在的因素了解甚少。我们将想法与情绪、身体反应和行为分开,为来访者提供了一个理解其问题的框架。当来访者了解了他们的问题时，他们就觉得事情会变得可控，也就不会那么绝望。这就是开始改变的第一步。让我们一起看看，我是如何帮助来访者小王去识别他的情绪与他的想法、身体反应和行为之间的关系，并通过情绪梳理帮助小王理解他的问题。

小王是一个17岁的小伙儿，他想成为一名汽车修理工。小王讨厌在高中上学，但他需要高中毕业的学历才能进入一个汽车机械师培训项目。他的智商处在平均水平，没有学习障碍，但有两门功课不及格，此时，他正因心情低落在接受心理咨询。在咨询开始时，小王叹了一口气，说道："我很沮丧，很郁闷。我明天有一场非常难的数学考试。这对我来说太难了，我已经因此头疼一天了。我真的对这次考试感到焦虑，而我现在还没有开始学习。不管怎么样，明天我都会不及格。我只想回家玩电脑游戏。我不知道我有什么问题，为什么我不想学习呢？"

让我们看看图1.5，四因素模型如何帮助我们理解为什么小王会感觉如此糟糕，并且在学习上遇到这么多问题。想象一下，他的咨询师对他说："听起来你经历了一段很艰难的时光，让我们确认一下你的情况。我想从把你的想法与感觉、身体反应和行为区分出来开始。让我们观察一下是不是一旦我们理解了你的反应，就能理解为什么学习对你来说很困难。"

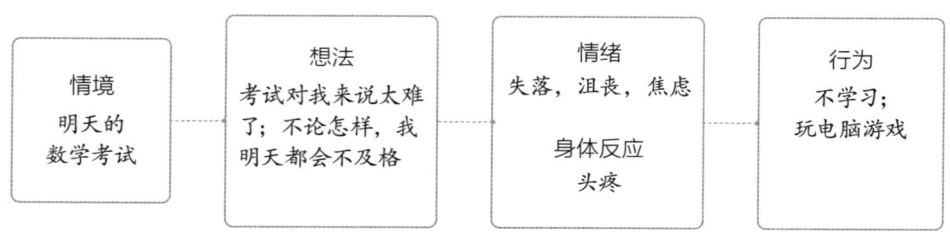

图1.5　小王明天有数学考试

从这四个因素来看小王的反应，是否对他有帮助呢？识别小王的想法有助于解释他的情绪和行为吗？

练习1.2

> **轮到你了**
>
> ### 识别来访者的想法、情绪、身体反应和行为

小婷正在接受心理咨询,因为她不确定是否要与她谈了很长时间的男朋友分手。她抱怨说,他不尊重她,不把她放在心上。在咨询过程中,小婷首先告诉咨询师,她非常沮丧。昨天晚上,她和男朋友约好了一起吃饭,但是她的男朋友在接她的时候迟到了30分钟,而且没有提前告诉小婷他会迟到。当男朋友终于到达时,他随意地解释说,他之前在公司忙工作,无法脱身。让我们来看看下面这段小婷与非认知行为疗法咨询师的对话,看看你能否找到小婷反应中的四个因素。

咨询师: 当你的男朋友迟到了半小时而没有提前联系你时,你是什么感觉?

小　婷: 我只是对他对待我的方式感到非常郁闷。

咨询师: 你是怎么反应的呢?

小　婷: 我狠狠地瞪了他一眼,整个晚上都对他很冷漠。我还能做什么?我只是一直觉得很烦躁,并且处在一个精神紧绷的状态。

咨询师: 你确实会无所适从。

小　婷: 是啊!

咨询师: 那对你来说是什么感觉呢?

小　婷: 这种感受太讨厌了。他好像不在乎我。他根本不把我当回事。这让我觉得自己一文不值。

在这种类型的对话中,来访者的想法、情绪、身体反应和行为是一团乱麻,咨询师很难去判断如何更好地继续咨询。下面请你从这段对话中获得信息,并使用四因素模型来理解小婷的想法是如何影响她的情绪、身体反应和行为的。完成这个练习,然后翻到附录,看我是如何完成这个模型的。

情境: _____

小婷的想法：_____

小婷的情绪：_____

小婷的身体反应：_____

小婷的行为：_____

通过确定小婷的想法、情绪、身体反应和行为的方式来了解她的经历，相较于阅读治疗对话的方式，对你来说有什么不同呢？将四因素模型写下来会有什么不同吗？帮助来访者将他们的想法与情绪分开，这开启了一个自我反省的过程，也是改变的第一步。

📄 **练习1.3**

议程三：行为是如何导致问题持续存在的

为了解来访者的行为如何持续造成他们的问题，你需要了解他们行为的结果是如何影响他们的想法、情绪和身体反应的。

让我们回到小王的故事，在本章稍前的部分中，我提到了一位17岁的来访者，他明天会有一个数学考试。下面是小王使用四因素模型的总结。小王想"这次考试对我来说太难了，无论如何我都会不及格的。"他感到焦虑，头疼。他的行为是回家玩电脑游戏。

让我们看看小王的行为结果是如何强化他的想法和情境的。由于小王不学习，导致他考试不及格。当小王考试不及格时，他会想"因为我没有及格，所以这次考试对我来说真的太难了，而且无论如何我都会不及格"。考试不及格成为这个考试"太难了"的证据。因此，行为的结果加强了他最初的想法。到目前为止，这说得通吗？此外，小王从来没有机会检验他的预测"我无论如何都会失败"。也许如果小王学习了，他就会通过，但他永远不会知道。他会把自己的失败当作"无论如何都会不及格"的证据。

现在，我们来看看小王的行为结果是如何影响情境的。小王未能通过考试，原因之一可能是他不理解这些学习资料。由于数学概念往往是相互关联的，这使得他很有可能继续在数学方面遇到困难，并且在下一次考试中不及格或表现不佳。因此，他的行为结果很有可能使他的消极想法变成现实。图1.6显示了小王的行为是如何强化他的想法并影响情境的。小王陷入了认知行为疗法咨询师所说的症状维持循环。

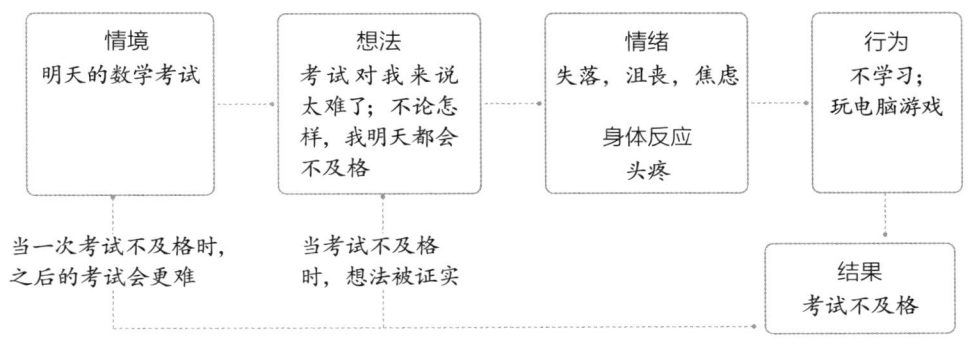

图1.6 小王的症状维持循环

轮到你了

小童的症状维持循环

让我们回到小童的案例，那位因为要去参加一个几乎都是陌生人的会议而感到焦虑的女孩子，让我们一起看看她的行为是如何维持她的困境的。我将为你填好第一部分，你可以在附录中看到我是如何绘制她的症状维持循环框图的。

小童的情境： 参加一个不认识其他人的会议。
小童的想法： 这太糟糕啦。没有人会和我讲话，每一个人都会认为我是个笑话。
小童的情绪： 焦虑。
小童的身体反应： 胃疼。
小童的行为： 在角落里独自一个人坐着。
结果：

小童的行为有什么结果？问问你自己：如果她自己坐着，会有人去和她搭话吗？你认为她会享受这些吗？

小童的行为的结果如何强化她的想法？（小提示：如果她独自坐着，人们和她说话的可能性有多大？如果她不和其他人说话，其他人有机会发现她并不笨拙吗？）

小童的行为的结果如何影响情境？（小提示：刚开始加入会议的时候，除了笑笑，小童谁也不认识。如果她坐在角落里，在会议结束时，她会认识多少人？）

📋 **练习1.4**

议程四：基本假设和核心信念在导致问题持续存在中的作用

到目前为止，我们已经谈论过自动思维是我们在特定情境下的想法，而且是关于这种情境的想法。但这些想法从何而来？在我们的自动思维背后有两种基本信念——基本假设和核心信念，这两种信念影响着我们在各种情况下的情绪和行为。因为基本假设和核心信念的存在，我们经常以一种可预测的方式对情境做出反应。例如，石先生是一家科技公司的程序员，同时也是两个孩子的父亲。他对工作环境中的新同事感到焦虑。石先生认为，"新同事不会喜欢我的想法，他会比我聪明得多，老板会看到我有多愚蠢。"在了解了石先生对他的新同事的想法之后，如果石先生的姐夫问他对当地新闻中一个政治事件的看法，你猜石先生会怎么想？他会想"哦，很好，我们将有一个非常有趣的对话"或者"哦，不！我知道的还不够多，我听起来会像个傻子，我敢打赌我姐夫知道的比我多得多"？我猜后面这种想法更有可能出现在石先生的脑海里。在了解了石先生对新同事和姐夫的反应之后，如果石先生正在和另一位学生的父亲谈论为学校戏剧项目筹集资金的不同方法，你是否会因为石先生下面的想法而感到惊讶："我的想法很愚蠢，我是新手，他的想法会比我的好，所以我应该保持沉默。"如果你思考一下石先生对这三种截然不同的情境是如何反应的，你就会发现它们有一个共同的主题。石先生的基本假设是："如果我告诉别人我的想法，那么他们就会认为我的想法不好，很愚蠢，除非在我讲出我的想法之前，我准备得很好，否则我听起来就很愚蠢"。他的核心信念是"我很愚蠢，而其他人非常挑剔且具有很好的判断力"。

核心信念。我们有一些关于自我、他人、世界和未来根深蒂固的信念。它们是我们内心深处最真实的感受，往往可以用几句话来捕捉。在有些书籍中，核心信念和图式（schemas）是被区分开的。但为了我们的实践目的，我将默认它们是一样的。核心信念可以是功能良好的，也可以是功能不良的（不适应的），而且它与自动思维不同，它们很难被识别或修改。以下是核心信念的一些例子：

- **关于自我的核心信念**：我聪明，我值得被爱，我自私，我无能，我不值得被爱。
- **关于他人的核心信念**：别人是善良的，别人会照顾我，别人是卑鄙的，别人会利用我。
- **关于世界的核心信念**：世界是公正的，世界是稳定的，世界是危险的，世界是不公正的。
- **关于未来的核心信念**：事情总会有解决的办法，灾难马上就要到来，总有另一个机会，事情只会变得更糟。

尽管每一个人的核心信念受到其先天气质特征的影响，但它们主要是由早期生活经历形成的，然后再由个人后来的生活经历进行修改。创伤性事件或伴随着非常强烈的积极或消极情绪的事件也会影响个人的核心信念（Young, Klosko, & Weishaar, 2006）。例如，还记得我们之前提到的小童吗？她对参加会议感到焦虑。小童四年级的时候，一群女孩曾霸凌她。这些女孩经常告诉小童："没有人想成为你的朋友，你身上有股臭味儿，没人会喜欢你。"以前和小童一起玩的女孩都不再搭理她，学校对她来说变成了一场噩梦。她整个小学生活都被这群女孩欺负，高中又被另一群女孩欺负。小童从来没有告诉过父母她在学校被霸凌的事情，因此她的父母和老师都没有给予她帮助。让我们看看这段经历是如何影响小童的核心信念的。

小童的核心信念：
- **对自我**：我很笨，我不讨人喜欢。
- **对他人**：别人对我很挑剔，而且对我很刻薄。
- **对世界**：世界是不可预测的。
- **对未来**：对我来说，什么都不会改变。

核心信念的力量在于它能够影响你对各种不同情境的反应。例如，当小童遇到一个新邻居时，她很可能会担心，认为她们不会相处得很好，对方不会喜欢自己。当她的上司对她最近一份报告不发表意见时，她会想，上司可能不想和她一起工作。她在这些情境下的自动思维都受到她的核心信念影响。现在请你想象一下，如果小童收到一封来自她所在公司人力资源部的电子邮件，要求进行会面。她可能的想法是什么？（1）我做错了什么？我会受到惩罚，这太可怕了。（2）我想知道他们想要什么？可能会没事，如果有问题，我可以向他们解释。图1.7是核心信念如何影响自动思维的示意。

```
               核心信念
  关于自我：我很笨，我不讨人喜欢；
  关于他人：别人对我很挑剔，而且对我很刻薄；
  关于世界：世界是不可预测的
```

| 遇到新邻居 想法：我们不会相处得很好，她不会喜欢我 | 上司对她的报告没有任何反馈 想法：他可能认为我的报告太差了 | 人力资源部门要求会面 想法：我做错了一些事情，我会被惩罚，这太糟糕了 |

图1.7　小童的核心信念影响她的自动思维

让我们更仔细地看看小童与新邻居见面的情况。当小童认为"我们不会相处得很好，她不会喜欢我"时，她会犹豫不决，不敢接触她的邻居，并倾向于避免与新邻居的任何接触。因此，她的邻居认为小童是不友好的，也会避开小童。小童行为的结果强化了她的想法，证实了她的核心信念。图1.8显示了小童是如何陷入恶性循环的，她行为的结果不仅强化了她的想法，还强化了她的核心信念。

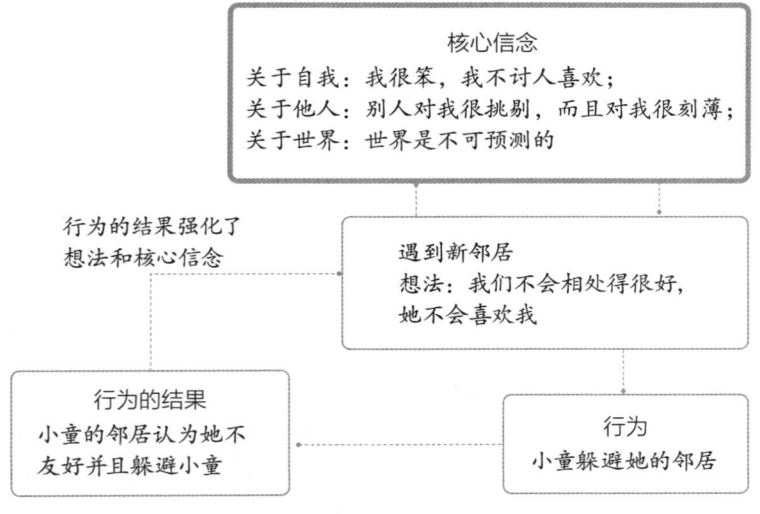

图1.8　小童的恶性循环也影响了她的核心信念

基本假设。基本假设（Greenberger & Padesky，2016）有时被称为中间信念（intermediate beliefs，Beck，2011）。基本假设是驱动我们应对生活中挑战的规则、态度和假设。它们通常以"如果……那么……"或"除非我……"这种形式出现。这些规则在决定我们的情绪和行为方面起着重要作用。以下是一些可以帮助你理解的例子：

除非我是完美的，否则我将失败。
如果我大声喊，那么人们就会听从于我。
如果人们看到真实的我，那么他们就会拒绝我。

基本假设往往是造成我们行为失调的原因。例如，如果我们相信"除非我是完美的，否则我将失败"，那么我们可能会一直努力，希望获得完美的结果。然而，我们花费这么长时间工作，以至于我们没有足够的睡眠时间或见朋友的时间。又或许，我们花了大量时间来检查我们做过的工作，用这样的方式来确保它是完美的，所以没有在规定时间内完成工作。又或者我们也希望自己的孩子是完美的，所以给他们施加了太多的压力，以至于我们无意中给他们灌输了一种认为他们不够好的信念。

我们可以把基本假设看作我们为应对核心信念而制定的规则。让我们回到小童身上。她在四年级被霸凌后形成的核心信念是"我不讨人喜欢"。她发现，如果她保持安静，避开其他同学，学校的生活至少是可以接受的。于是，她形成了一个中间信念，即"如果我保持沉默并避开别人，那么我就会很安全，不会受到伤害，也不会有人知道我是不讨人喜欢的。"小童形成了一种默认的（常规状态下的）应对机制，即保持沉默并试图避免社交场合。这也难怪当她参加会议时感到焦虑，认为自己不适合参加。她的应对方式是独来独往，只有在必要时才会与其他与会者互动。

我有一位来访者钱女士，她在学校也曾被严重霸凌过。钱女士发现，如果她表现得非常好，而且总是与其他学生的意见保持一致，他们有时会让她参加他们的游戏。于是，钱女士形成了两个基本假设。第一个是"如果我努力讨好别人，按照他们的意愿做事，那么他们就会喜欢我，对我好。"这可能是一个具有帮助性的基本假设。但钱女士的问题是，她还形成了第二个基本假设："如果我告诉人们我想要什么，而这与他们想要的不同，那么他们就会拒绝我，对我很刻薄。"于是，钱女士产生了"即使与自己的想法不同，她也要同意其他人的意见"的应对机制。例如，即使钱女士并不真想帮助别人，但她经常主动提供帮助；她还同意那些她认为本质上是错误的意见。当钱女士像小童一样，去参加同一个会议时，她也感到焦虑，但她的想法和行为与小童不一样。钱女士认为"我希望人们会喜欢我，我想知道是否有一些我可以帮忙的地方。"钱女士与其他人交谈时，表现得很小心，总是同意其他人的观点，并且她迫切地想要提供帮助，即使会错过回家的末班车，也提出要留下来帮忙打扫会场。图1.9显示了小童和钱女士不同的基本假设是如何导致截然不同的应对机制。

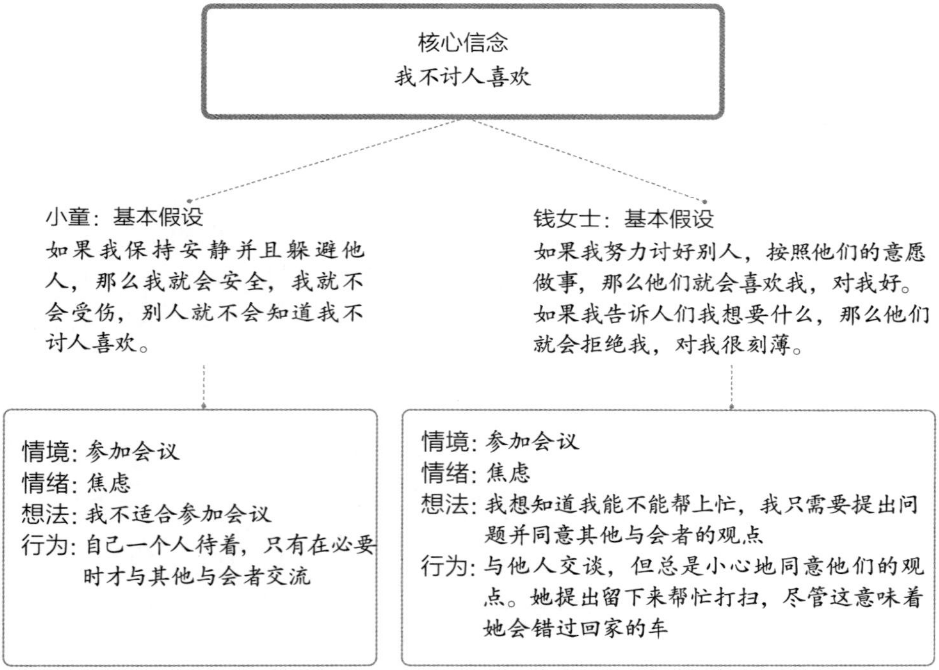

```
            核心信念
            我不讨人喜欢
```

小童：基本假设
如果我保持安静并且躲避他人，那么我就会安全，我就不会受伤，别人就不会知道我不讨人喜欢。

钱女士：基本假设
如果我努力讨好别人，按照他们的意愿做事，那么他们就会喜欢我，对我好。如果我告诉人们我想要什么，那么他们就会拒绝我，对我很刻薄。

情境：参加会议
情绪：焦虑
想法：我不适合参加会议
行为：自己一个人待着，只有在必要时才与其他与会者交流

情境：参加会议
情绪：焦虑
想法：我想知道我能不能帮上忙，我只需要提出问题并同意其他与会者的观点
行为：与他人交谈，但总是小心地同意他们的观点。她提出留下来帮忙打扫，尽管这意味着她会错过回家的车

图1.9　小童和钱女士不同的基本假设

在第十三章，我们将研究如何识别来访者的基本假设，以及如何利用行为实验与他们合作。

临床意义。认知行为疗法咨询师通常从关注来访者的自动思维和行为开始，因为这能教会来访者基本的认知行为疗法技能，并能使来访者的行为和情绪得到相当快的改善。由于核心信念和基本假设也与自动思维有关，当来访者改变他们的自动思维和行为时，往往他们的核心信念和基本假设也开始改变。

在咨询开始时就假设来访者的核心信念和基本假设对整个咨询过程是有益的。如果能够注意到来访者认为难应付的情境类型，并关注来访者的自动思维规律和他们的应对方式，就可以为他们的基本信念提供线索了。

议程五：正念在认知行为疗法中的作用

基于正念的减压法（mindfulness-based stress reduction）的创始人是Jon Kabat-Zinn，旨在解决慢性疼痛（Kabat-Zinn，2013）。这种减压法是对传统佛教冥想的改编。到目前为止，正念已经成为一种世界通用的咨询方法，它被用来处理各种心理疾病和促进健康。就我个人而言，我是正念的超级粉丝。在我步履维艰的时候，我每天都会进行正念练习，而在其他时候，我也会尝试正念练习。多年来，我不断地将正念的各个方面融入我的认知行为疗法实践中。

在正念中，我发现两个特别有说服力的关键概念。首先是关注当下，不做评判，保持开放和好奇的心态。专注于当下可以帮助我们停止对过去事件产生自我批判性思维或对未来产生灾难性焦虑思维。当你更多地置身于当下，对于如何应对就会有更多的选择。第二个主要概念是解离（defusion），或去中心化（decentering）。去中心化的意思是你的经历不仅限于你的想法、情绪和身体反应的组合，而是可以将想法、情绪和身体反应作为一时的、暂时的心理事件去体验。想法是你体验的心理事件，但不是自我的同义词。这涉及从一个观察者的角度来看待自己的经历，而不需要额外的情感或认知的阐述。因此，举例来说，你不是在想"没有人喜欢我"，而是注意到你在想"没有人喜欢我"，你也可能认为"我在想没有人喜欢我"。去中心化的态度使你能够以各种方式对这个想法做出反应。例如，你可以认识到你有一个想法，注意到它，然后让它消失。最近的研究表明，帮助来访者学会去中心化或许是了解认知行为疗法和正念疗法有效性的一个关键行为（Bernstein，Hadash，Lichtash等，2015；Farb等，2018；Segal等，2019）。我将在本书中展示我如何使用这两个概念。

作业：认知行为疗法练习

在本章的末尾，我列出了前文提到的额外练习，可扫描前言的"在线资料"二维码查看。我还提出了一些家庭作业的练习，重点是将你所学到的东西应用于自己的生活和咨询实践。当你学习一种新的方法时，练习是很重要的，否则它永远不会成为你自己咨询风格的一部分。因此，做家庭作业是学习认知行为疗法的一个关键组成部分。

将所学应用于临床案例

完成以下练习。

- 练习1.1　　练习1.2
- 练习1.3　　练习1.4

将所学应用于生活

要想意识到我们的想法、情绪、身体反应和行为，是需要练习的。在接下来的这一周，当你有强烈的负面情绪反应时，请注意你的想法并把它们写下来。然后问问自己，当你注意到你的想法与你的情绪分开时，是否有什么变化。将你的想法和情绪写下来又有什么体验呢？

作业1

使用四因素模型来了解你自己的情境

一旦你练习过注意自己的想法和情绪，试着使用整个四因素模型。在你有强烈负面反应的一种情境下，完成以下四因素模型表格。写下你的答案，我想这会很有意义。使用四因素模型来分析你的情境，会对你的理解或反应产生什么影响呢？

情境：_____

想法：_____

情绪：_____

身体反应：_____

行为：_____

将所学应用于咨询实践

让我们看看，把四因素模型应用到你自己的来访者身上是否能帮助你以不同的方式理解他们的问题。

作业 2
使用四因素模型来了解来访者的情境

请你想一下一位你现有来访者的情况。试着用你选择的情况来完成下面的四因素模型。不要收集额外的信息，使用你已经知道的信息。注意你是否缺少其中一个因素的信息。使用四因素模型如何帮助你以不同的方式了解来访者？

情境：_____
想法：_____
情绪：_____
身体反应：_____
行为：_____

回顾

在每次认知行为疗法会谈结束之前，咨询师通常会和来访者进行一段谈话来回顾会谈中涵盖的内容。类似地，让我们也花一点时间来回顾我们刚刚学到的内容。请你根据每个议程的指引，试着回答下面的问题。如果你不确定答案，可以在本章相应的部分找到答案。

议程一： 认知行为疗法的组成模块：想法、情绪、身体反应和行为
- 为什么把来访者的反应分为想法、情绪、身体反应和行为是有帮助的？

议程二： 想法是如何导致问题持续存在的
- 想法是如何影响情绪、身体反应和行为的？

议程三： 行为是如何导致问题持续存在的

- 我们所说的症状维持周期是什么意思?

议程四: 基本假设和核心信念在导致问题持续存在中的作用

议程五: 正念在认知行为疗法中的作用

对你来说,什么是重要的?

你越是能把你刚读过的资料与你自己的生活联系起来,你就越能记住它。花点时间回答以下问题。你或许可以发现本章的内容与你自己的实践经历之间的联系。

你想记住哪些观点或概念?

你想把哪些观点或技能应用到你自己的生活中?

在未来的一周,你想在咨询工作中尝试什么(选择一个具体的来访者)?

复习对你来说有什么意义?它是否有助于巩固你所学的技能?

第二章

关注来访者的问题和优点

让我们从签到和回顾开始。在上一章中,我们介绍了基本的认知行为疗法理论,并开始使用四因素模型。请你记住,四因素模型通过识别想法、情绪、身体反应和行为来探索来访者对某种情境的反应。除此之外,我们还研究了想法和行为让问题持续存在。你是否尝试过使用四因素模型?当你把想法和情绪区分开来时,你注意到了什么?

如果你没有机会使用四因素模型,请你尝试下面这个练习。请你尝试回想过去几天中,让你有强烈负面情绪反应的情境。想象一下你重新回到那种情境中。请你现在试着识别你的想法、情绪、身体反应和行为。在这之后,花点时间来反思这次经历。你对自己有什么新的认识吗?

设置议程

在本章中,我想重点谈谈如何建立良好的咨询关系,理解来访者的当下问题(presenting problem)和来访者的优点,并向来访者解释认知行为疗法。

议程一:发展良好的咨询关系
议程二:了解来访者的当下问题
议程三:与方女士的会谈
议程四:了解来访者的压力源和优点
议程五:与吴先生的会谈
议程六:了解来访者的社会心理史

议程七：解释认知行为疗法

议程实施

简单来说，我将向你介绍两位来访者，方女士和吴先生，我们将在本书中与他们一起学习和练习认知行为疗法的技能。但首先让我们从所有良好的心理咨询的起点——咨询关系开始。

议程一：发展良好的咨询关系

对于所有类型的心理咨询流派，包括认知行为疗法，良好的咨询关系预示着一个积极的结果（Martin, Garske, & Davis, 2000；Norcross & Wampold, 2011）。有效的咨询发生在一个具有支持性的关系中，在这个关系中，我们的来访者会感到被理解和接受。与任何形式的心理咨询一样，咨询师的热情和不主动评判来访者是很重要的。我们要与来访者建立一种合作关系，共同解决他们的问题。

多项研究表明，共情是任何有效疗法的核心组成部分（Norcross & Wampold, 2011）。我觉得你也会认可这种方法，但你如何定义共情呢？当我问我的学生时，他们通常回答："理解别人的情绪。"我的学生总是提到情绪，几乎没有人提到想法。理解情绪很重要，但理解想法也同样重要（Elliott, Bohart, Watson, & Greenberg, 2011）。

让我们考虑一个例子。来访者孙女士告诉我们，她感到悲伤和疲惫。她还说，她认为自己是一个不称职的家长，她的孩子不尊重她，也不爱她。如果我们想要做到真正的共情，我们会只关注孙女士的情绪还是也关注她的想法？在我看来，使用四因素模型，同时询问情绪和想法，可以增加共情的联系。

多年来，一些咨询师告诉我，他们认为认知行为疗法是一种冷冰冰的咨询方法，因为我们关注的是想法。如果我们看一下孙女士的例子，我们会怎么想呢？在我看来，想法和情绪一样是私密的，也是有感情的。重要的是，要记住，当咨询师问来访者他们在"想什么"时，我们是在要求他们透露自己非常隐私的部分。在本书中，我们将重点讨论如何成为一个温暖的、有同情心的咨询师，同时也使用结构化的认知行为疗法干预措施（Josefowitz & Myran, 2005）。

我是如何使用正念的。 我自己的正念练习帮助我和我的来访者更能处于当下。

在做咨询时，我们很容易走神，也有可能会陷入自我批判的想法（"我不是一个好的咨询师，我下一步该怎么做？"）、自己的问题（"我的孩子没有通过考试吗？"），或者来访者的问题会引发我们自己的回忆和感受，这些都使我们难以集中注意力。能够注意到我们的思绪何时游离，并以共情与温和的态度将其带回到我们的来访者身上，是一项在咨询中非常有帮助的技能。

我发现，当我更多地关注当下时，咨询的节奏就会放缓。我和我的来访者能够共同调查和探索他们经历中的深层次领域。我更有可能塑造一种不作判断的好奇心，从而创造一种安全感。在接下来的一周里，请注意你在咨询中的"开小差"，并尝试将你想关注的点轻轻地带回到你的来访者身上。

议程二：了解来访者的当下问题

认知行为疗法咨询往往是有顺序的。虽然其中存在一些灵活性，但通常遵循以下顺序：

- 探讨来访者当下的问题，并获得他们目前生活状况的概况，包括他们的困难和优点。
- 了解来访者的社会心理史。
- 向来访者大致解释认知行为疗法，特别是四因素模型。
- 设定咨询的目标。
- 聚焦于帮助来访者改变。

在咨询的初始阶段，我们试图建立一种与来访者互动的关系；与此同时，我们会了解来访者的问题以及他们的问题如何影响他们的生活。另外，我们还需要了解来访者的优点以及他们在过去是如何应对类似问题的。

获得对来访者问题的初步了解主要分为三个步骤：

1. 向来访者询问他们的问题并列出清单。
2. 探讨来访者的问题是如何影响他们的生活，以及他们是如何应对的。
3. 和来访者共同决定希望在咨询中开始解决哪个（些）问题。

向来访者询问他们的问题并列出清单。 认知行为疗法咨询师通常以 "我如何能帮到你呢？" 或 "告诉我，是什么原因让你来到这里？" 开始。重要的是，来访者要用自己的话来解释他们的问题。最初，我专注于倾听，使用总结性陈述来确定我已经理解我的来访者，并随之提出开放性问题。开放性问题的形式能够鼓励来访者积极探索，让他们不是只用一个词来回答。例如，"你有问题吗？" 是一个封闭式问题。答案是 "是的" 或 "没有"。"你有什么样的问题？" 则是一个开放性问题。

把来访者的问题列成清单可能会对咨询过程有帮助。写出一个清单，给双方带来的潜在信息是：咨询将解决具体的问题，这里不仅仅是一个让来访者泛泛而谈的地方。同时，列出清单也开始为咨询提供方向。

我通常会说："我开始对你的一些问题有了一个想法。我想把你的问题列成一个清单，这样可以确保我们在咨询中能够涵盖所有的问题。" 大多数非认知行为疗法咨询师都不习惯把书写的形式作为咨询的一部分。如果下次你有一个新来访者时，试着写出来访者的问题，并与来访者分享这个清单。此时，请注意制定书面清单对咨询的影响。

探讨来访者的问题是如何影响他们的生活，以及他们是如何应对的。 来访者通常会描述大致的问题，如婚姻出现了问题或感到焦虑。为了了解问题是如何影响来访者的生活，我们需要进一步探讨他们的问题。你会发现下面的问题清单很有帮助。你可以扫描前言的 "在线资料" 二维码，在手册中查看这些问题的相关资料。

探索来访者问题的提问方式

问题1： 在哪些情况下，会出现你说的这种问题呢？当你遇到这个问题时，你的主要想法、感受（情绪）、身体反应和行为是什么？

（我通常从这个问题开始。一旦你有了更加具体的例子，问题会变得更加明确。）

问题2： 在这个问题中，最糟糕的部分是什么？

（重要的是要向来访者提出这个问题，咨询师不要只是假设我们知道答案。我经常对我的来访者的回答感到惊讶。）

问题3： 这个问题是怎样影响你的生活的呢？这个问题给你带来了哪些困难？特别是，你有没有因为这个问题而停止或正在回避的一些活动？因为这个问题，你是否有已经开始做或者频率增加的活动？

（如果我的来访者正在回避某些活动，我会接着问他们，如果他们不回避这些活动，他们认为会发生什么。）

问题4：你尝试过什么方法来应对这个问题？你的应对方法有帮助吗？

（你想知道在来访者生活中是否有什么资源可以提供帮助，哪怕只有一点点效果，这样你就可以在以后展开这种应对策略。此外，你要对来访者对于应对问题的任何积极解决方式给予认可和支持。）

问题5：问题是什么时候开始的？

（有时，来访者可以立即说出来他问题的诱因；有时，他们没有想过他们的难题是否与生活中的具体变化或事件有关。一系列相对较小的变化，在很短的时间内，可能对来访者来说是很大的压力。）

轮到你了

发挥你的想象：从上面五个问题中任选一个

运动心理学家们多年来一直建议，运用想象去练习一项新的技能会显著提高技能的发展（Weinberg，2008）。在我看来，如果运动员可以使用想象来练习，那为什么咨询师不能呢？

🎧 这是你使用五个问题之一进行练习的机会。你可以扫描前言的"在线资料"二维码找到一个指导性的音频。

议程三：与方女士的会谈

在本书中，我们将跟随两个来访者——方女士和吴先生来进行学习。他们的原型是我的一些来访者和我督导或教过的学生的来访者。我想先把方女士介绍给大家。我们将在本章稍后的位置认识吴先生。

方女士今年34岁，已婚，有两个年幼的孩子，分别是六岁的小桃和四岁的小豪。方女士是一名四年级教师，她的丈夫在当地一家五金店工作。她的丈夫是她高中时的恋人，她仍然爱着他。方女士和先生住在一个中等规模城市的经济技术开发区。她的父母和公婆就住在他们家附近，她经常能见到他们，并且方女士和他们的关系很好。

方女士的医生将她转介到我的咨询工作室，因为她总是感觉很累，而且长期被孩子、工作和其他责任压得喘不过气来。她的身体检查是正常的，方女士的医生认为，"与人聊一下天"会对她有帮助。于是，方女士给咨询师的工作室打了电话，并进行了预约。

方女士是一个瘦小的女人，当她第一次走进咨询师工作室时，她怯生生地笑了。她坐在沙发边缘，紧张地看着周围的环境。当方女士的咨询师问道："我能如何帮助你？"她轻声回答："我不确定……我甚至都不知道从哪里开始讲。"然后方女士低下头。她的咨询师温柔地问道："请问，是什么让你来到这里？我知道开头可能有些难。"方女士解释说她不知道自己出了什么问题。她有很好的房子，很好的孩子，很好的工作，还有一个很好的丈夫，但她只是一直被压得喘不过气来，她不再享受生活了。在这之后，方女士开始哭泣，说她感觉自己无法应对现在的生活。咨询师请方女士再告诉她多一点信息。方女士解释说，她总是很累，总是为一些很小的事情哭泣，而且很容易对孩子们发火。方女士看起来非常悲伤，说："我甚至不再是一个好母亲了。"她解释说，她曾经喜欢作为四年级老师的工作，但是她最近害怕上班。方女士在一所新学校教书，需要30~40分钟的通勤时间。她以前工作的学校离家很近，可以步行。最近，方女士经常与她的丈夫吵架。他的工作时间很长，她觉得自己要照顾孩子和收拾房子，却得不到丈夫的任何赞赏。她害怕，如果她一直这样消沉下去，丈夫就会离开她。方女士无时无刻不感到焦虑。她一直是个内向的人，她的焦虑越来越严重，对任何事情都会操心。

让我们看看如何利用"探索来访者问题的提问方式"开始了解方女士的问题。

咨询师： 听起来你有很多想要和我分享的。我在想，如果我们把你的问题列一个清单的话，会不会帮助到你，因为这样我们就可以开始逐一了解它们。

方女士的咨询师的反应既表达了共情又体现了结构化的形式。当方女士感到不知所措时，她的咨询师认为，列一个清单可能会帮助方女士意识到她的问题变得更容易处理。

方女士列出了：她一直很累、对孩子们大喊大叫、不做任何有趣的事情、讨厌工作，并怀疑老师这一职业是不是适合她。这些都是笼统的问题，我们并不真正了解这些问题是如何影响方女士的生活的。

> **咨询师：** 我想，如果我能多了解一下正在你身上发生的事情，这对我们的咨询会有帮助。让我们选一个问题，更深入地看一下它。那我们先来探讨一下，你认为在这个问题中，对你来说最糟糕的部分是什么？（问题2）

请注意方女士的咨询师是如何解释她想做的事情的，咨询师说她想"多了解一下正在你身上发生的事情"，同时，咨询师通过说"这将是有帮助的"来加强希望。这是一个将结构化的认知行为疗法与创造良好的咨询关系和灌输希望结合起来的好例子。

> **方女士：** 我觉得最糟糕的事情是我经常对我的孩子大喊大叫，感觉我没有方法处理现在的状况。

这是个非常笼统的说法，而你想对方女士的困难有更具体的了解。在看方女士的咨询师的回答之前，想一想，你如何能让方女士找出对她来说很困难的具体情境。

> **咨询师：** 请问你方便帮我举几个例子吗？这样我就能更好地了解你遇到的困难了。（问题1）
>
> **方女士：** 当然，一般来说，我以前回到家先为家人做晚饭，然后和孩子们一起玩。这些天来，光是做晚饭就耗尽了我所有的精力，我似乎从来没有时间或精力与我的孩子们在一起，而当我和孩子们在一起的时候，我非常急躁。

作为一个认知行为疗法咨询师，我们将使用四因素模型来思考来访者的问题。当方女士举出一个困难情境的例子时，她是否描述了她的想法、情绪、身体反应和行为？

目前，我们对方女士的情绪（不知所措和易怒）和她的身体反应（疲惫）有了一定的了解，但是，我们不知道她的行为和想法。她之前提到了"我甚至不再是一个好母亲"的想法，你也可以猜测，在这些情境下她对自己的想法，但与她确认这些想法是不可忽略的一步。

咨询师： 方女士，当你感到不知所措和急躁的时候，有哪些想法在你的脑海里闪现？（问题1）

请注意，在这里，咨询师将方女士的情绪和想法联系到一起。

方女士： 我经常在想，我是一个糟糕的母亲，孩子们应该得到更好的对待。但我也希望，我可以直接上床睡觉，不用照顾孩子。

在你看到咨询师回应之前，请你试着想出一个具有共情的回应来总结方女士所说的话，并表明你已经听到了她的想法。你还可以思考一下，如何询问方女士的行为以及她是如何应对这些情况的？

咨询师： 这些想法听起来就能让人体会到你的艰难。因为它们充斥着大量的自我批评，我真希望你能去睡觉，摆脱这一切。请告诉我，你是如何应对这些情况的？（问题4）

方女士： 我只是努力控制自己的怒火，努力照顾好孩子，但我对他们的态度不是很好。我一直在试图放松，早点睡觉，让自己不那么累，但这并没有让我觉得好受一些。

咨询师： 你有没有尝试过任何有帮助的方法？

方女士： 并没有。

你该怎么引入问题3呢？

咨询师： 我想知道，在你感觉如此糟糕的情况下，是否有一些事情你已经停止做了，或者是有一些你在回避的情况？

方女士： 好吧，和之前相比，我现在一般很少和我的丈夫和孩子一起度过愉快的时光。就最近来说，我只是太累了。

这是一个十分笼统的回答，你如何帮助方女士更具体地了解她在哪些"愉快的时光"上做得比较少？

咨询师： 当你说你很少和你的丈夫和孩子做许多有趣的事情时，你能给我一些例子吗？

方女士： 我之前会在下午的时候带我六岁的女儿去和邻居家的孩子一起做游戏。我每周有半天的时间休息。但我最近一直都太累了，无法做到这一点。另外，我和我丈夫曾经在周末带孩子们去公园玩，我觉得这是一段有趣的家庭时间，但现在，我经常把他们送到我父母那里，这样我就可以打盹儿，或者我让丈夫带他们去，我就不去了。

当你看到方女士的反应时，有哪些事情的发生频率是一直在增加的呢？方女士的咨询师认为，她一直在进行更多的休息和午睡。此刻，是询问饮酒、药物和药物治疗变化的一个好时机。

方女士的咨询师发现，方女士已经停止了与孩子们的大多数课后活动，而且她也不再与大多数女性朋友约会和闲聊。她和她的丈夫也不再与他们的大多数朋友和家人聚会，因为方女士觉得她太累了。方女士的问题是从她换了新的工作单位开始的。她在新学校工作得很不开心，没有交到朋友，觉得自己是个局外人。方女士没有开始饮酒，也没有报告说她滥用处方药或非处方药。

方女士的咨询师建议他们一起写下方女士想要在咨询中解决的初步问题清单。以下是方女士的当下问题：

- 在新学校没有朋友。
- 对孩子和丈夫大喊大叫。
- 一直很疲惫。
- 不与丈夫和孩子一起做有意思的事情。
- 沮丧焦虑，不再享受生活。
- 不知道教书是否适合我。

这是一个很长的清单，咨询师和方女士必须弄清楚从哪里开始解决。

和来访者共同决定希望在咨询中开始解决哪个（些）问题。请记住，在本章的前面部分中，我们提到通过三个主要步骤来获得对来访者问题的初步了解。第一，询问来访者的问题并列出清单；第二，探讨来访者的问题是如何影响他们的生活，以及他们是如何应对的；第三，共同决定来访者想要着手解决的问题。我们现在准备进行第三步。

有些来访者会带着一个主要问题来接受咨询，但大多数人都会同时有一些不同的问题。你和你的来访者需要决定先解决哪个问题，否则，咨询会让人觉得缘木求鱼。这种情况下，最简单的方法是直接说："我想，我们尝试一次解决一个问题对你来说是有帮助的。当我们看你的问题清单时，你想从哪个问题开始？"我们想选择一个可能很快就能帮助来访者的问题来进行工作，因为这将对她的生活产生直接影响。

Marsha Linehan（1993）提出了三个非常有用的标准来确定来访者问题的优先次序。首先，如果你的来访者有主动的自杀倾向，你的首要任务是确保他们的安全。其次，如果你的来访者的行为是危险的，或者有可能严重干扰他们的生活，这些行为需要及时被解决。这类行为的例子包括严重的药物滥用、旷工或旷课，以及涉及身体或情感上的虐待关系。此外，如果来访者经常存在干扰咨询的行为——例如，咨询时迟到、侮辱咨询师或不参加咨询——这些行为也需要得到处理。

让我们来看一下方女士呈现的每一个问题，她列出的前四个问题比"抑郁和不再享受生活"或"怀疑教师是否为适合她的工作"更有针对性和具体。咨询师向方女士解释说，由于前四个问题更加具体和有针对性，她想从其中一个问题开始，这样她就能在较短的时间内帮助到方女士并更专注于咨询。然后，咨询师问方女士想从哪个问题开始。方女士想从在新学校交朋友开始，并重新与她的丈夫和孩子做更多有趣的事情。

☐ 视频2.1 与周先生会面：了解来访者的当下问题

议程四：了解来访者的压力源和优点

除了了解来访者的当下问题外，我们还需要了解这些问题是如何融入他们的整体生活。我们需要了解他们目前的生活状况，它们是如何发挥功能的，除了他们目前的问题外,还应包括他们生活中的任何其他压力或困难,以及他们生活中的积极支持和他们的优点领域。

我们可以通过说"我开始了解你的问题了。我想,如果我也能了解你生活的其他部分,将会对我们的咨询更有帮助"来介绍这一部分。请注意,我解释了我将要做的事情,并指出这对我的来访者是有帮助的。

我一般会询问家庭、朋友和社会联系、娱乐和参与家庭以外的组织、工作或学校、健康和经济状况这几个基本类别的信息。经济状况包括预算能力、按时支付账单,以及处理所有涉及财务或经济责任的问题。在问及健康问题时,如果我们还没有提到酒精或药品等物质滥用的使用情况,这是一个补充询问的好机会。我还会询问关于在娱乐或者健康方面的自我关怀。我想知道我的来访者是否参加了对她有益的活动,是否参加了任何种类的定期锻炼。此外,我还会询问在过去的一年或几年中,我的来访者的生活方面是否有任何重大变化或一些小变化。

了解来访者的压力源

让我们先来看看,我们已经知道了方女士在每个类别中有哪些压力或困难。

方女士的困难和压力源	
家庭	• 经常对孩子和丈夫生气 • 相信自己不再是一个好母亲 • 因为丈夫工作时间长,所以自己要对孩子和家庭负责 • 害怕如果她不改变自己的情绪和行为,丈夫会离开她
朋友和社会联系	• 未知
娱乐和组织	• 未知
工作或学校	• "害怕"工作的四年级老师
健康	• 一直很疲惫 • 除此之外,未知
经济状况	• 未知
变化	• 开始在一所离家30~40分钟的新学校教书 • 不能再步行上班,反而需要开车上班 • 以前经常和女性朋友一起做有趣的事情,和孩子们一起参加课外活动 • 以前很热爱她的工作

当我们使用这个表格时，可以看到我们需要更多信息的地方。方女士的咨询师继续询问她的生活情况。她了解到，方女士一直很内向，但有一小群朋友和她关系很好。然而，最近她一直在躲避朋友们，因为她实在是太累了，不想出去。方女士的丈夫是家里的主要经济来源，工作时间又长，如果方女士要求丈夫在家里多帮忙的话，方女士会感到内疚。她曾经喜欢工作，但今年她换了学校。她很难融入新学校，她觉得自己与其他教师不同，那些教师似乎形成了一个紧密的团体。在以前的学校里，方女士积极参加学校的戏剧活动，但在新学校里，她一直不太愿意主动参加新学校的课外活动，因为在新学校里，除了她，大家似乎都彼此认识。方女士表明，除了缺乏精力和感到疲惫之外，她的健康状况很好。她还说，一般来说，虽然他们希望有更多的钱，但经济不是一个主要问题。在工作和照顾孩子之余，尽管去年方女士很喜欢参加学校的演出，她也没有时间去培养业余爱好或参加娱乐活动。

方女士还表示，在过去几年中，除了换工作之外，她没有经历任何重大的压力或变化。然而，她的婆婆，现在因为一些健康问题，不能再帮忙照看孩子了。她的女儿一直有慢性耳部感染。方女士不得不经常请假照顾女儿，带她去看医生。虽然女儿的情况已经变好了，但是方女士对即将到来的冬天很担心。另外，方女士最好的朋友季女士搬走了，方女士很想念她。方女士对过去几年她生活中的变化之大感到惊讶，并能看到所有这些变化对她造成了很大的压力。

让我们先在这里暂停一下。现在，我们有相当多的信息了。然而，我们忘记关注来访者的优点和复原力的领域。这种情况经常发生，作为咨询师，我们习惯于思考来访者的问题，有时会忘记思考他们的优点。

了解来访者的优点

在我们能够帮助来访者看到他们自己的优点之前，首先我们需要看到他们的优点。这听起来很容易，但是要实际做到可能很困难。好的事情都不是意外发生的，这也是我用来认识来访者优点的方式。例如，我的一个来访者说她的儿子"很幸运"，因为他在实习结束后又被邀请去做一份全职工作。等一等——从你对这个世界的了解来看，需要发生什么才能让一个年轻人在实习后被邀请回来做全职工作？她的儿子必须按时上班，努力工作，做好工作，甚至有可能是愉快地工作。所有这些特征都反映了她儿子的优点。但现在，他必须拥有足够的运气，虽然运气本身就是不确定因素。

以下是根据Christine Padesky和Kathleen Mooney（2012）的工作，帮助你思考来访者优点的一些问题。

- 在你的来访者的生活中，是否有在某些方面进展顺利，或者来访者是否能够坚持不懈地对待困难与逆境？我指的不仅仅是克服不寻常的挑战，还包括能够维持正常的生活。例如，方女士每天按时起床，给孩子们穿好衣服，然后去上班，并为家人准备好晚餐。这需要周全的考虑、细心、组织能力和毅力。咨询师和来访者认识到能够完成日常活动所涉及的优点是很重要的。研究人们在日常活动中用来坚持的策略也是有帮助的。
- 你的来访者能够完成发展性的任务吗？例如，你的来访者是否能够通过学校考试、建立友谊、参加校运动队或拥有一份稳定的工作？这些成就表明你的来访者能够遵守承诺、学习新的知识，并与他人保持积极的关系。
- 你的来访者是否与一个人或一个动物有亲密的关爱关系？关爱关系涉及承诺，并把自己的需求放在一边。
- 你的来访者是否按照她的价值观或目标行事？按照价值观和目标行事可能是困难的，往往需要你为了长期目标而把眼前想做的事情放在一边。
- 你的来访者在某一特定领域是否有成就或能力？人们往往会有一些成就和技能。在某一特定领域的能力并不一定是巨大的成就，有可能是你经常做生日蛋糕，或你的朋友向你寻求编程方面的帮助。通常情况下，人们为在这些领域取得成功而开发的应对机制可以转移到他们生活的其他领域。

现在，让我们来看一下方女士的情况。看看我们如何在不同的类别中填写她的压力源和她的优点。你可以扫描前言的"在线资料"二维码，在手册中下载"识别来访者的压力源和优点"表格。

方女士的压力源和优点		
	困难或压力源	优点和复原力
家庭	• 经常对孩子和丈夫生气 • 相信自己不再是一个好母亲 • 丈夫工作时间长 • 主要负责孩子和家庭事务	• 稳定、长期的婚姻 • 关爱父母 • 以前从事过儿童活动 • 维持家庭日常生活 • 为家人提供稳定的家；在过去的一年里，有能力照顾一个生病的孩子 • 父母住在附近，关系好 • 公婆住在附近，关系很好
朋友和社会联系	• 内向 • 目前躲避朋友	• 一小群亲密、长期的朋友
娱乐和组织	• 没有爱好	• 去年喜欢组织学校的演出
工作或学校	• 害怕去工作 • 新学校，回避与其他教师互动 • 回避课后活动	• 四年级教师（表明已经完成本科和研究生课程） • 以前很喜欢工作 • 在上一份工作中与同事相处愉快 • 参加课外活动（学校戏剧）
健康	• 女儿有耳部感染史，目前没有问题	• 自己身体好 • 不使用酒精或药物作为应对机制 • 女儿的耳朵问题已经解决
经济状况	• 丈夫是家庭经济支柱，工作时间长，因此要求丈夫分担更多的家务会感到内疚	• 有固定的薪水 • 有一份有福利的工作 • 没有特别的经济压力
变化	• 工作地点的改变 • 通勤时间更长 • 婆婆不再帮忙照顾孩子 • 她女儿的健康问题 • 她最好的朋友季女士搬走了	• 尽管发生了种种变化，但仍保持着一个稳定的家 • 负责任的老师 • 有组织地照看孩子 • 认识到困难并接受咨询

通常，在咨询的开始阶段，来访者会因为要注意到他们的优点而犹豫不决。在接下来的几章里，我们将更多地讨论如何利用来访者的优点。但在我们继续之前，请问你自己：用分类的方式来思考方女士的问题，并思考这对你理解她的问题和优点有何影响？有意识地注意到她的优点是什么感觉？

议程五：与吴先生的会谈

现在，是时候见见我们贯穿全书的第二位来访者吴先生了。

吴先生，今年58岁，和妻子住在一个中等规模城市。他有三个已成年的孩子，都住在离他家大约一小时车程的地方。在过去的二十年里，他一直在税务局工作。

有一次，吴先生的女儿回家探望他，注意到他看起来跟平时不太一样。吴先生告诉女儿，他睡得不好，并对工作产生大量的焦虑。女儿建议他去看咨询师，他不情愿地同意了。吴先生的女儿打电话到咨询师工作室，并为他预约了心理咨询。

  吴先生以正式握手的方式向他的咨询师介绍自己，并说出了自己的全名。他慢慢地走进房间，费力坐到了沙发上。他微微一笑，说他来咨询，是女儿的主意。他的咨询师询问吴先生，他的女儿是否可以帮助到他。吴先生解释说，过去他曾有过感到心情低落的时期，但他总是能够自己克服。最近，他又开始感到抑郁了，而且工作上的事情也不顺利。为了更好地了解吴先生的担忧，咨询师使用了"探索来访者问题的提问方式"。吴先生说，他的问题是从一个年轻人被提升到本应属于他的工作岗位开始的。他详细解释了招聘过程是如何的不公平。他说，从那时起，他在工作中一直难以集中精力，而且最近第一次收到了一份差劲的工作评估。他对工作评估感到忧虑，开始担心如果再得到一次这样的工作评估会有什么后果。吴先生强调，在过去的二十年里，他只收到过良好的年终评估。

  自从收到这份不良的工作评估后，吴先生与老板的关系就有些紧张。他的咨询师要求他举出与老板关系紧张的情境，或让他难以集中注意力的项目。吴先生难以举出与老板关系紧张的具体例子，但能够列出他拖延的工作项目。

  吴先生的咨询师询问了他生活的其他方面，但除了工作上的问题外，他对谈论其他事情非常犹豫。其他一切都"很好"，他说，他和妻子"没有问题"。他外出时偶尔会喝几瓶啤酒，但除此之外不喝酒。吴先生说他的健康状况很好。他告诉咨询师，他通常很内向，但在过去的五年里，他一直是足球俱乐部的一员，他的妻子也鼓励他加入这个队伍。咨询师认为，随着咨询的进行，当吴先生开始信任咨询师的时候，她发现了关于他生活的更多方面。就目前而言，她认为集中精力帮助吴先生解决工作上的困难会更有帮助。

  吴先生和他的咨询师列出了以下他想要解决的问题：

- 感到焦虑。
- 不能按时完成工作项目。
- 睡眠不好。
- 与老板关系紧张。

轮到你了

吴先生的压力源和优点

细看你已经掌握的与吴先生的压力和优点有关的信息,试着填写下面的表格。你可以在附录中找到我的答案。

吴先生的压力源和优点		
	困难或压力源	优点和复原力
家庭		
朋友和社会联系		
娱乐和组织		
工作或学校		
健康		
经济状况		
变化		

📄 练习 2.1

议程六:了解来访者的社会心理史

大多数咨询师都会在了解当下问题的历史的同时,也会了解一般的社会心理史。有些咨询师甚至会花费整次会谈的时间来了解详细的历史,其他咨询师则要求一个简短的概述。即使咨询师只做一个简短的历史记录，将来访者的当下问题放在他们生活的整体历史背景下也是很有帮助的，同时也要注意倾听，发现他们的优点，对他们的复原力作出判断。

一般来说，在记录历史信息的时候，咨询师要弄清楚来访者过去的经历与他们的当下问题有什么联系。作为一名认知行为疗法咨询师，我用与其他咨询师类似的方式来记录社会心理史，然而，我要强调的两个主要方面可能与非认知行为疗法咨询师的方式略有不同。首先，咨询师通常会问来访者他们对过去某个事件的"感受"，我会继续询问这些感受对他们"意味"着什么，或者他们当时的"想法"是什么。我特别感兴趣的是我的来访者对自己、他人和未来的了解。我可能会问他们：

- 你是如何理解这一事件的？
- 你是如何向自己解释这一事件的？
- 这个事件对你意味着什么？
- 这个事件对其他人意味着什么？
- 这个事件对你的未来意味着什么？

例如，我的一位来访者李女士，在父母离异后，她便和祖父母一起生活。她高中三年级的考试没有及格。当我问她那次考试失利对她意味着什么时，她回答道"我不是很聪明，没有父母的帮助，我无法应付它。"这是很重要的信息。

我强调的第二个方面是倾听能够证明来访者是有能力和能够被爱的优点和证据。我开始收集证据，这样在之后的咨询中，我可以用这些证据来反驳任何消极信念。虽然这不是一个硬性规定，但我通常不会在咨询的早期就分享我对来访者优点的看法。我发现，如果我过早地分享我对优点的看法，只会被来访者拒绝。例如，我的来访者李女士，在她父母离婚的那一年，她的成绩不及格，随后，她又提到她在第二年通过了考试，完成了护士培训。她也是班上为数不多的在毕业后立即获得工作机会的学生之一。我把这些信息隐藏在我的口袋里，这样，当我们开始探讨她认为自己不聪明，只有在父母的帮助下才能应付的时候，我知道我有一些证据来反驳这种想法。

议程七：解释认知行为疗法

在我们了解了来访者的当下问题和相关历史后，现在是时候解释一下认知行为疗法是如何工作的。你可以扫描前言的"在线资料"二维码查看手册，以下是我可能会用来向来访者解释认知行为疗法的一个例子。

我已经听说了一些关于你的问题以及它们是如何影响你的生活的。我想告诉你我是如何与你一起工作的。我使用的是认知行为疗法模式。认知行为疗法是一种以目标为导向的咨询方式。我将邀请你在咨询中为自己设定一些目标，而我们将一起为完成这些目标而努力。

在心理咨询过程中，我们首先会通过识别你的想法、情绪、身体反应和行为以及它们是如何结合在一起的来了解你的问题。然后，我们将开始帮助你做出一些改变，一次改变只专注于这些因素中的一个。由于它们都是互相关联的，所以一个因素的变化将影响其他所有因素。

在这一点上，我经常从来访者的生活中抽取一个具体的情境，我们一起探讨他们的想法、情绪、身体反应和行为。例如，在吴先生的案例中，我们可能会选择他在工作中不得不与同事互动时的不适感。你不会想要选择一个来访者有非常强烈的情绪反应的情境，因为他们会因为不堪重负而无法听你说话，也无法应用四因素模型。在使用四因素模型探索一个情境后，询问你的来访者这是否有意义。

如果你正在和孩子或者未成年人一起工作，你可以找到许多精彩的游戏用来解释想法如何影响情绪、身体反应和行为（例如，Kendall, Choudhury, Hudson, & Webb, 2002; Stallard, 2019）。

📺 **视频2.2 与夏女士的会面：解释认知行为疗法**

作业：认知行为疗法练习

在继续下一章之前，请你花点时间来完成作业。

将所学应用于临床案例

完成以下练习。

📄 练习 2.1

将所学应用于生活

试图寻找你生活中的压力源,发现自身的优点。

作业 1
探索你自己的压力源和优点

用下面的表格写下你的压力源和优点。把它们写下来很重要,因为它能帮助你进一步审视自己。通过这个练习,你更了解自己了吗?

我自己的压力源和优点		
	困难或压力源	优点和复原力
家庭		
朋友和社会联系		
娱乐和组织		
工作或学校		
健康		
经济状况		
变化		

将所学应用于咨询实践

对于下一个作业,请你想一位在未来一周内你将见到的来访者,并确定其目前正在试图解决的问题。

作业 2
探索来访者的问题

请你看一下"探索来访者问题的提问方式"中的三个问题。利用你已经掌握的信息完成下表。你从这个练习中学到了什么?

当你看到你的来访者时,提问一些必要的问题来填补任何遗漏的信息。花点时间去反思你从询问额外的信息中学到了什么。

来访者:＿＿＿＿＿＿＿＿＿＿＿＿＿＿＿＿＿＿＿＿＿

来访者的问题:＿＿＿＿＿＿＿＿＿＿＿＿＿＿＿＿＿＿

探索来访者的问题		
问题	来访者的回应	这个问题有帮助吗 如果有,有什么帮助
这个问题对来访者的生活有什么影响		
来访者是否因为这个问题而逃避任何情境		
来访者是如何处理这个问题的		

作业 3
选择一个问题来探讨来访者的问题

请你从上表的三个问题中选择一个你很少或从未使用过的、但你想练习使用的问题，或者从"探索来访者问题的提问方式"中选择一个不同的问题。

在下周，请你对两个不同的来访者使用你选择的问题。一定要注意每个来访者的反应和你获得的信息。你可以用下面的表格来记录你获得的反馈。

你想要练习的问题：_____

来访者	来访者的回应	这个问题有帮助吗 如果有，有什么帮助
来访者 1：		
来访者 2：		

作业 4
识别来访者的困难和优点

请选择一个你目前的来访者，看看你是否能识别他们的压力源。现在看看"探索来访者问题的提问方式"，看看你是否能找出任何优点和复原力。完成下面的表格，然后思考这个练习是如何影响你对来访者压力源和优点的认识的。

识别来访者的压力源和优点		
	困难或压力源	优点和复原力
家庭		
朋友和社会联系		
娱乐和组织		
工作或学校		
健康		
经济状况		
变化		

回顾

请你根据每个议程的指引，试着回答下面的问题。

议程一： 发展良好的咨询关系
- 在发展共情的咨询关系中，来访者的想法有多重要？

议程二： 了解来访者的当下问题
- 有哪两个问题有助于探讨来访者现存的问题？

议程三： 与方女士的会谈

议程四： 了解来访者的压力源和优点
- 在探索来访者目前的生活状况时，你想涵盖哪三个类别？
- 在探索来访者的优点时，提问哪两个问题可以帮助你了解来访者的优点？

议程五： 与吴先生的会谈

议程六： 了解来访者的社会心理史
- 在了解发展社会心理史时，有哪两个方面是认知行为疗法咨询师可能会强调，而其他咨询师不会强调的？

议程七： 解释认知行为疗法
- 你怎么向来访者解释认知行为疗法？

对你来说，什么是重要的？

你想记住什么观点或概念？

你想把什么观点或技能应用到你自己的生活中？

在未来的一周，你想在咨询工作中尝试什么（选择一个具体的来访者）？

第三章

制定咨询目标

在第二章中,我们着重于评估来访者的问题和优点,并向来访者解释了认知行为疗法。你是否尝试过使用"探索来访者问题的提问方式"?在使用这些问题后,你是否对来访者的优点有不同的看法?我很好奇你是否已经开始注意到自己的想法,这是否给你的生活带来了变化?

只有当来访者完成他们的作业时,咨询才会更有效,并且来访者更有可能在他们的生活中做出真正的改变(Rees, McEvoy, & Nathan, 2005)。你对本书内容的熟练度同样将决定你是否可以将认知行为疗法在自己的工作中融会贯通。每章末尾的作业是我精心准备的,希望你可以进行练习。

如果你没有练习第二章的作业,请你尝试找出阻碍你的因素。也许,是因为你没有见到任何来访者,或者是因为你工作特别忙。有时咨询师的想法会阻碍他们与来访者一起开展家庭作业。以下是一些常见的想法:

- 我不需要完成作业,或我已经理解了学习过的资料。
- 作业与我的来访者无关,或者如果我尝试去完成认知行为疗法的作业,我的来访者会有一些负面反应。
- 我觉得做作业是一件令人尴尬的事情。

这些想法有没有阻碍你完成作业和学习认知行为疗法技能呢?还有其他妨碍你练习认知行为疗法的因素吗?除非你尝试,否则你不会知道做作业是否会对来访者有帮助。在使用后,你很有可能会惊讶于这个作业的实际效果很好。如果你担心第一次尝试对来访者进行干预时感到不自在,你是对的,你可能会感到不舒服，因为你在做新的事情。可是如果你一感到不自在就放弃，你的生活又会是什么样子？

那有什么能帮助你完成本章的作业呢？请你记住，你练习得越多，就越容易上手。如果你没有做第二章的作业，那么在开始这一章之前，请尝试以下两个练习。

1. 想想一个目前正在与你工作的来访者。请你试着考虑他们生活中的压力源和优点。参考第二章的"探索优点的提问方式"，你可以思考一下有什么好的问题可以评估来访者的优点。
2. 如果你还没有开始注意到自己的想法，请选择一个你最近有过中度或强烈消极情绪反应的情境。回忆一下你当时的想法，试着把它们写下来，并思考你的想法是如何影响你的反应的。

设置议程

认知行为疗法是一种积极的咨询形式，咨询师和来访者在咨询开始时设定目标，并朝着这些目标努力。

议程一： 设置目标
议程二： 制定具体的、可衡量的目标
议程三： 我应该首先关注哪一个目标

议程实施

咨询目标与来访者当下所面临的问题是不同的。问题描述的是来访者在现实生活中所面对的困境。目标描述的是来访者希望他们的生活有什么改变，或者是他们想要实现什么。设定目标需要以来访者为中心，并且可以给来访者带来力量。在设定目标的过程中，咨询师可以邀请来访者花点时间思考他们真正想要什么、什么对他们是重要的。对于许多来访者来说，这可能是第一次有人给他们空间来思考自己想要什么，并希望听到他们的答案。

议程一：设置目标

重要的是，咨询师和来访者需要朝着同一个目标共同努力，否则咨询的结果往往不尽如人意，感觉好像什么也没有完成。此外，当来访者意识到咨询师理解他们想要达成的目标，并且咨询的开展也将集中在对他们重要的目标上时，咨询师和来访者的咨访关系就会得到加强。

咨询目标越具体、越清晰，就越有利于咨询师与来访者一起制定实现目标的计划，因为目标可以为后续的咨询提供方向。

> 清晰的目标 → 目标明确的咨询 → 有效的咨询和满意的来访者

如果来访者不只有一个问题，我该怎么办

来访者往往会同时遇到多个问题。在这种情况下，我们和来访者需要挑选一个或两个问题先进行工作，并为这些问题制定相应的目标。在后续的咨询中，当来访者准备好就一个新的问题开始工作时，你可以为新的问题继续制定目标。通常情况下，随着咨询的进行，目标也会随之改变。

我会鼓励来访者写下他们的目标。因为这使他们的目标更加具体，同时也给我们提供了一份书面文件作为参考。最重要的是，研究表明，在咨询初期设定目标会大大提高来访者的满意度和取得积极疗效的可能性（Safran & Wallner，1991）。

向来访者解释设定目标在认知行为疗法中的意义

下面的内容是就如何向来访者介绍认知行为疗法的目标设置给出的一些建议，当然，你也可以将这些内容用于已经共事了一段时间但从未设定过目标的现有来访者身上。你可以扫描前言的"在线资料"二维码，在手册中查看这一部分的相关资料。

当向新来访者解释设置目标时，你可以从下面这段话开始：

> 接下来我想花点时间探讨一下你的咨询目标。我发现有明确的目标，往往能给咨询带来方向感。所以，我想从你想要解决的第一个问题开始来设定目标。

对于现有的来访者，如果你在咨询开始时没有设定目标，那么解释的开始方式会有所不同：

> 我一直在思考我们的会谈。现在，我认为我们花一些时间来思考你的咨询目标，以及你希望我们未来的咨询重点是什么，这可能会对咨询有帮助。设定目标有助于为咨询提供方向感，可以让我们朝着同一个方向努力。

在这之后，对于来访者的解释就都一样了：

> 我还想花点时间让你的咨询目标尽可能具体，因为我发现目标越具体，它就会对咨询越有帮助。具体的目标也可以帮助我们衡量咨询是否对你有效。当我们谈论每个目标时，我想把它写下来。你觉得可以吗？

轮到你了

请你使用想象练习：向来访者解释目标设置

🎧 我将请你想象一下，首先与一个新来访者解释目标设定，然后再与一个现有的来访者解释目标设定。你可以扫描前言的"在线资料"二维码，听一个指导性的音频文件。

议程二：制定具体、可衡量的目标

一旦你向来访者介绍了目标设置的咨询情境，你就需要帮助你的来访者制定更具体的目标。请记住目标越具体、越有针对性，就越有帮助。

什么是具体的、可衡量的目标

来访者往往在咨询开始时会提出非常笼统的目标，例如"我希望不那么沮丧（或不那么焦虑）""我希望可以树立更良好的自尊心"或"我希望与我的伴侣建立更好的关系"。这些笼统的咨询目标的问题在于，你对来访者希望他们的生活有什么不同这一方面没有得到具体的信息,并且来访者也没有办法知道他们是否正在实现目标的路上。具体和可衡量的目标为咨询提供了一个方向,并为衡量咨询是否在正确的轨道上提供了一个标尺。下面的一些例子可以帮你快速理解笼统目标和具体目标之间的区别。

咨询目标的举例	
笼统的咨询目标	具体、可衡量的咨询目标
我想要变得更坚定和果断	• 和我的伴侣谈谈我对我们关系的一些担忧 • 对老板多设一些限制(比如,告诉老板我不能接受新来访者;让我的老板不要经常在周末或晚上给我打电话) • 当我和朋友出去的时候,表达我的观点
少一点焦虑	• 能够在工作中做演讲 • 不要经常管教我的孩子(例如,如果他们迟到十分钟,不要用手机给他们打电话,而是等到他们迟到半小时;每晚只问一次他们的家庭作业是否完成) • 不要因为一些小事而大发雷霆,比如我丈夫忘记给孩子们准备午餐

轮到你了

识别具体、可衡量的目标

当你刚开始实践的时候,笼统的目标与具体、可衡量的目标之间的区别可能很难确定。请你看一看表格中的目标,仔细思考你会如何评价它们。你也可以在附录中找到我提供的答案。

评估以下咨询目标是笼统的,还是具体、可衡量的	
咨询目标	它是笼统的,还是具体、可衡量的
跟我老板谈谈加班费的事	

续表

评估以下咨询目标是笼统的，还是具体、可衡量的	
咨询目标	它是笼统的，还是具体、可衡量的
对我的朋友不要太苛刻	
在月底前戒烟	
好好照顾我的身体	
和父母相处得更好	
每周和我的伴侣一起做一项愉快的活动	
在我八岁的孩子发脾气时，我学习更好的育儿技巧	

让我们详细看看其中的两个咨询目标。目标"与我的老板谈谈加班费的事"是一个具体的目标。我们清楚地知道来访者想要做什么，而且我们可以衡量他们是否能够做到这件事。而"对我的朋友不要太苛刻"的目标则是一个笼统的咨询目标。由于我们不知道当来访者想增加或减少哪些具体的苛刻想法、情绪、身体反应或行为，我们也将无法衡量来访者是否成功地实现了这个目标。

帮助来访者制定具体、可衡量的目标

对你来说，将来访者的目标从笼统转向更具体的目标可能是一种挑战。这里有一些提问方式可以帮助到你。你可以扫描前言的"在线资料"二维码，在手册中查看"帮助来访者制定具体目标的提问方式"的相关资料。其中，你可以用来访者的一个笼统目标来代替"减少抑郁"。

问题1： 你是否希望用不同的方式处理某些特定的情况？在这些情况下你会如何表现？

问题2： 如果你实现了你的目标（例如，不那么沮丧），你会做什么不同的事情吗？或者你对这种情况会做出什么不同的反应？

问题3： 如果你实现了你的目标（例如，不再那么抑郁），你觉得你的生活会有什么不同呢？

我的来访者秦女士因为自卑和"想更喜欢自己"而来接受咨询。当我问："如果你更喜欢自己，你会做什么不同的事情？"她停顿了一下，回答说："我从未想过这个问题。"她能够列出一些具体的问题，包括申请升职等。我们探讨了每个目标。最后，她转向我并回应道："你是真正在聆听我的心声。同时我觉得确实有一些具体的事情要去解决。"

在制定具体咨询目标的过程中，我不希望这个过程、这些目标是死板的。如果来访者想保留一个对他有意义的笼统目标，我会选择保留它，但我还会尝试增加一些你们都可以用来指导咨询的更具体的目标。

帮助吴先生的目标变得更加具体

吴先生的初始咨询目标是"少点焦虑"，这是一个很好的整体目标，但是不够具体。让我们看一下咨询师是如何使用"帮助来访者制定具体目标"来帮助吴先生的。

咨询师： 减少焦虑是一个很好的整体目标，也是一个很好的开始。我想，如果你能说得更具体一点的话，可能会更有帮助。

吴先生： 你是什么意思？

花点时间思考一下如何用问题1使吴先生的咨询目标更具体。

咨询师： 我想，如果我们能够一起想出一些具体的迹象，这些迹象可以让我们知道你正在实现你的目标，这也许会对咨询有帮助。例如，有没有在某些特定的情况下，你希望自己不那么焦虑？（问题1）

吴先生： 在工作中吧，我现在真的压力很大。

吴先生的目标开始变得更加清晰，但我们需要一个具体的、可以衡量的目标。请你思考一下，如何使用问题2来帮助吴先生的目标变得更加具体呢？

咨询师：如果你对工作的焦虑减少了，我很好奇，你会做什么不同的事情吗？（问题2）
吴先生：主要就是我不会拖延我的大项目了。

吴先生开始将他的目标变得更加具体，花点时间思考一下如何利用他刚才说的话，把它变成一个目标。

咨询师：或许，我们的一个咨询目标可能是停止拖延你的大项目？

因为吴先生没有明确地把这个作为一个目标，他的咨询师在把吴先生的话变成一个目标时使用了"可能"这个词。使用"可能"允许吴先生反对他的咨询师。

吴先生：当然可以。

吴先生的目标变得更加具体，但仍然很难衡量。请你思考一下，你如何利用问题2使吴先生的目标变成可以衡量的？

咨询师：如果你要停止拖延，你会做什么不同的事情吗？（问题2）
吴先生：我会停止在项目中回避我的同事，开始认真工作，并和我的老板谈论项目。
咨询师：听起来你的一些目标可能是不再回避你的同事，和你的老板谈谈项目，然后开始工作。
吴先生：是的，这些都是很好的咨询目标。不过，我不确定我想不想和老板谈，但如果和老板谈谈的话，对这个项目来说是个很好的开始。
咨询师：似乎第一个目标可能是联系你的同事，开始做这个项目，然后一个长期的目标可能是和你的老板谈谈。这样听起来对吗？

咨询师意识到，与老板谈话可能不是吴先生目前的目标。但是咨询师想知道，把目标分成短期目标和长期目标是否更符合吴先生的意愿。

> **吴先生：**（看起来有一点精力了）是的，这样的话，我想那会很有帮助。
>
> **咨询师：**这些都是很好的目标。让我们把到目前为止讨论过的目标都写下来，然后看看是否还有其他目标。当我们再回到刚才提及的目标时——按照你的习惯，思考一下，你会如何写下这些目标？

请注意，针对吴先生制定了良好的目标，咨询师给予了正强化。

随后咨询师和吴先生继续探讨他的笼统的咨询目标，即"减少工作中的焦虑"。他们制定了以下的具体目标清单。

吴先生的咨询目标：
- 更好地应对工作，特别是专注于我的工作，并按时完成我的项目。
- 像我以前那样在工作中与人交往。这包括与人交谈、在食堂吃午餐、出去吃饭、在走廊上聊天。
- 老板找我谈话时，不要每次都感到焦虑。
- 重新开始喜欢工作。

你会注意到，吴先生的一些目标是非常具体和可衡量的，例如，"按时完成我的项目"。有些目标仍然相当笼统，例如，"重新开始喜欢工作"。咨询师认为他们已经有了一个良好的开端，并不想过多地去制定具体的目标，这是因为他们才刚刚形成一种关系。具体的目标可以立即为咨询指明方向，而更笼统的目标可以在后续的咨询中再进行处理。

轮到你了

帮助方女士制定更加具体的咨询目标

想象一下，你刚刚向方女士介绍了目标设定的咨询情境。请你试着帮助方女士制定可以衡量的具体目标。

方女士：好吧，首先，我的主要目标是减少抑郁。

看看下面三个备选答案，请你选择一个可以帮助方女士制定一个更具体的目标：

1. 我很高兴你愿意让我们一起就你的抑郁症来进行工作。你能做些什么来减少抑郁呢？
2. 你向我谈起你十分沮丧，你的生活中有很多事情要做。我很高兴你来寻求帮助，因为这是重要的第一步。
3. 这听起来是个很棒的目标，但它相当宽泛。如果你不那么沮丧，你认为你的生活会有什么不同呢？

回复3最有可能帮助方女士制定一个具体的目标，并促使她开始思考希望自己的生活有什么不同。回复1开始解决问题，但这在咨询中出现的时机太早了。回复2是一个支持性的意见，但它不能帮助方女士的目标变得更加具体。

咨询师：这听起来是个很棒的目标，但它相当宽泛。如果你不那么沮丧，你认为你的生活会有什么不同呢？
方女士：嗯，我肯定会多出去走走，而不是一直待在家里。

问问自己"多出去走走，不想一直待在家里"是否足够具体。并请你考虑下面的三个备选回复，选择一个你认为可以帮助方女士的回复，让她的目标更加具体。

1. 你以前经常出去吗？现在是发生了什么事情阻碍了你更多的外出吗？
2. 如果你出去走走的话，你想做些什么呢？
3. 你说你想多出去走走，那你能多告诉我一些吗？

回复2最有可能使来访者集中精力确定她要做的具体活动。回复1开始了解决问题的过程，但没有明确"多出去走走"指的是什么。回复3过于含糊，你可能会得到有用的信息，但方女士也可能笼统地谈及自己的抑郁。

咨询师： 如果你出去走走的话，你想做些什么呢？

方女士： 嗯，当然，我想带我的孩子去参加一些他们的活动，我可能会去见朋友，可能和我丈夫一起出去。

方女士和咨询师继续探讨她的目标，以及讨论什么可能是一些良好的指标，这表明她正处于减少抑郁的路上。以下是方女士和她的咨询师制定的目标。

方女士的咨询目标：

- 适应新学校。试着和其他老师交朋友，参加一些课外活动。
- 不再那么不知所措，而是觉得可以更好地管理自己的情绪；早上和下午的日常能安排得更好。
- 不再对孩子们大喊大叫，多和孩子们一起玩。
- 与我的丈夫共度美好时光，不再总是那么生气。
- 与我的朋友重新建立联系。
- 享受我与丈夫和孩子相处的时光，开始和他们做一些有趣的事情。
- 有更多的精力，而不是一直都很累。（作为这个目标的一部分，方女士同意关注生活方式中出现的问题。根据不同来访者的具体情况，这可能包括吸烟、饮酒、运动、饮食和睡眠卫生。）

当你看到方女士的目标时，会发现有些目标还是很模糊的，比如"有更多的精力"，但是，有些目标是具体且清晰的。你还会注意到，有些目标是负面的，这些目标涉及方女士想停止做什么，例如，不要总是生气；有些则是积极目标，或者她想做什么。如果你的来访者提到了一个负面目标，重要的是用一个积极目标来平衡它。

📄 **练习3.1**

议程三：我应该首先关注哪一个目标

设置咨询目标的第三个阶段是选择从哪里开始。咨询师可以简单地说："让我们看看你的这些目标，我们选择一个，从它开始。"通常情况下，来访者的咨询目标是相互关联的，在一次咨询过程中有可能就一个以上的目标开展工作。例如，吴先生的许多目标都与工作有关，你可以从那些容易做到的、并且有很大成功概率的目标开始。当咨询帮助来访者改变他们的生活时，来访者会更加投入咨询中，并更希望他们的生活可以得到改善。

当方女士和她的咨询师仔细思考她的目标时，方女士的首要任务是适应她的新学校，并尝试与其他老师交朋友。她的第二个目标是与她的孩子和丈夫做一些有趣的事情。方女士的咨询师认为这些都是很好的开始，而且在咨询初期就有可能实现这两个目标。

视频3.1 设置具体的目标

作业：认知行为疗法练习

在继续下一章之前，请你花点时间来完成作业。

将所学应用于临床案例

完成以下练习。

练习 3.1

将所学应用于生活

在和来访者练习这周的技能之前，让我们先关注一下你自己的目标。

作业 1
设置自己的目标

第一步：花点时间想一想，当你开始阅读这本书时，你希望能学到什么？你希望能够如何改变你的咨询实践？现在想一想，你希望你的生活有什么改变？请你为自己确定一个与学习认知行为疗法有关的目标和一个与个人生活有关的目标。

第二步：通过使用"帮助来访者制定具体目标"的问题，使你的目标变得更加具体且可以衡量。对于每一个目标，看看你是否能确定一个可衡量的目标，让你走上实现目标的道路。

第三步：完成下面的表格。

你的目标			
总体目标	具体、可衡量的目标	设定这个目标对你来说有什么感觉	你从与来访者的咨询中学到了什么

将所学应用于咨询实践

请选择一位新的来访者和一位你认为愿意为咨询设定目标的现有来访者。如果下周没有新的来访者，那就请你选择两名现有来访者。

── 作业 2 ──
设置自己的目标

请选择一个你的来访者，并完成下面的步骤。

第一步：邀请你的来访者来制定他们的咨询目标。

第二步：邀请来访者挑选一个对他们来说最重要的目标。通过使用"帮助来访者制定具体目标"的提问方式，帮助来访者使目标变得更加具体且可衡量。看看你是否能找出一个可衡量的目标，让你的来访者走上实现目标的道路。

第三步：完成下面的表格，请注意，你需要两位来访者，一位新来访者和一位现有来访者。

帮助来访者制定具体目标			
来访者的总体目标	具体、可衡量的目标	来访者对设定具体目标有什么反应	你学到了什么
来访者 1			
来访者 2			

回顾

请你根据每个议程的指引，试着回答下面的问题。

议程一：设置目标
- 你如何在咨询中向新来访者和现有来访者介绍设定目标？

议程二：制定具体的、可衡量的目标
- 一个具体、可衡量的目标的例子是什么呢？

议程三：我应该首先关注哪一个目标
- 你如何决定从哪一个目标开始呢？

对你来说，什么是重要的？

你想记住什么观点或概念？

你想把什么观点或技能应用到你自己的生活中？

在未来的一周，你想在咨询工作中尝试什么（选择一个具体的来访者）？

第四章

将你的会谈结构化

你是否有机会尝试与你新的或者现有来访者设置咨询目标？你是否试过前几章的其他作业？当你想到你已经尝试过的干预措施时，你想继续做什么呢？

如果你没有机会尝试设置咨询目标，请花点时间确定哪些事情阻碍了你。选择一个你将在下周见到的、会对设定目标保持开放态度的来访者。现在，请你想象自己在办公室里与这位来访者一起设定目标，然后试一试吧！

设置议程

我们已经确定了来访者的问题，了解了他们的历史信息，解释了认知行为疗法的模式，并设定了咨询目标。这通常需要一到两次会谈。现在，我们已经准备好开始解决来访者的问题。在本章中，我想重点讨论如何组织我们的咨询会谈。

议程一：组织你的咨询会谈
议程二：从签到开始
议程三：与来访者合作制定议程
议程四：议程实施
议程五：制定有助于下一次咨询的家庭作业
议程六：回顾议程并试图获得反馈

议程实施

研究表明，在咨询中有一个结构化的设置——特别是设置议程，遵守议程，并给予家庭作业——是保证咨询有效性的关键（Shaw等，1999）。我的许多学生告诉我，让会谈变得结构化是他们学到的最有帮助的技能之一，我想你也会发现它很有帮助。

议程一：组织你的咨询会谈

结构化的心理咨询会谈是指心理咨询过程是有秩序和组织的。下面，让我们来看一下结构化会谈的五个基本组成部分。我将在本章后面更详细地介绍每一项的内容。

1．签到。签到是对上次会谈以来所发生事情的快速更新，包括将上次会谈与本次会谈的内容衔接起来。

2．设置议程。在本次会谈中，我们将和来访者一起决定重点解决哪些问题。在这个环节中，咨询师可以回顾上次会谈所布置的家庭作业，也可以在签到环节中回顾家庭作业。

3．议程实施。这个环节包含解决议程上已确定的问题。

4．家庭作业。你和来访者合作，为接下来的会谈制定家庭作业。

5．回顾。在咨询结束时，你与来访者简单回顾一下当前会谈中所涉及的内容，并询问来访者的反馈意见。

起初，在一次会谈中涵盖所有的组成部分可能看起来会很多。然而，一旦我们习惯于使用一个结构，它就会自然地融入整个咨询过程。我猜你会想知道如何使用结构化的方式工作。学习一个结构化的使用方式类似于学习驾驶汽车。当我第一次学习开车时，我对自己一下子要做这么多事情感到非常不知所措——注意其他车辆、注意交通信号灯、注意路标，并希望不要剐蹭汽车。但我通过练习，开车变得很容易——你会很高兴地知道，我已经很多年没有撞过墙了！就像现在开车对我来说是一种日常生活习惯一样，一旦你和一些来访者开始练习结构化的会谈，久而久之它会让我们感觉这是很寻常的工作方式。

你对结构化会谈的态度

有些咨询师非常喜欢结构化会谈这一想法;另一些咨询师则有负面的反馈,他们认为"我会发现结构化会谈太僵硬,我的来访者不会喜欢它,或它会打断咨询的流程"。然而,我相信在你和一些来访者尝试结构化咨询后,你会开始认为"结构化的咨询会使我的咨询更有重点,我的来访者会喜欢这样一个可以让我知道他们想关注什么的机会"。请你花点时间来注意你自己的想法。如果它们是消极的,看看你是否愿意尝试设置一个结构化会谈作为试验。

向来访者解释咨询过程中的结构

解释咨询过程的结构会为来访者提供一个更舒适的咨询环境,因为他们知道将会发生什么。我认为心理咨询类似于去国外旅游。如果我们不了解当地的风俗习惯,不知道该期待什么,就会感到不舒服。当我20多岁时,我在印度尼西亚待了一年。我记得我第一次去参加印度尼西亚的传统婚礼时,我走进房间,环顾四周,完全不知道该做什么,我担心我会无意中冒犯别人。我仍然记得,当邀请我的朋友拉着我的胳膊,轻轻地让我坐下,并解释将要发生的事情和我需要做的事情时,我松了一口气。解释咨询的结构类似于解释外国的习俗。如果来访者知道要做什么,他们会更加放松并产生信任。你可以扫描前言的"在线资料"二维码,在手册中查看"解释咨询的结构"相关资料。

向新来访者解释咨询过程的结构。 下面这个例子会说明我们是如何向新来访者解释咨询的结构,以及我要做什么和这么做的原因。

我们已经花了一些时间来了解你的问题,并且为咨询设置了目标。我想向你解释一下,我想如何安排实际的咨询会谈。每周你来的时候,我想先做一个简短的签到,这样你就可以向我分享自上次咨询以来你生活中发生的任何事情,我们也可以了解你的情况。然后,我会列出你想在我们的咨询过程中谈论的内容。我发现这有助于让我们的咨询更有针对性,这样我就可以确保我们谈论的内容对你来说是最重要的。我把这称为"设置议程"。通常情况下,我和你将一起选择一些家庭作业,这个家庭作业需要你在两次会谈之间去尽力尝试。每当你有家庭作业的时候,我会在咨询的过程中询问它的进展。在会谈结束时,我们会花一些时间总结本次会谈所涉及的内容，并确保我们在正确的轨道上为你服务。我们也会看看是否有一些家庭作业，可以让你在下一次会谈之前尝试。你觉得怎么样呢？"

大多数来访者会说"好吧"，然后我说，"那我们开始吧。你能不能和我分享一下你这一周的情况，然后我们可以看看你今天想关注些什么？"对于一个新来访者，这是一个直接的过程，而且几乎会很顺利。

向当前来访者解释咨询过程的结构。如果我们没有使用过结构化的形式，当我们向现有来访者介绍结构化时，可能会感到一点点尴尬。下面的例子可能会帮助你顺利地开始。

我一直在思考我们的会谈，今天我想尝试一些新东西。我想我们会用简短的签到开始，这样你就可以向我分享，自从我们上次咨询以来你生活中发生的任何事情，我们可以了解你的情况。然后，我会列出你在今天的咨询过程中想要关注的内容，然后由你决定从哪个问题开始。我想这将有助于找到我们咨询的重点，这样我就可以确保我们谈论的内容对你来说是最重要的。最后，我们将花一些时间总结我们所涉及的内容，看看你是否喜欢这种工作方式。

请注意，我非常清楚我们将做什么，我将询问我的来访者是否喜欢这种新的工作方式。我的猜测是，几乎所有的来访者都会发现结构化会谈对他们来说是有帮助的。一旦我们向来访者解释设置结构，它就会成为咨询的一个正常部分。已经习惯于这种结构的来访者往往会在咨询前花时间思考他们想在本次咨询中谈论的事情。这会使心理咨询变得更有针对性，来访者通常带着一两个议程项目来。当来访者习惯于结构化的形式时，我会以"你好，很高兴见到你。我想看看你最近做得怎么样，看看你今天想关注什么，另外，还想了解一下你的家庭作业进展如何"开始。

轮到你了

请你使用想象练习：解释如何使会谈结构化

🎧 我想让你练习解释一个心理咨询会谈是如何结构化的，首先是对一个新来访者，然后是对一个现有来访者。你可以扫描前言的"在线资料"二维码，听一个具有指导性的音频文件。

议程二：从签到开始

签到是一个契机，它可以帮助你了解来访者的总体情况，了解他们的生活是否有任何新的发展，并回顾上一次会谈中提出的任何问题。如果来访者生活中出现了任何重大事件或变化，我们可以在会议开始时就知道这些情况。

下面，我们来了解一下签到的主要组成部分，这些部分在大多数会谈中都有涉及。根据会谈的流程，你不需要完全按此顺序完成这些内容。

- 检查来访者的生活是否有任何新的进展，以及自上次会谈以来来访者的总体情况。
- 让来访者评估自己自上一次会谈以来的整体情绪。
- 衔接上一次会谈，询问我们所关心的问题。
- 回顾上一次会谈的家庭作业。
- 确定可能的议程项目。

让我们来看看它们有什么不同。

检查来访者自上次咨询以来的情况。 我们想知道自上次咨询以来，来访者生活中的方方面面是否有变化，同时我们还想了解来访者的整体感觉是怎么样的。如果来访者的情绪有变化，无论是好是坏，我都会进一步询问他们的生活中是否发生了什么变化，或者来访者如何理解他们情绪的变化。

让来访者给自己的情绪打分。 我通常会让我的来访者对他们自上次咨询以来的总体情绪进行打分。大多数非认知行为疗法的咨询师都不习惯对情绪进行打分。请你试一试，然后看看你和你的来访者是否觉得将情绪量化有帮助。我们可以使用1~10的等级标准来衡量，1代表非常高兴，10代表来访者有史以来最糟糕的感觉。这样打分的形式，可以帮助来访者进行自我反省。它可以让我们快速了解来访者的情况，自从上一次咨询以来，他们的情况是变得更好、一样、还是更糟。

让我举个简单的例子，来说明让来访者对自己的情绪进行打分会对咨询有帮助。当我开始和小唐一起进行咨询工作时，由于抑郁症，他给自己打了10分，我们想知道他是否应该住院治疗。经过大约六个月的咨询，小唐在整体上有了明显的改善，他的情绪一般会在4~5分。由于小唐一直在外地出差，我已经有两个多星期没有见到他了。小唐在咨询开始时说道，他在过去两周里一直非常抑郁，他害怕需要住院治疗，并且他给自己的总体情绪打了8分。当小唐意识自己的情绪得分是8分而不是10分时，这样打分的形式有助于他减轻恐惧感，并使他能够专注于与造成自己日益加重的抑郁症的相关问题。

衔接上一次会谈。这是一个跟进上一次会谈中提到的任何问题的机会。此时，我们可以询问来访者，并获得我们在他们生活中所担心的具体方面的详细信息。例如，如果我有一个有自杀倾向的来访者，在签到时我就会问到目前的自杀想法和行为。如果来访者正在努力解决一个具体的问题，例如减少周末酗酒或停止自残，即使来访者没有提到饮酒或自残，我也会将它们作为签到的一部分来进行询问。这为咨询提供了一种连续性。

回顾家庭作业。签到是一个回顾家庭作业的好机会，不过有些咨询师会把回顾家庭作业作为设置议程的一部分。一项大型的荟萃分析研究（Mausbach, Moore, Roesch, Cardenas, & Patterson, 2010）发现，家庭作业的完成与咨询的积极结果显著相关。这意味着我们需要尽可能鼓励我们的来访者完成他们的家庭作业。询问和回顾家庭作业会告诉来访者家庭作业的重要性，这也同时在鼓励他们完成家庭作业。

如果来访者完成了他们的家庭作业，我们需要给予积极的反馈，从而可以体现出家庭作业的重要性。同时，我们需要检查来访者实际做了什么以及这些行为所带来的结果。来访者并不总是以我们的意图来理解家庭作业。在这之后，我们需要询问来访者从做家庭作业中学到了什么。

如果来访者没有完成家庭作业，我们则需要和他们探讨是什么阻碍了他们。我通常会询问我的来访者什么可以帮助他们在未来更好地完成家庭作业。如果可能的话，我们会在咨询中花一些时间来完成家庭作业任务。在治疗快要结束的时候，我会花额外的时间来确保下周的家庭作业对我的来访者是有意义的。在本章后续的内容中，我们将讨论如何制定有效的家庭作业。

确定可能的议程项目。 签到时提出的问题往往是可以列入咨询议程的良好问题。例如，如果来访者告诉我们，他们正在考虑与恋人分手，或者她们又冲动地花了太多的钱去买衣服，这时，我们可以说"我想确认一下，这是不是你今天想谈的事情"或者"这是我们应该放在议程上的事情吗？"进行确认是十分重要的，因为有些时候，当来访者被问到时，他们会意识到这并不是他们真正想谈的事情。

保持签到的专注性

签到对于咨询师的挑战是要保持简短性和集中性。这意味着，在探讨一个问题之前，我们需要首先确定这是不是来访者希望在咨询中关注的问题。例如，想象一下，在签到时，来访者开始举出一个冗长而复杂的例子，这个例子说明他们与孩子的老师之间很难相处，而我们还没有设置议程。这时候，我们可能会说"我认为这是一个重要的话题。然而，在我们更多地讨论这个问题之前，我想确定这是你今天想关注的问题，然后再看看还有没有其他问题是你想关注的呢？"如果我们已经向来访者解释，他们将在咨询开始时设置议程，来访者就会发现我们停下来检查他们想要谈论的内容是符合情理的。他们可能会说"是的，这是主要问题"。在这种情况下，咨询师就有了议程。签到为咨询的过程提供了一种相对的平衡性，咨询师既可以对来访者的问题进行足够的探讨来确保咨询师对问题有一定的了解，又可以确认当前没有迫切的危机，还可以确保不会让签到占据整个咨询会谈。

我发现以下这些惯用语在咨询过程中有助于来访者保持专注：

- 这听起来是一个非常重要的问题。在我们进一步讨论这个问题之前，我想看看这周是否还有其他事情发生，或者你今天想在咨询中讲讲其他事情吗？
- 这听起来很让你苦恼，多谈论一下这件事可能会对我们的咨询更有帮助。在我们讨论更多细节之前，我想确保我对上次咨询后你的情况有一个整体的了解。
- 我可以理解这是多么让你苦恼。我想把它写下来，这样可以确保我们会在今天的咨询中提及它，但我也想检查一下我们上周讨论的内容。

当一个来访者进入咨询室并开始谈论他们生活中的一个重要情境时，咨询师很难不被拉入咨询过程中，而且忘记完成签到或设置议程。我们可以简单地说："我刚刚意识到我们已经开始谈论这个问题，而我从来没有问过这个问题是不是你今天想谈的主要话题。"

友情提示：虽然认知行为疗法会谈遵循一个固定的结构，但更重要的是要保持灵活性，并对来访者的需求保持敏感。例如，如果来访者在开始咨询时，一边抽泣，一边告诉我刚刚发生的一件可怕的事情，我会认为这是他们需要谈论的问题。我使用共情的方法来倾听、评估他们即刻的需求，并帮助他们处理难以抑制的情绪。然而，在我听完发生了什么事情后，一旦来访者平静下来，我可能会说："我想多谈谈这个事情，但我也想再确认一下，你今天还有没有其他想谈的事情呢？"经常让我感到惊讶的是，即使我的来访者正处于危机之中，他们可能仍有其他想要解决的问题。

方女士的咨询师的签到过程

让我们看一下签到是如何帮助咨询师开展工作的。这是方女士的第四次咨询，她的咨询师已经向她解释了结构化会谈的用途。在阅读下面的对话之前，请先问你自己：我该如何开始咨询会谈？

咨询师：你好，很高兴见到你。我想检查一下，看看你这周过得怎么样，列出你今天想要关注的内容，然后看看你的家庭作业的进展。

方女士：（神情沮丧）嗯，我这周的情况差不多，也很糟糕。我做了家庭作业，在桌上。

方女士的咨询师想要继续跟进家庭作业的完成情况，但也希望方女士能够对自己的情绪进行评价，然后继续进行签到这个环节。

咨询师：你做了家庭作业，这很棒啦！我想看一下你的家庭作业，但首先，我想了解一下你这一周的总体情况，然后看看我们今天需要关注什么。你觉得可以吗？（方女士点点头）我在想……如果让你对过去一周的情绪进行打分，你会给它打几分呢？

注意咨询师如何将方女士重新引导到检查的任务上。

方女士： 总体上可能是7分，我只是在很多时候感到非常沮丧。

咨询师： 所以和上周一样。那有没有特别难过的时候，或者你觉得心情比较好的时候呢？

方女士： 我不确定，这周大部分时间我都很沮丧。家里还是老样子。我受不了新学校。我觉得老师们真的很糟糕，不管我怎么努力，我就是无法融入。（听起来更加不高兴和激动）一位老师问我午饭时间在做什么，因为她从来没有在食堂看到我。我不知道该说什么。

这可能是咨询中需要关注的一个好问题，因为它与方女士"努力适应新学校"的咨询目标有关。然而，这也不是一个危机，其他问题可能会更重要。请你注意，方女士的咨询师没有说："当她问你在午餐时做什么的时候，你有什么感觉？"或"请你告诉我更多关于这件事的信息"，因为这些回应会鼓励方女士继续探讨这个事件。

咨询师： 听起来，你对那位老师对你讲的话感到很不高兴。在我们进一步讨论它之前，我想确认一下这是不是你今天主要想谈的事情呢？还是说你还有其他问题想要谈谈呢？

方女士： 这只是今天早上发生的事情。我真的不想在这上面花时间，它不是那么重要。

此刻，在签到这一环节上，方女士表示她的生活没有任何变化，她对自己的整体情绪进行了打分。咨询师不想提出任何问题或事件作为衔接上一次咨询的桥梁。那么，咨询的下一步是讨论家庭作业并设置议程。

轮到你了

帮助吴先生在签到时保持专注

让我们看看吴先生的咨询师是如何使用签到的。

咨询师： 你好，很高兴见到你。我想检查一下，看看你这周过得怎么样，看看你今天想要关注什么，然后回顾一下你的家庭作业。

吴先生： （看起来很激动）我整个星期都很焦虑。有一个重要的工作项目的截止日期马上就要到了，而我的进度还差很多。我的老板一定认为我是个彻头彻尾的失败者。我的焦虑已经到了顶点。我不知道我是怎么了，我应该快点做这个项目。

请你看看下面三种可能的咨询师回应，选择一个能帮助吴先生保持专注于签到的回应。

1. 我可以理解你为什么会焦虑。你过去的工作做得非常好。是什么让你觉得你的老板会认为你是个失败者呢？

2. 让我们看看是否能帮助你在截止日期前完成工作。你需要做些什么来满足它的要求呢？

3. 听起来，我们有必要看看这个工作项目的进展情况。但在我们这样做之前，我想确认一下，你是否还有其他需要我们讨论的事情？

回应3可以使吴先生专注于签到这个环节和咨询的结构。吴先生的咨询师也使用共情的方法表达出了对工作项目紧迫性的理解。在回应1中，咨询师试图表示向吴先生表达支持，但是咨询师假设吴先生与老板的问题是本次咨询的主要议程。回应2中，咨询师开始解决吴先生的问题，但其实咨询师并不能确定这是吴先生想要关注的话题。

咨询师： 听起来，我们有必要看看这个工作项目的进展情况。但在我们这样做之前，我想确认一下，您是否还有其他需要我们讨论的事情。

吴先生：我一直很焦虑，一直没有睡觉，但除此之外没有什么新的进展。

在这种情况下，我们就有了一个来自签到的议程项目。在我们开始讨论这个议程之前，我们需要请吴先生给他这一周的总体情绪打分，然后需要确认一下他是否有任何其他问题想在咨询中讨论。我们只需要说："在我们讨论你在工作项目上的难题之前，我想快速检查一下你过去一周的总体情绪是怎么样的。从1到10，你会给你的心情打几分呢？"

练习4.1

议程三：与来访者合作制定议程

设置议程包括与来访者合作，列出他们想在咨询中关注的内容。有些咨询师认为设置议程听起来像一个商业会议，但它实际上是以来访者为中心的。当咨询师设置议程的时候，我们是在说："我会在意咨询关注的是对你来说很重要的事情，所以在我们的咨询开始时，我想花几分钟时间来确认你想谈什么。"这个过程可以让来访者表达他们的需求，而咨询师则需要倾听并回应他们的需求。这对于我们的来访者来说，他们可以从中获得自主权。

设置议程也是提供一种期望，即咨询不仅仅是来谈一谈，我们期望来访者能够解决具体的问题，并对他们想谈的事情进行一些思考。我们咨询师也可以在议程中添加问题。例如，如果我们与青少年的社会监督员或父母交谈过，这将是让青少年了解具体情况并将其加入议程的好机会。把议程写出来，放在我们和来访者都能看到的地方是很有帮助的。许多咨询师的办公室里都有一块白板或挂图，但我们也可以用一张纸代替。

> 明确的议程 → 专注的咨询 → 有效的咨询和满意的来访者

有些来访者经常在咨询结束时提出重要问题。我们可以说："这听起来是一个重要的问题。我们可以把它放在下次的议程上吗？"如果这种情况经常发生，我们可以在咨询开始时说："在最近几次的咨询中，直到最后你才想起一个你想谈论的重要问题。我想，现在花点时间想一想你今天想谈什么可能会有些帮助。"当我们的来访者学会为他们的咨询会谈设置议程时，他们不仅为自己的咨询负责，而且也为在生活里所做出的改变负责。

一旦我们有了一个议程的列表，下一步就是询问来访者他们想从哪个问题开始。如果来访者的议程上有很多问题，我就简单地说："在我看来，我们今天要讨论的问题太多了。不如，让我们选择两到三个，看看我们是否可以着手解决这些问题。"预估一下我们将在每个问题上花费的时间也会对咨询的结构化有所帮助。在会谈进行到一半时，我通常会让我的来访者知道时间，并询问他们是否想继续讨论我们正在讨论的问题，或开始议程上的下一个问题。

以下是一些有助于设置议程的问题。你可以扫码查看"帮助设置议程的提问方式"相关资料。

- 你今天想重点讨论些什么呢？
- 我们应该把什么列入今天的议程呢？
- 我们是不是应该把你今天想谈的内容列出来，然后选择你想从哪里开始？

方女士的议程

让我们看看方女士的咨询师是如何在签到结束后设置议程的。在方女士的案例中，没有来自签到的议程项目。

咨询师： 我想花几分钟时间，列出你今天想要关注的内容。我还想确保我们有时间可以回顾家庭作业。

方女士： 实际上，我想谈的主要问题是，我收到了年级主任的邀请，她邀请新入职的教师吃火锅。我真的很焦虑，我不知道我该不该去。

咨询师： 这听起来是一个重要的问题。你还有什么想讨论的吗？

方女士： 事实上，是的。过去这个星期，我真的很生我丈夫的气。他答应在周末照顾孩子，结果却去工作了。这是我想谈的两个大问题。

这两个问题都与方女士的咨询目标有关。现在，哪个问题对她来说更重要是我们想要确认的。

咨询师： 在去吃火锅和生你丈夫的气这两件事上，你想从哪里开始呢？

方女士： 我想是去吃火锅，因为我一直都很担心这个问题。我觉得和我丈夫的事没有那么紧急。

咨询师： 我们从家庭作业开始今天的咨询，然后花一些时间讨论一下吃火锅的邀请，如果我们还有时间的话，最后看看你对你丈夫有多生气，这样可以吗？

方女士： 这听起来不错。

吴先生的议程

吴先生在签到时确定了一个议程项目。他的咨询师想要确认一下，他是否还有其他想在咨询中讨论的问题。

咨询师： 我想把我们今天要关注的内容都列出来。你已经确定的一个问题是即将到期的工作项目，你今天还有什么想谈的吗？

吴先生： 事实上，我的妻子想邀请她的妹妹在她找新工作的时候和我们一起住一个月。我真的很烦——如果她妹妹真的要花很长时间才能找到工作怎么办？我们不能让她搬进来，但我们也不能拒绝，她是我们的家人。她的妹妹是一个非常难缠的人，总是喋喋不休。

咨询师： 听起来，谈谈你妻子的妹妹可能会搬来住的问题也是重要的。我只是想确认一下还有没有其他你想讨论的事情。

请你注意咨询师是如何总结问题的。咨询师表明她听到了吴先生的担忧，但随后又完成了设置的议程。

吴先生： 就是这两个吧。我不得不说，我的小姨子和我们一起生活这个主意不是很好。很挑剔，还经常贬低我妻子。

此时，我们很想开始讨论小姨子的问题，但是，我们还没有问吴先生他想从哪里开始。

咨询师：现在，我们有两个大问题。你想从哪一个开始呢，工作上的项目还是你的小姨子？

吴先生：我认为从工作上的项目开始吧，因为如果我不把这个项目完成，我就有可能再次收到一个糟糕的工作评价！这太折磨人了。

咨询师：确实是很糟糕的经历。那我们从工作上的项目开始，怎么样？当我们的咨询进行到一半时，我会告诉你，然后我们可以再谈谈你小姨子的事情了。

请注意咨询师是如何坚持将咨询结构化的，但又加上了"确实是很糟糕的经历"这个共情的回应，这样咨询师就可以表明她听到了吴先生的烦恼。

议程四：议程实施

一旦我们设置了议程并决定了第一个项目，下一步就是开始在咨询中解决这个问题。咨询中的一个挑战是坚持一个议程项目。根据我的经验，咨询过程中会出现偏移。例如，一位来访者可能开始谈论他们对父亲的愤怒，然后任其自然地谈论他们对表弟的愤怒情绪。这很容易从我们的议程上偏移。比如，当我们和朋友聊天时，我们会从一个话题转移到另一个话题，然而，在咨询中，咨询师需要专注于一个具体问题。

让来访者保持专注最简单的方法是指出他们已经偏离了议程，并询问他们想做些什么。我们可以温和地说："我们刚才正在讨论你对你父亲的感觉，然而现在我们已经转移到谈论你的表弟。我想知道你是想回到刚才，我们接着讨论你父亲的问题，还是说讨论你表弟的问题更为重要呢？"这样的形式，可以为来访者提供一个选择。然而，灵活处理是很重要的。如果来访者开始谈论一个对他们来说难以启齿的痛苦问题，或披露一个创伤性事件或令他们非常痛苦的事件，我们则需要跟随来访者的思路去进行灵活的调整。

📄 练习4.2

📺 视频4.1 签到并设置议程

我是如何使用正念的。来访者经常带着议程项目来，特别是随着咨询的进行，来访者通常会准备好他们的议程，并在咨询中着手解决它们。然而，有时来访者会不确定他们想谈些什么。一种选择是请来访者花点时间，当他们自己去思考在咨询中想谈些什么的时候，他们会意识到他们可能想要讨论的事情。我可能会说："让我们花点时间思考一下，当你问自己'今天我想谈什么'的时候，你会想到什么呢？"如果他们什么也不说，我便等待，随后让他们注意自己的任何情绪或想法。如果来访者还是没有什么可以说的，我可能会试着问："你认为我们应该谈论些什么比较重要的事情？"或者"当我问你今天谈什么比较重要时，你的大脑中闪现了什么事情呢？"

议程五：制定有助于下一次咨询的家庭作业

家庭作业是让来访者在日常生活中练习他们在咨询中所做工作的机会。Kazantzis、Whittington和Dattilio（2010）在一项荟萃分析研究中发现，总体而言，当咨询过程包含家庭作业时，62%的来访者的情况会有所改善，而当咨询过程不包含家庭作业时，38%的来访者情况有所改善。在我看来，这似乎是为你在咨询中加入家庭作业的一个相当有说服力的理由。

家庭作业可以采取多种形式。一些例子中可能是注意到来访者在某些情境下会有特定的难题，那么咨询师让来访者完成一个思维记录表，或让来访者尝试一个新的行为。

数据很清楚的表示，完成家庭作业的来访者往往会有更多的改善（Conklin & Strunk，2015；Rees等，2005）。那么，如何增加我们的来访者完成家庭作业的概率呢？首先，我们确保在咨询结束时留出五到十分钟的时间来计划家庭作业。匆忙布置的家庭作业往往无法如预期地完成。其次，使用以下四个标准来制定有用的家庭作业。

- 与来访者合作制定。
- 具体且有针对性。
- 与咨询会谈有关。
- 可行的。

你可以扫描前言的"在线资料"二维码，在手册中查看"有用的家庭作业指南"相关资料。

与来访者合作制定。在理想情况下，家庭作业是在与来访者的讨论中产生的。我会以询问的方式开始："你认为在接下来的一周内，有什么好方法可以练习我们今天所讨论的内容吗？"虽然来访者可能有一些好的建议，但通常是咨询师为具体的家庭作业提出建议。检查来访者对咨询师建议的家庭作业的反馈是很重要的。我通常会说："我的一个想法是让你……你觉得怎么样？"我的来访者往往对如何修改我的建议有很好的想法。

具体且有针对性。如果家庭作业是具体且有针对性的，那么它就更有可能被完成。问问你自己：我的来访者是否会尝试一个具体的行为？我的来访者多久做一次家庭作业？我的来访者将在何时何地做家庭作业？例如，"试着注意你的消极想法"就不是一个很具体，也不是很有针对性的作业。一个更具体的作业是："当你对你的数学老师生气时，你愿意写下你脑海中闪现的想法吗？"请注意，尽管是咨询师提出了家庭作业的建议，但她正试图以合作的方式提出建议。咨询师可以接着问："你想多久注意一次你的想法？"然后来访者就知道他们要做什么，在什么情况下做，以及多久做一次。

除非家庭作业是具体的和有针对性的，否则来访者不可能准确地评估他们是否完成了家庭作业。例如，吴先生的家庭作业是开始做一个他一直在逃避的小组项目。在下一次的咨询中，吴先生报告说，他联系了他的同事，并安排了下周二的会议。吴先生补充说："我没能完成家庭作业，我本应该开始做这个项目的。"如果吴先生的家庭作业是联系同事并安排会议，那么吴先生可能会有不同的反应？

与咨询会谈有关。来访者更有可能完成与咨询会谈有关的作业。让我们回到方女士的例子，她的一个咨询会谈的重点是确定她在学校感到困难的具体情境。听一个可以让人放松的节目不会是一个有效的家庭作业任务。虽然方女士可能觉得这个节目有帮助，但这个与她在咨询中谈到的内容没有关系。一个更好的家庭作业是与她在学校发现的困难情境有关的活动。有效的家庭作业也与来访者的整体目标有关。

可行的。一定要询问来访者，家庭作业对他们而言是否可行？他们是否预见到一些障碍？如果来访者确实预见到了障碍，我们可以用问题解决的方式来帮助来访者解决它们。

轮到你了

评估方女士的家庭作业

在第六次咨询中,方女士谈到她几乎停止了所有过去喜欢与孩子们一起进行的活动。在咨询会谈期间,方女士一直非常悲伤,进行自我批评,而且经常流泪。在咨询只剩下几分钟的时候,方女士悲伤地叹了口气,说:"我已经成为一个糟糕的母亲,我很想再回到和孩子们一起做有趣事情的那段日子。"方女士的咨询师回应说:"我想给你一些家庭作业。我认为,如果你能在下周尝试与你的孩子做一些有趣的事情,这将对你非常有帮助。"这个家庭作业是否符合有效家庭作业的原则?请你完成下面的图表。你可以在附录中找到我的答案。

有用家庭作业的原则	方女士的家庭作业符合这个原则吗
家庭作业是咨询师和来访者合作制定的	
家庭作业是具体的和有针对性的	
家庭作业是与咨询会谈有关的	
家庭作业是可行的	

在你阅读下面的对话之前，请你思考一下，你可以问方女士什么问题，来促进你们一起制定符合原则的家庭作业？

咨询师：我们的咨询还剩下五分钟。你说你想开始做一些以前和孩子一起做的、有趣的活动。这对你下周的家庭作业有什么启发吗？

重要的是，我们需要在距离咨询结束至少还有五分钟的时候开始制定家庭作业。请注意，咨询师首先要问方女士她是否有什么想法。

方女士：没有，真的没有。
咨询师：我想知道你是否能想到一个你以前和孩子一起做的活动，而且这个活动是你想在这周重新开始做的。

如果方女士能想到一个活动，他们将一起制定一个具体的计划，包括活动的时间和方女士要做的具体事情。咨询师会检查该计划是否可行，以及方女士是否有完成家庭作业所需的一切。最后，咨询师会检查完成家庭作业的过程中是否存在障碍。

方女士和她的咨询师决定，在晚饭前和孩子们一起坐在沙发上看十分钟电视。方女士将会在下周的周一和周三晚上完成这个计划。这个家庭作业是方女士和咨询师合作制定的吗？它是具体的、有针对性的、与咨询相关的、可行的吗？我认为是的。

我不希望我的来访者认为，如果她不做家庭作业或家庭作业的进展不顺利，她就会失败。我经常在结束我们关于家庭作业的讨论时说："如果你做了家庭作业，那很好，这将帮助我们看到你如何开始朝着你的目标前进。如果你不做家庭作业，那么重要的是我们要探讨发生了什么，因为这将给我们一些线索，让我们知道是什么让你困在你的问题中。"

> 练习4.3

议程六：回顾议程并试图获得反馈

结构化会议的最后一个部分是回顾咨询会谈并向来访者寻求反馈意见。这一部分经常会被咨询师遗忘或进行得很仓促，但它与其他部分同样重要。

回顾议程

帮助你的来访者记住咨询中所涉及内容的最好方法之一是请他们回顾一下会谈内容。如果咨询师认为有一个重要的观点，而来访者没有提到，那么咨询师可以提出来，并询问它对来访者来说是否也很重要。我的许多来访者都有笔记本，在咨询期间或结束时，他们会写下他们想记住的要点。在我的临床记录中，我也会写下回顾的要点。以下是一些介绍回顾咨询过程的有效方法。你可以扫描前言的"在线资料"二维码，在手册中查看"回顾咨询过程的提问方式"相关资料。

- 在我们结束之前，让我们花点时间来回顾一下。今天的咨询对你来说最重要的是什么？
- 在我们的咨询结束之前，让我们花点时间来思考一下我们今天所谈的内容。我认为我们谈到了一些非常重要的事情，我想确保我们不会忘记它们。你能写下你想记住的事情吗？
- 我在想，停下来总结一下我们刚才讨论的内容会有帮助。如果用你自己的语言来讲我们所讨论的内容，你会怎么说呢？

几年前，我注意到，如果我认为咨询会谈进行得不顺利，我就会"忘记"回顾，或者卡点结束咨询。当我开始回顾时，即使我认为咨询会谈进行得不顺利，我的来访者经常发现咨询是有帮助的，这是非常有用的信息。如果我的来访者没有发现咨询有帮助，这也是有价值的信息。我们现在有了一个可以讨论并有可能解决的问题，而不是我对咨询进展不顺利的担心。

向来访者寻求反馈意见

在我们回顾咨询之后，这是一个寻求反馈的好时机。这在咨询关系的开始阶段尤其重要。我只需要说："我想检查一下，我们是否在正确的轨道上"或"我想检查一下，我们所做的事情是否对你特别有帮助？是否有什么事让我们觉得没有利用好我们的时间呢？"

轮到你了

请你使用想象练习：与来访者回顾咨询会谈

🎧 我想让你练习一下与来访者回顾咨询会谈。你可以扫描前言的"在线资料"二维码，听一个指导性的音频文件。

📺 视频4.2 回顾咨询会谈，并寻求反馈

作业：认知行为疗法练习

在继续下一章之前，请你花点时间来完成作业。

将所学应用于临床案例

完成以下练习。

📄 练习4.1　　练习4.2　　练习4.3

将所学应用于生活

我们中的大多数人每天早上醒来时都有一张长长的清单，上面列着我们必须要做的事情。我们必须分清轻重缓急，弄清楚什么对我们来说是最重要的，否则我们将一事无成。在咨询中设置议程类似于找出我们自己生活中最重要的事情。

作业 1
将你的生活结构化

议程是一份清单,它帮助来访者确定并优先处理对他们来说最重要的事情。许多人通过列清单来帮助他们安排自己的生活。我认为,反思一下你自己制定清单和确定优先事项的经历,对你会有帮助。

第一,思考一下你在生活中写过的清单。花点时间想一想,什么时候列个清单对你来说是有帮助的,什么时候是没有帮助的。然后找出导致清单有帮助或没有帮助的影响因素。

第二,列出你在未来几天需要完成的、不属于你正常生活习惯的事情。列好清单后,挑选三个需要优先完成的项目。尽量使它们具体化、明确化。

第三,思考一下这个练习,看看是否有什么启示可以让你的议程设置对你的来访者更有帮助。

将所学应用于咨询实践

我想探讨你对使用结构化形式的看法。

作业 2
探索你对使用结构化形式的态度

请你选择两个目前与你一同工作的来访者。想象一下,你为每位来访者设置了一个议程,并在咨询会谈结束后进行回顾。请你写下你的预测。

为每位来访者填写以下表格。

1. 我的来访者:

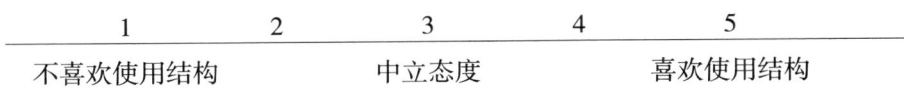

2. 我：

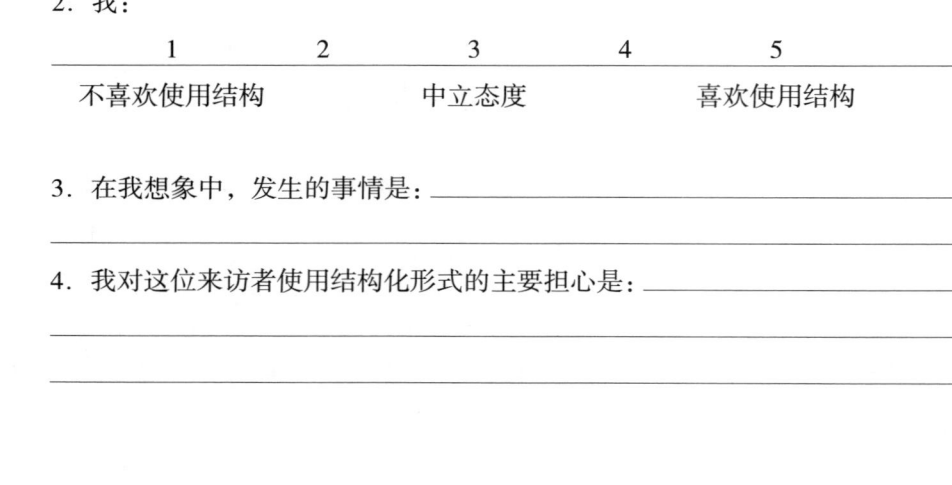

3. 在我想象中，发生的事情是：＿＿＿＿＿＿＿＿＿＿＿＿＿＿＿＿＿
   ＿＿＿＿＿＿＿＿＿＿＿＿＿＿＿＿＿＿＿＿＿＿＿＿＿＿＿＿＿＿＿

4. 我对这位来访者使用结构化形式的主要担心是：＿＿＿＿＿＿＿＿
   ＿＿＿＿＿＿＿＿＿＿＿＿＿＿＿＿＿＿＿＿＿＿＿＿＿＿＿＿＿＿＿
   ＿＿＿＿＿＿＿＿＿＿＿＿＿＿＿＿＿＿＿＿＿＿＿＿＿＿＿＿＿＿＿

作业 3
与新来访者和当前来访者一起使用结构化形式来组织咨询会谈

请你选择两位你想尝试并组织一次咨询会谈的来访者。如果你先单独练习不同的部分，然后再把它们放在一起，你更有可能学会一项新技能。我希望你一开始只练习结构化咨询的三个部分：（1）解释咨询的结构，（2）设置议程，（3）选择一个议程项目。以下是这三个步骤：

解释咨询的结构： 向你的来访者解释，你想把他们想要讨论的内容列出来。请记住，要设定议程，你只需说："我想把你今天想谈的事情列一个清单。"如果你是第一次尝试设置议程，你可能会发现，带着一份"解释咨询的结构"这样的资料会很有帮助。

设置议程： 一旦你和你的来访者制定了议程，并确定了他们想要关注的问题，把它们写下来，放在你们都能看到的地方。

选择一个议程项目： 一旦你有了你的议程项目清单，你就可以询问来访者他们想从哪个项目开始。

如果你正在为现有的来访者设置议程，在咨询会谈结束时，请你询问你的来访者是否喜欢设置议程。你可以说："我很好奇你是否喜欢我们今天使用的结构，我们把你想做的事情列了出来。"如果来访者有积极的反应，就可以接着询问他们是否愿意在未来的咨询中继续使用这种结构。

在你第一次尝试设置议程后,请注意你对自己和来访者的反应预测是否准确。花点时间想一想你从中学到了什么,你的预测有变化吗?

作业 4
和来访者一起回顾咨询会谈

一旦你试着与两位来访者设置议程,我希望你能在结构化会谈中再加入另一个组成部分。在咨询结束时,请你的来访者回顾这次咨询会谈。请记住,只要问:"当你回顾我们今天的咨询工作时,你想记住什么?"正如你在上一个练习中所做的那样,注意你对自己和来访者的反应预测是否准确。

回顾

请你回答每个议程下面的问题。

议程一: 组织你的咨询会谈
- 结构化会谈的主要组成部分是什么?

议程二: 从签到开始
- 签到包含什么?

议程三: 与来访者合作制定议程
- 你如何向一位新的来访者介绍设置议程?
- 你如何向一位现有来访者介绍设置议程?

议程四: 议程实施
- 当你的来访者偏离议程主题时,你可以如何回应?

议程五: 制定有助于下一次咨询的家庭作业
- 对家庭作业有帮助的两个原则是什么?

议程六: 回顾议程并试图获得反馈
- 如何让来访者进行咨询会谈的回顾?

对你来说，什么是重要的？

你想记住什么观点或概念？

你想把什么观点或技能应用到你自己的生活中？

在未来的一周，你想在咨询工作中尝试什么（选择一个具体的来访者）？

第二部分

了解来访者的问题

第五章

确定来访者的情绪、身体反应和行为

在上一章中,我们介绍了如何将一个咨询会谈结构化。你是否有机会尝试为新来访者或当前来访者设置议程?你的进展怎么样呢?在咨询结束时的回顾又如何呢?使用结构化对你的咨询过程有什么影响?我希望你能继续使用结构化的形式。保持变化的最好方法之一是给自己分配一个具体的任务。你是否愿意挑选四位来访者,并尝试设置议程和进行回顾呢?

如果你没有机会尝试结构化的会谈,是什么阻碍了你?你对结构化会谈有什么负面的预测吗?试着在下周只与一位来访者设定一个议程,并注意你的来访者是如何反应的。

设置议程

在本章中,我们将介绍如何识别出来访者具有不良情绪的情境,随后我们将学习如何使用四因素模型来理解来访者的反应。我们将着重于识别来访者的情绪、身体反应和行为,我想把确认来访者的想法放在接下来的两章。

议程一:在咨询中使用四因素模型
议程二:确定来访者产生问题情绪或行为的诱因
议程三:了解来访者的反应
议程四:帮助来访者确定他们的情绪
议程五:帮助来访者确定他们的身体反应
议程六:帮助来访者确定他们的行为

第二部分　了解来访者的问题

议程七：保持共情

议程实施

来访者会带着各种各样的问题来接受治疗。例如，方女士太焦虑了，不敢与其他老师交谈和交朋友，吴先生在工作中拖延他的项目，有些来访者有酗酒问题，还有一些来访者在试图使用电梯时会感到恐慌。在本章中，我们将开始使用四因素模型来了解来访者的问题。

议程一：在咨询中使用四因素模型

几乎每位来访者都有触发他们的特定情境，这些情境一旦被触发，就会自动放大到一条被来访者反复使用的消极路径上。这条路充满了杂乱无章的情绪、身体反应、行为和想法，最后形成一个巨大的无底洞。这一切发生得如此迅速和自动，以至于来访者从来没有停下来注意或质疑他们的消极路径。他们只是意识到最后会有一个巨大的负面的球压得他们喘不过气，消极路径似乎是他们的唯一选择。图5.1向我们展示了消极路径是如何运作的。

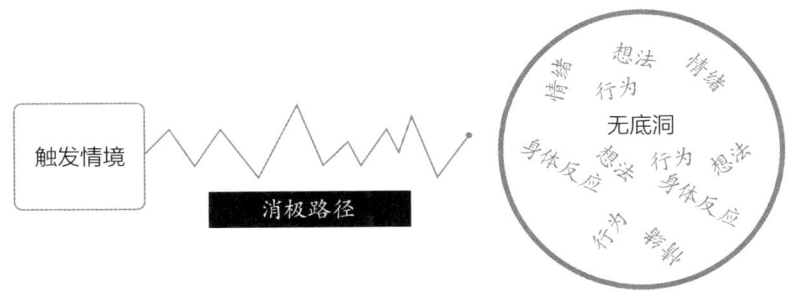

图5.1　来访者的消极路径

在接下来的三章中，我们将使用四因素模型来帮助来访者按下他们消极自动路径的暂停键（见图5.2）。这开启了一个自我反省（self-reflection）的过程，而且这往往是来访者第一次完全认识到自己的想法和情绪。当来访者越来越意识到这四个因素是如何导致他们的问题持续存在时，改变就成为一种可能。

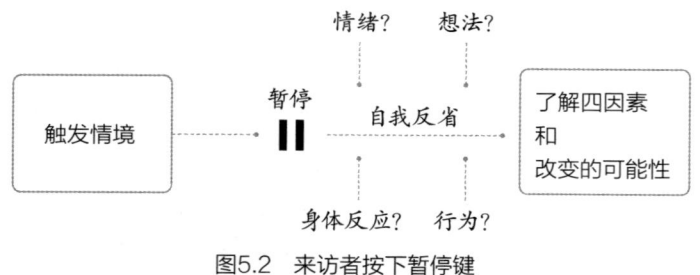

图5.2　来访者按下暂停键

首先，我们需要帮助来访者识别诱发他们负面反应的情境，然后帮助来访者识别他们的情绪、身体反应、行为和想法。我们将使用"了解你的反应"表格（与思维记录表的前五栏相同）作为识别和记录来访者反应的工具。你可以扫描前言的"在线资料"二维码，在手册中查看相关资料。

了解你的反应				
情境	情绪 （1～10分）	身体反应 （1～10分）	行为	想法
发生了什么 有谁参与 在哪里发生的 什么时候发生的	我有什么感觉/情绪	我的身体有什么反应	我做了什么	我是怎么想的

如果你不习惯在咨询期间用笔进行记录，一开始你可能会觉得使用这样的方式会很尴尬。然而，一旦尝试了，我想你会发现在咨询时使用文字记录是非常有效的。对大多数来访者来说，把想法和情绪写下来与在脑海中刻画出来会产生不同的体验，使用文字记录可以鼓励来访者暂停思考和进行反思。而且，用书面表格的形式有助于组织咨询会谈。此外，来访者可以在咨询之外使用"了解你的反应"表格，这样他们就可以放慢脚步，并确定他们心烦意乱时发生了什么。

虽然我认为尝试使用表格很重要，但认知行为疗法是灵活的，确认四因素的形式也可以作为咨询对话的一部分，即用口头的方式进行。

议程二：确定来访者产生问题情绪或行为的诱因

每位来访者都有能够使他们的自动消极路径启动的特定类型情境，这些情境就是他们负面反应的诱因。为了解决来访者的问题，我们需要知道哪些情境对他们来说是困难的，哪些情境会触发他们的消极路径。

虽然许多来访者都知道他们产生问题情绪或行为的诱因，但有些来访者却难以确定他们的具体触发情况。例如，来访者可能会告诉你，他们"总是"悲伤，或"总是"喝得太多，并且他们无法确定具体的问题情境。确认来访者产生问题情绪或行为的诱因，有助于咨询师看到来访者的日常规律或日常习惯，然后知道在咨询中应该关注什么。

能够帮助咨询师的第一步，是要求来访者监测他们的问题情绪或行为，看看是否有一些情境会让他们的情绪更强烈或行为更极端。例如，我的一位来访者李女士因为她总是很生气而前来咨询。当我询问她具体情境的例子时，李女士回答说她"一直都在"生气。她的第一个家庭作业是监测她的愤怒情绪，看看什么时候愤怒最强烈。李女士发现，当她十几岁的儿子不做李女士想让他做的事时，她最生气。例如，当李女士的儿子在凌晨两点做作业时，当他晚于宵禁时间回家或不做家务时，她会很生气。李女士发现，她对儿子的愤怒正在蔓延到她生活的其他方面。

我经常使用一个简单的监测表格，如下所示。你可以扫描前言的"在线资料"二维码，在手册中查看"你的诱因是什么"，我会让我的来访者记下对他们来说最困难的情境，并将他们的情绪从1到10进行评分。这时候，我们往往能够开始看到规律。例如，方女士告诉她的咨询师，她在新学校"一直都很不开心"。作为家庭作业，方女士的咨询师要求方女士注意她最不快乐的情境，并对她的情绪进行评分。下面，我们一起来看看方女士是如何填写下面的表格的。你看到一个规律了吗？

你的诱因是什么	
情境	情绪 （从1到10打分，1=很开心，10=非常不开心）
周一：午餐，没有人和我一起吃	不开心：10
周二：在例会上，坐在我旁边的两位老师在聊天，但是他们没有和我说话	不开心：8
周三：我无意中听到一位老师说她要组织一次聚餐，但她没有邀请我	不开心：10
周四：一位老师在课间休息时问坐在我旁边的人是否愿意和她一起负责学校的戏剧表演	不开心：10
周五：我在课间休息时一个人站着	不开心：9

这份表格帮助方女士发现，她在与其他老师的社交情境下最不开心，她确定的情境中都不涉及学生。这令方女士很惊讶。记录方女士的反应有助于她把注意力集中在对她来说困难的情境中，同时也帮助她认识到学校的某些方面是相当顺利的。

帮助来访者识别具体和有针对性的情境

咨询师以签到开始咨询，随后与来访者设置议程，然后再决定想要开始的议程项目。接下来会发生什么呢？我们需要确定一个对来访者来说有问题的，并且我们可以在咨询中进行处理的特定情境。

通常情况下，来访者会用模糊的语言描述他们的触发情境，而咨询师并不真正了解发生了什么。我们需要帮助来访者将这个情境变得更加具体和有针对性。具体和有针对性的描述包括发生了什么、和谁发生的，以及发生的具体时间和地点。例如，对某一情境的模糊描述是"我的同事不尊重我的工作"；更具体和有针对性的描述是"我的同事告诉我，他们认为他们的工作比我的工作更重要"。下表显示了另外一些被模糊描述的情境例子，同时也显示了对相同情境更具体的描述来帮助你理解。

模糊的和具体的情境例子	
模糊的描述	以具体和有针对性的方式描述相同的情况
我的孩子对她的继母很不礼貌	晚饭后，我女儿在继母让她帮忙洗碗时，对继母大骂了一顿，然后离开了房间
在我父亲身边的时候，我必须时刻保持小心翼翼，因为他为一点小事就生气	我问我父亲星期六晚上能不能把车借给我，他对我大喊大叫，说我应该知道他需要车，因为他要和他的朋友出去玩
周末我多喝了几杯	我和我的朋友们在一个酒吧，可能喝了超过八瓶啤酒和至少四杯烈酒

来访者对情境的描述越具体、越有针对性，就意味着来访者越能在情感上参与到这种情境中，他们就越能获得自己的情绪和想法。请你思考一下自己的经验，想想一位你有点讨厌的人。现在，请你想象一个你被这个人惹恼的具体情境，并试着详细地回忆一下当时的情况。很有可能，当你想到特定的情境时，你会变得更加恼火，情绪和想法变得更加直接。当来访者谈及具体的情境时，同样的事情也会发生在他们身上。

有时来访者的情境是一个漫长而复杂的故事。在这种情况下，咨询师需要听完整个故事，然后询问来访者，对他们来说最糟糕或最困难的部分是什么。确定一个持续几秒钟到三分钟的情境对来访者来说是很有帮助的（Greenberger & Padesky，2016）——再长的话，来访者可能会有大量的情绪和想法，很难集中在主要的方面。

帮助确定具体情境的提问方式。如果我能够在脑海中形成一幅画面，我就知道我对这种情境有一个清楚的了解。如果没有，我就会询问我的来访者"4W"问题：发生了什么事情（What）？谁参与了（Who）？在哪里发生的（Where）？和什么时候发生的（When）？这些提问方式可以帮助我和我的来访者一起寻找事情的真相。我通常会先确定我明白发生了什么。

下面，让我们看一个例子。我的一位来访者对她的男朋友很不满。我询问了一个例子，她回答说："我的男朋友昨晚对我很凶。"让我们看看，我们是否有"4W"问题的答案。我们知道发生了什么吗？不，我们不知道。我们知道谁参与了吗？是的，她的男朋友，但我们不知道是否还有其他人参与。我们知道事情发生在哪里吗？不，我们不知道。我们知道什么时候发生的吗？是的，昨天晚上发生的。在我们开始探索这位来访者的情绪、身体反应、行为和想法之前，我们需要对发生的事情有一个更清晰的概念。

下面是另一个例子。在第四章中，我们了解到方女士的主要议程是她被年级主任邀请去吃火锅。方女士不想去，她认为自己会直接拒绝这个邀请。她的咨询师希望能更好地了解这种情境。让我们来看看当方女士的咨询师询问"4W"问题时会发生什么。

咨询师： 我想确保我明白了。（注意她的咨询师解释了她将要做的事情）
年级主任邀请你去吃火锅，你能详细地说一下吗？

咨询师想确定她理解了这个活动的内容。

方女士： 不只是我，年级主任邀请了所有新入职的老师去火锅店吃火锅。

方女士的咨询师不想向方女士提出一连串的问题，但同时她又想得到更多的信息。这种情况下，我们可以同时问一个以上的"W"问题。

咨询师： 为了方便我更好地理解，你能讲一下你被邀请去吃火锅的细节吗？例如，谁被邀请了？在哪里聚餐？什么时候聚餐？

咨询师了解到，方女士和其他三位新教师一起被邀请去一家火锅店吃火锅，这个活动将在两周后的放学之后进行。一旦咨询师清楚了这种情境，我们和来访者就可以开始使用四因素模型来找出她不高兴的原因。

轮到你了

帮助杨先生明确一个具体的情境

杨先生是一位36岁的男性来访者，他在开始咨询时说他想专门讨论他与母亲的关系。试着帮助杨先生明确一个他想要处理的情境。

咨询师： 你说你今天想把注意力集中在你和你母亲的关系上。
杨先生： 一切都出了问题，我和母亲的关系比以前更糟糕了。

请你看一看下面三种可能的回应，并选出一个能帮助你更好地理解困扰杨先生情境的回应。

1. 你能告诉我更多关于你和你母亲的关系的信息吗？
2. 我看得出来，你和你母亲的关系真的让你很苦恼，感觉好像一切都出了问题。
3. 你能举个例子说明你和你母亲之间出了什么问题吗？

回应3最有可能帮助来访者确定一个具体的情境。回应1过于含糊。如果这是你第一次听说杨先生与他母亲之间的困难，这可能是一个好问题，但它不能帮助你专注于一个具体的困难情境。回应2是支持性回应，但它也不能帮助明确困难的情境。

咨询师： 你能举个例子说明你母亲和你之间出了什么问题吗？

杨先生： 星期天下午，我们有一个大的家庭晚餐，这实在是太糟糕了。我母亲和我就是合不来。

在看咨询师的回答之前，请你先问问自己，咨询师可以问些什么来帮助杨先生更具体地描述所发生的事情。

咨询师： 你刚才说，上周日的家庭晚餐实在是太糟糕了。你能告诉我发生了什么吗？

杨先生： 我很难过，因为我的妈妈对我太苛刻了。

请你问一问自己"4W"问题：你知道发生了什么吗？谁参与了？在哪里发生的？什么时候发生的？你不知道发生了什么，你知道杨先生的母亲也参与其中，而且这件事发生在上周日的家庭晚宴上。显然，我们需要更多信息。

请你看看以下三种可能的回应，并挑选出一个能帮助你更好地了解情境。

1. 当你说你母亲批评你的时候，为了帮助我更好地理解，你能告诉你妈妈做了什么吗？
2. 你能告诉我更多关于你妈妈批评你的信息吗？
3. 当你母亲批评你的时候，你是怎么想的？

回应1最有可能帮助杨先生更具体地了解情境。回应2是一个好的开始，但它太模糊了，杨先生可以通过谈论他的情绪或想法，或谈论这个情境来做出反应。在回应3中，你不知道来访者所说的"批评"是什么意思，所以现在问他的想法还为时过早。

📄 **练习5.1**

情境的事实与情境的含义是不同的

来访者在描述情境时，经常包括他们的想法或对情境含义的解释。当咨询师开始把关于情境的事实与关于情境的想法和情绪分开时，我们和来访者就会开始对发生的事情有一个更客观的认识。让我们来看一个例子。一位来访者明确了下面的情境："我的妻子不关心我的妈妈，她告诉我的妈妈，我们太忙了，没时间去看她。"事实是，他的妻子告诉他的妈妈，他们太忙了，无法去探望她；来访者对这种情况的想法或解释是"我的妻子不关心我的母亲"。让我们看看另一个例子。一位来访者说："我的新女友让我回家见她的父母。这一切进展得太快了，我不想认真对待这段关系。"在这个例子中，情境的事实是女友邀请来访者回家见她的父母；想法或情境含义是"这一切进展得太快了，我不想认真对待这段关系"。

通常情况下，来访者会用一个形容词来描述情境中的另一个人，这个形容词通常是来访者对另一个人的想法。例如，来访者说："我的孩子一点也不体谅他的老师。"我们知道来访者认为孩子不体谅老师，但我们不知道孩子做了什么。如果我们想了解情境的真相，我们可以通过询问来访者"你的孩子做了什么让你觉得他不体谅别人？"来帮助我们了解情境的真相。

有时来访者会把他们的情绪作为情境的一部分，例如，在描述情境时，他们会说："当我母亲迟到时，我很生她的气。"事实是，他们的母亲迟到了，他们的情绪是愤怒。来访者也可以把他们的行为描述在情境中，例如，"当我的老板对另一个同事大喊大叫时，我只是坐在那里，什么也没做。"老板对另一个同事大喊大叫是情境中的事实，来访者什么也不做则是来访者的行为。

轮到你了

把情境的事实和对情境的想法分开

以下是来访者将有关情境的事实和他们对情境的想法混为一谈的例子。在这些例子中，请你将有关情况的事实和来访者的想法分开。请你先完成下页的表格，然后再去附录中看我的答案。

情境的例子	情境的事实	来访者对情境的想法
我没有做作业,而是偷懒,和朋友出去玩了		
我的老板告诉我,我做得很好,但他不是真心的		
我的孩子不正常,他在五个月大的时候还不会爬		
我的丈夫把厨房弄得一团糟		

练习5.2

视频5.1 确认诱因和解释"了解你的反应"表格

议程三:了解来访者的反应

识别触发情境是重要的第一步。下一步是使用四因素模型来了解来访者的反应。很重要的一点是要向来访者解释我们将要做的事情,这既是为了让来访者理解这个过程,也是为了让他们学会一个在咨询之外使用的工具。我使用我们在本章开头看到的"了解你的反应"表格作为一个咨询的结构。我把表格展示给我的来访者,并向他们解释每一列。我通常会说:

我认为你在确认情境方面做得非常好。我现在想做的是,通过明确你的情绪、身体反应、行为和想法,来看看我们能否理解你的反应,然后看看它们是如何结合在一起的。我把这称为使用四因素模型来了解你自己。

我想完成这份表格(我拿出表格或在纸上画一个表格)。你看,这个表格有五列。第一列写着"情境",我们要写下我们刚刚确定的情境(我写下或来访者写下)。然后我们要看看我们是否能确定你的情绪、身体反应、行为和想法,并把它们写在其他对应的地方。

当来访者看到这五栏时,他们会自动变得更有条理,一些杂乱无章的困扰和痛苦开始减少。我会以一种充满好奇心的态度参与进来,因为这也有助于我的来访者对自己面临的问题采取一种积极的态度。请注意我在开始时说:"我认为你在确认情境方面做得非常好。"为学习一项特定技能提供积极的反馈，可以加强该技能，并有助于咨访关系。我们的许多来访者很少收到积极的反馈，而听到他们做得很好对他们来说是很重要的。

轮到你了

请你用想象练习：向来访者解释"了解你的反应"表格

🎧 我想让你练习一下向来访者解释"了解你的反应"表格。你可以扫描前言的"在线资料"二维码，听一个指导性的音频文件。

议程四：帮助来访者明确他们的情绪

在本书中，我们将从明确咨询开始，然后是身体反应和行为，最后是明确想法。这是因为大多数来访者更清楚自己的情绪而不是想法，而且倾向于谈论他们的情绪。然而，在实践中，你可以从这四个因素中的任何一个开始。我通常从我的来访者首先提出的因素开始。

给情绪贴标签的能力是情感调节（affect regulation）的一部分，或者给情绪贴标签的能力是以健康的方式管理自己的情绪。当我们询问来访者"你当时有什么感觉?"时，我们是在要求他们停下来并进行反思，这将自动打断他们的消极路径。给情绪贴标签有助于来访者和咨询师了解来访者的反应。让来访者给他们的情绪贴上标签，可以传递出我们对他们的经历感兴趣的这个信息。此外，来访者的情绪也可以指导咨询。我们可能想根据来访者的主导情绪，尝试不同的干预措施。例如，如果来访者告诉我们，他们感觉"不好"，我们很难知道从哪里开始，但如果他们告诉我们，他们感觉"焦虑"，我们就可以开始探索他们的恐惧。

什么是情绪？

让我们一起来看看是否能理解方女士去参加火锅聚餐的情绪。当方女士的咨询师问她有什么感觉时，方女士回答说："我就是不想去。"让我们停一下，方女士的回答不是一种情绪/感觉，它是对方女士想或不想做的行为的一种想法（她不想去火锅店）。

如果方女士的反应不是一种情绪，那么什么是一种情绪呢？情绪通常是一个词。一般来说，来访者可以确认六种主要的情绪：快乐、生气、悲伤、焦虑、内疚和羞愧。虽然还有许多其他的情绪，但这些是基本的情绪。请你花点时间看看"明确你的情绪"这个资料，它是一个更全面的情绪清单，你可以扫描前言的"在线资料"二维码，在手册中查看。阅读这个资料将有助于扩大你的词汇量。当你找到一个能准确捕捉到他们情绪的词时，来访者会发现这很有帮助。

帮助确定来访者情绪的一些策略

虽然有些来访者可以非常准确和详细地描述他们的情绪，但其他来访者却很难。还记得本章前面部分提到的来访者李女士吗？她对她儿子不做作业或家务而感到愤怒。起初李女士只意识到自己的愤怒，但当我们开始关注她的情绪时，她发现自己的焦虑多于愤怒。

如果来访者在明确他们的情绪方面有困难，这里有一些干预措施你可以尝试：

给来访者看"明确你的情绪"资料，并询问其中一些情绪是否有一种符合他们。

请来访者在未来一周内注意他们的情绪，看看他们是否能开始确定他们的情绪。通常情况下，仅仅是注意到情绪就会有帮助。有些来访者从来没有问过自己这样的问题：我的感觉/情绪是什么？

请来访者注意他们的身体在什么时候会变得紧张，并试着在那一刻给他们的情绪贴上标签。

咨询师可以与来访者讨论情绪，以及如何知道某人是快乐、悲伤、生气、喜悦、焦虑、内疚或羞愧的。让来访者找出与每种情绪相适应的身体症状、行为和想法。

吴先生发现，通常他很难确定自己的情绪。他在一次咨询过程中看起来非常激动，说在一次会议上，他对老板的评价感到非常不安。他的老板说，吴先生的项目似乎进展缓慢，他希望吴先生能够在最后期限内完成。当咨询师问吴先生是否可以多描述一下他的情绪时，吴先生耸了耸肩，低头看着地板，说他觉得"很糟糕"。吴先生的咨询师认为，如果吴先生能够开始更多地意识到自己的情绪，将会对咨询有所帮助。咨询师尝试了三种干预措施。第一，他们谈到了情绪，以及如何能知道自己的情绪。第二，咨询师给了吴先生"明确你的情绪"这个相关资料，并与吴先生讨论了它。第三，作为家庭作业，吴先生的咨询师让他记录三种他感到很糟糕的情况，注意他的身体发生了什么，然后查看"明确你的情绪"资料，并尝试给他的情绪贴上标签。

下一次咨询时，吴先生已经完成了他的家庭作业，并且能够确定他感到紧张和愤怒。这有助于他和他的咨询师开始更具体地处理这些感觉。吴先生的咨询师也开始直接问他，当他说感到"糟糕"或"不安"时，他是紧张还是愤怒。

确定情绪的困难之一是，我们在做判断时经常使用"我感觉/觉得"，实际上它是在描述我们的"想法"。例如，我们可能会说"我感觉这部电影太慢了"，而我们真正的意思是"我认为这部电影太慢了"。在"我感觉/觉得自己很笨"或"我感觉/觉得自己很无能"这样的陈述中，要区分想法和感觉甚至更加困难。尽管这些陈述以"我感觉/觉得"开始，但它们实际上是对我们自己的判断性想法。我们说"我觉得自己很笨"，其实是指"我认为自己很笨"。想法与情绪密切相关，一开始我们可能很难看出区别，但当我们越能熟练运用四要素模型时，就会越容易。

现在，让我们回到方女士的案例上，看看方女士的咨询师是如何帮助她确定受邀参加年级主任的火锅邀请时的感受。

咨询师： 我听到你说，你不想去，但我想知道，当你想到这个邀请时，你的情绪是什么。

方女士： 你是什么意思？我就是不想去。

通常，当我们询问来访者的情绪时，他们会用一个情绪的词语来回答。然而，方女士重复了她最初的回答。因此，咨询师认为，方女士需要更多的指导。

咨询师： 嗯，情绪通常可以用一个词来表达。虽然情绪可以有很多种，但询问自己是否感到高兴、生气、悲伤、焦虑、内疚、羞愧或任何其他感觉，会对咨询有所帮助。

方女士： 我真的很紧张和担心（方女士停顿了一下，然后更轻声地说），我想，也有点不知所措。

咨询师： 那么，紧张、担心和尴尬？

给方女士提供基本的情绪清单，有助于她开始明确自己的情绪。注意方女士的咨询师是如何总结她的感受的，通过把方女士的意见变成一个问题，鼓励方女士继续描述她的情绪。

帮助来访者给他们的情绪打分

在认知行为疗法中，我们经常要求来访者对其情绪强度进行打分。起初，你可能对让来访者对他们的情绪进行评价感到奇怪，然而这是很有帮助的。我们让来访者反思他们的情绪，而不是自动对他们的情绪做出反应。让我们看一下我的一位来访者的例子。他是一个四十多岁的男人，在工作中经历了强烈的焦虑发作，随后一整天都不能动弹。在我们开始一起工作的几个星期后，他笑着说："我上周在工作时有一次焦虑症发作。我给自己的焦虑打分，发现只有7分，所以我继续工作，它就消失了。"给他的情绪打分，帮助我的来访者对他的情绪有了不同的看法。

我通常要求来访者首先明确和标记他们的情绪，然后再给他们的情绪评分。我会说：

你在明确你的情绪方面做得很好。（请注意，我是在强化来访者完成的一项特定任务）在我们继续之前，我想请你看看你所确定的每一种情绪，并从1到10来给这种情绪的强烈程度打分。10分是你有过的最强烈的情绪，1分则是完全没有这种情绪。给你的情绪打分可以帮助我们更好地了解你的情绪，你愿意试试吗？

轮到你了

帮助方女士给她的情绪打分

让我们回到方女士受邀参加年级主任的火锅聚餐的案例。请你想象一下，方女士刚刚明确了她的情绪。我们现在要帮助方女士评定她的情绪强度。

咨询师：当你收到去吃火锅的邀请时，你的情绪是什么呢？
方女士：哦，这很容易。我真的很紧张，也很担心，又感到不知所措。

咨询师： 你刚才很好地确定了你的情绪。（请注意，咨询师是如何对一项任务给予具体反馈的）

请你看看这三种可能的回应，并选一个能帮助方女士给她的情绪打分。

1. 你能告诉我你在紧张什么吗？
2. 我想，如果你能看看每一种感觉，并从1到10对你的情绪有多强烈打个分，这会对我们的工作很有帮助。10是你曾经有过的最强烈的感觉，而1是完全没有。你愿意尝试一下吗？
3. 很多人在被邀请参加聚会时都很紧张，这是一个非常正常的反应。

回应2最有可能帮助方女士给她的情绪打分，因为它清楚地解释了咨询师希望她做什么。回应1开始探索伴随紧张情绪而来的想法，在咨询中确定想法还为时过早，因为我们还没有完成对情绪的确认和评级。回应3是一个支持性的回应，但它并不能帮助方女士给她的情绪打分。

咨询师： 我想，如果你能看看每一种感觉，并从1到10对你的情绪有多强烈打个分，这会对我们的工作很有帮助。10是你曾经有过的最强烈的感觉，而1是完全没有。你愿意尝试一下吗？

方女士： 当然可以。我从哪里开始呢？

请你看看下面三个可能的回应，从中选择一个你认为能帮助方女士给她的情绪打分的回应。

1. 你想从哪里开始呢？
2. 我可以看出你真的想变得更好，这是非常重要的。了解我们的情绪是变得更好的一个关键部分。
3. 不如我们从你列出的第一种情绪开始，那就是"紧张"。当你想到被邀请的时候，从1到10，你有多紧张？

方女士正在寻求她该如何给自己情绪打分的指导。回应3最有可能帮助方女士开始给自己的情绪打分，因为它清楚地解释了咨询师希望方女士做什么。回应1和2没有解决方女士的问题"我应该从哪里开始？"。

方女士和她的咨询师对方女士的所有情绪打分。在填写"了解你的反应"表格之前，她的咨询师说："你在评估自己情绪方面做得很好。总结来说，你的紧张程度为7分，担心程度为8分，尴尬程度为6分，是这样吗？我们可以把它写下来吗？"请注意，咨询师做了一个总结性陈述，然后解释说她想要填写表格，这使治疗有条不紊地进行。下表展示了方女士在"了解你的反应"表格上回答。

了解你的反应				
情境	情绪 （1～10分）	身体反应 （1～10分）	行为	想法
发生了什么 有谁参与 在哪里发生的 什么时候发生的	我有什么感觉/情绪	我的身体有什么反应	我做了什么	我是怎么想的
年级主任邀请我和 其他新入职的老师 去吃火锅	紧张（7） 担心（8） 尴尬（6）			

议程五：帮助来访者确定他们的身体反应

身体反应往往是我们情绪的线索。此外，来访者可能会误解他们的身体症状，导致情绪困扰或功能失调。例如，来访者可能认为，如果他们的心脏怦怦跳，他们就会心脏病发作，或者这对他们的健康有危害。随后，他们变得非常焦虑，并开始避免让他们心跳加速的情境。实际上，他们的心跳加速与喝了太多咖啡或感到焦虑有关，这并不会给他们带来危险。除非来访者能够确定他们的身体反应，否则咨询师就无法探讨这些身体反应对他们来说有什么意义。

虽然有些来访者非常清楚自己的身体反应，但其他来访者却没有意识到。确定来访者身体反应最容易的方法就是简单地询问他们："你的身体有什么反应？"或"你的身体有什么感觉？"

如果我们和一位难以确定自己情绪的来访者一起工作，一个有帮助的方法是，我们先从确定他们的身体反应开始，然后再去确定情绪。通常情况下，特定的身体反应与特定的情绪相伴。例如，吴先生发现，当他感到愤怒时，他会感觉到很热；当他感到焦虑时，他会发抖；当他感到悲伤时，他会感到嗓子里有东西卡住了。当吴先生学会将他的身体症状与他的情绪联系起来时，吴先生就会更容易确定他的感觉。来访者确认他们的身体反应会鼓励他们进行自我反省，并帮助他们按下暂停键，来防止在自动消极反应的道路上继续走下去。

方女士的咨询师让方女士确定与她受邀去火锅店时伴随出现的身体反应。方女士表示，她有一点胃痉挛，肩膀的肌肉也会紧绷。她给自己胃痉挛打了4分，肩膀肌肉紧张打了5分，她对自己的打分是如此之低而感到惊讶。通常，当我的来访者给他们的身体反应打分时，他们会意识到他们的身体反应并不像想象的那样强烈。另一方面，如果身体反应非常强烈，这表明我们可能需要教来访者具体的技能来管理他们的身体症状。

我是如何使用正念的。相对来说，大多数认知行为疗法的资料很少强调帮助来访者注意他们的身体反应。例外的情况是出现在治疗疼痛和恐慌症的时候，因为来访者会把他们的身体反应误解为是危险的。然而，正念强调来访者在当下意识到他们整个经历的重要性，这其中包括他们的身体反应。我会增加要求来访者暂停的频率，注意他们的身体有什么反应，并描述这种反应。我鼓励他们使用描述性术语，如"我在出汗"或"我的心脏跳得很快"。我试图塑造一种非判断性的好奇心，这种好奇心可以帮我简单地注意并接受来访者的反应，而不对其进行解释。我发现，随着来访者对自己身体反应意识的增强，他们就会越来越少地被它们干扰，同时也会更加注意到自己的情绪和想法。

在接下来的一周，请你试着注意自己身体上有没有产生任何增加的紧张感的反应，并试着向自己不做任何解释地描述它。然后问问你自己，你当时的情绪和想法是什么，看看你是否从中学到了什么。

议程六：帮助来访者确定他们的行为

接下来，你需要确定来访者的行为。我通常会简单地问："你做了些什么？"我正在寻找那些表明我的来访者正在回避某种情境、冲动行事或其行为方式有可能使情况恶化的行为。当我们放慢脚步，帮助来访者明确他们做了什么，这可能是帮助他们承认自己的行为有问题，并为他们的行为负责的第一步。

我的一位来访者，小康，很难控制他的愤怒，于是想要尽量减少自己愤怒爆发的频率。当小康在描述他因为朋友没有偿还一笔小额借款而感到愤怒时,他最初将自己的行为描述为"发泄一下"。当我问他做了什么时,他不好意思地告诉我,他狠狠地踹了门一脚,并且把门上的玻璃踢碎了。小康继续指责他的朋友没有还钱,这让他非常生气,所以踹了门。当我们审视他的行为时,小康发现他的朋友并没有"让"他踹门,而且他如此用力地踹门以至于打碎了玻璃,并不是在"发泄情绪"。

要真正理解来访者的行为,我们就需要对他的行为进行具体而有针对性的描述。这样,我们就可以验证行为的结果和反应的适当性。来访者最初往往使用一个模糊的描述,比如"我直接放弃了"或"我吓坏了"。重要的是,我们需要询问来访者到底做了什么。

下面是一些对行为的模糊描述和对同一行为的具体描述的例子。咨询师想要知道来访者做了什么、他们和谁做了这种行为、他们在哪里,以及什么时候发生的。

模糊和具体行为的例子		
情境	模糊的行为	具体的行为
爸爸告诉我,我不应该退学	我没有搭话	我坐在餐桌旁一言不发地吃完剩下的饭
我丈夫回家时醉得几乎站不起来	我很生气	我站在厨房里对我丈夫大喊,我受够了他整天喝酒
我在餐厅工作,我的老板告诉我,我在两位顾客的点餐上犯了一个错误,他要我仔细检查所有客人点的餐	我照老板说的做了	我回到服务台上,再次核对客人们点的餐

📄 练习5.3

对于许多来访者来说,要对他们的行为进行清晰的描述是很困难的。让我们回到方女士受邀参加火锅聚餐的案例上来。她的咨询师想要确定她的行为,并问方女士对受邀这件事的反应。方女士说:"我三天前刚收到邀请,不知道该怎么做。"我们并不真正知道方女士做了什么,看起来她的行为是她没有回应邀请,但我们需要核实。我猜,方女士是在逃避处理被邀请这件事。她说的"我不确定该怎么做"是一种行为、情绪、身体反应还是想法(在你继续阅读之前,请停下来,试着回答这个问题)?这是一个想法。在这一点上,我不会对她的想法进行回应,因为我们正集中在她的行为上。请记住,我们要保持咨询的组织性。在这种情况下,我会问:"我想确定我明白你做了些什么。"随后,当我让方女士确定她的想法的时候,如果她没有提到"我不确定该怎么做",我就可以把它提出来。

以下是我们对方女士对年级主任邀请的反应进行了一个总结。在下一章中,我们将介绍如何明确想法。

了解你的反应				
情境	情绪 (1~10分)	身体反应 (1~10分)	行为	想法
发生了什么 有谁参与 在哪里发生的 什么时候发生的	我有什么感觉/情绪	我的身体有什么反应	我做了什么	我是怎么想的
年级主任邀请我和其他新入职的老师去吃火锅	紧张(7) 担心(8) 尴尬(6)	胃痉挛(4) 肩膀肌肉紧张(5)	还没有对邀请做出回应	

▢ 视频5.2 确定情绪、身体反应和行为

议程七:保持共情

尽管认知行为疗法是结构化的,但它并不是僵化的。其中,咨访关系至关重要。在坚持认知行为疗法结构化的同时,使用总结性陈述和提出开放性问题是保持共情关系的关键性咨询技巧。

总结陈述可以帮助来访者暂停并反思他们刚才所说的话。一个良好的总结性陈述就像一面镜子一样,可以帮助来访者审视自己。当我们进行总结的时候,也让来访者知道我们听到了他们的声音。让我们试一试。来访者在咨询会谈开始时说:"我不确定我想关注哪个情境。第一,整个聚会是一场灾难。我三岁的孩子整晚都在尖叫和哭闹,晚上结束的时候,我丈夫告诉我,他再也不想举办聚会了。第二,这周的工作糟透了,我的老板又一次在会议上无视我的意见。第三,最重要的是,我丈夫又喝醉了。"

我们如何总结你的来访者刚才说的话?一种方法是简单地说:"发生了这么多事情,确实很难知道该关注些什么。我们是不是应该谈一谈聚会的事,或者谈一谈工作中发生的事,你老板无视你的意见,还是你的丈夫又喝醉了?"这个总结可以帮助来访者停下来去思考她想从哪里开始。

之前，我们谈到了开放式和封闭式问题。封闭式问题可以用一个词或一个短语来回答，例如"你有没有要求你的老板做年终评估？"和"你在周末有没有酗酒？"封闭式问题通常可以用是或不是，或用事实来回答。开放式问题要求人们思考和谈论他们的想法和情绪，例如"你向你的老板要求加薪后，你有什么感觉？"和"当你的朋友给你买酒的时候，你是怎么想的？"当我们使用四因素模型作为探索来访者反应的结构时，请记住要使用总结性陈述和开放性问题。

作业：认知行为疗法练习

在继续下一章之前，请你花点时间来完成作业。

将所学应用于临床案例

完成以下练习。

    练习5.1   练习5.2   练习5.3

将所学应用于生活

在你完成接下来的家庭作业后，请你停一下，花点时间思考你对自己又有了什么样的了解，然后思考你在这些练习中获得的经验对你在咨询中与来访者合作有什么影响。

作业 1
描述一个具体且有针对性的情境

请你想一个在生活中，你会以笼统、模糊的方式来描述他人的某个情境，例如"我的伴侣喜欢以自我为中心""我的老板不讲道理"或"我父亲非常脆弱"。现在请你试着让情境变得更具体、更有针对性。请你想一个具体的例子，问问自己，发生了什么？有谁参与？在哪里发生的？什么时候发生的？

你从把情境变得具体中学到了什么？这有什么不同吗？

作业 2
描述一个具体的、有针对性的行为

请你想一个你喜欢或不喜欢的自己的行为,并且是一个模糊的描述。例如,你是不注重整洁的、善良的、有组织的、体贴的、有野心的、随和的,还是容易分心的?现在试着想一想这种行为的具体例子,用更具体和有针对性的方式来描述你的行为。对你的行为进行具体的描述会对你产生什么影响呢?

作业 3
给你自己的情绪打分

我的学生常常对给情绪打分的好处持怀疑态度,直到他们亲自尝试。在接下来的一周,请你挑选三种不同的情境。这三个情境中,至少有一种情境应该是让你感到不安的。首先,请确定你的情绪。你可能只有一种情绪,也可能有很多情绪,一旦确定了你的情绪,请你给每一种情绪打分,并且完成下面的表格。给你的情绪打分会给你带来什么不同吗?你从中学到了什么?

确定三种情境	确定你在每种情境下的情绪,并给每种情绪打分 (1~10 分,1= 完全没有,10= 你有过的最强烈的感受)

将所学应用于咨询实践

现在,是时候开始使用"了解你的反应"表格了。不要担心一开始会感到尴尬,尝试是很重要的。

作业 4
与来访者一起使用"了解你的反应"表格

请选择一个你认为会从中受益并喜欢使用"了解你的反应"表格的当前来访者,然后完成以下步骤。

第1步:请你的来访者确定他们想要解决的一个具体情境。一定要问:发生了什么?谁参与了?在哪里发生的?什么时候发生的?

第2步:向来访者解释你想用四因素模型来理解这种情境,并向来访者展示"了解你的反应"表格。

第3步:询问来访者的情绪,让来访者从1到10来评价情绪的强度。

第4步:询问来访者的身体反应,让你的来访者从1到10来评价它们的强度。

第5步:询问你的来访者的行为。

与你的来访者一起完成表格。如果你是第一次尝试对来访者使用四因素模型,你可能会感到尴尬,而且可能不会很顺利,但这没关系! 想想你第一次骑自行车、开车、尝试游泳或包饺子的时候。如果你像大多数人一样,一开始并不确定该怎么做,你练习得越多,就会做得越好。我在为你加油。请你记住,做作业的目的不是为了做得好,而是为了尝试。

了解你的反应				
情境	情绪 (1~10分)	身体反应 (1~10分)	行为	想法
发生了什么 有谁参与 在哪里发生的 什么时候发生的	我有什么感觉/情绪	我的身体有什么反应	我做了什么	我是怎么想的

回顾

请你回答每个议程下面的问题。

议程一： 在咨询中使用四因素模型
- 如何在咨询中使用四因素模型？

议程二： 确定来访者产生问题情绪或行为的诱因
- 你可以用哪四个问题来让来访者的触发情境更具体？

议程三： 了解来访者的反应
- 你可以如何介绍使用这四个因素来了解来访者的反应？

议程四： 帮助来访者确定他们的情绪
- 你如何解释一种情绪？
- "我觉得自己很失败"是一种情绪还是一种想法？

议程五： 帮助来访者确定他们的身体反应
- 在确定来访者的身体反应方面，你可以用什么有效的问题来提问？

议程六： 帮助来访者确定他们的行为
- 你的来访者说"我想揍他一拳"这是一种行为吗？如果不是，它是一种情绪、身体反应还是想法？

议程七： 保持共情
- 总结来访者回答的目的是什么？

对你来说，什么是重要的？

你想记住什么观点或概念？

你想把什么观点或技能应用到你自己的生活中？

在未来的一周，你想在咨询工作中尝试什么（选择一个具体的来访者）？

第六章

我的来访者有这么多想法——
我应该关注哪一个

在上一章中，我们介绍了确认触发情境以及如何利用四因素模型了解来访者的反应。你有机会试一下家庭作业吗？你有没有试着询问你的来访者他们的情绪、身体反应或行为？请花点时间思考一下你从完成家庭作业中学到了什么。

如果你没有做家庭作业，能找出阻碍你的原因吗？在你阅读本章之前，花点时间想一想上周发生的不愉快经历，然后找出你的情绪、身体反应和行为。

另外，请不要忘记让你的咨询会谈结构化。你是否在咨询中设置了议程，并在咨询的最后进行回顾？如果你没有使用结构化的咨询形式，请试着在下周只与一位来访者设置议程。

设置议程

接下来的两章，我们主要讨论如何帮助来访者明确他们的想法。在这一章中，我们将讨论如何决定哪些想法是值得努力解决的。我们称这些想法为关键想法。在下一章中，我们将讨论确认来访者的关键想法。

议程一： 确认关键想法
议程二： 这个想法是对自我、他人或未来不切实际的评价吗
议程三： 这个想法能解释来访者的情绪吗
议程四： 这个想法是否包含认知扭曲

议程实施

在认知行为疗法中，咨询师要花大量的时间和精力帮助来访者确认和检查他们的想法。我们每天都有源源不断的想法在脑海中闪过，但不是每一个想法都值得在咨询中进行研究。我们需要针对那些对来访者的痛苦来说至关重要的想法——当我们这样处理的时候，将会给来访者带来有意义的改变。

议程一：确认关键想法

那些值得我们去解决的想法解释了情境的意义，这些想法还与强烈的情绪紧密相连。这些关键想法（Safran, Vallis, Segal, & Shaw, 1986）带有情感，当我们在咨询中与它们一起工作时，咨询就会产生有意义的变化。

让我们来看一个例子。小杰的父亲住在六个小时车程之外的地方。他每周给小杰打一次电话，对话的开始总是叹息着说："我总是见不到你。你什么时候能来看看我？我想你。"每周他父亲的电话都会引发同样的消极自动思维：在过去的两年里，我父亲每周都会打来电话，他总是批评我，他不欣赏我为他所做的一切。让我们看看小杰的想法，并确定哪些是关键想法。"在过去的两年中，我父亲每周都会打来电话"是一个事实，它没有解释父亲的电话对小杰来说意味着什么，也没有解释小杰情绪低落的原因。这不是一个关键想法。"他总是批评我"和"他不欣赏我为他所做的一切"是关键想法，因为它们抓住了父亲的话对他的意义，解释了小杰的情绪反应。

当你第一次学习认知行为疗法时，你可能很难知道哪些想法是值得关注的关键想法。在这一章中，我们将介绍能够帮助我们确认关键想法的三个准则。请你记住，关键想法必须抓住情境的意义，并与强烈的情绪有关。这三条准则是：

- 这个想法是对自我、他人或未来的不切实际的评价吗？
- 这个想法是否能解释来访者的情绪？
- 这个想法是否包含认知扭曲？

议程二：这个想法是对自我、他人或未来不切实际的评价吗

来访者对自我、他人或未来的不切实际的想法抓住了情境的意义，并帮助咨询

师理解他们的苦恼。

有时，如果我们从一个例子开始，就会更容易理解一个概念。我的一个来访者郭女士最近被解雇了，她感到非常沮丧和焦虑。当我问她在想什么时，她回答说："我不敢相信我被解雇了。""我希望我没有被解雇。"这些想法并没有解释被解雇对郭女士意味着什么，所以它们并不是关键想法。我又问了一些其他问题，然后我们确定了以下想法：

对自我的评价（对自己的判断）：
- 我太老了，以至于无法学习另一种技能。
- 我有点不对劲。
- 我很笨。

请你试着想一想你对自己的负面评价，或者你的某位来访者对自己的负面评价。

对他人的评价（对他人的判断或对他人对你的期望是什么样的）：
- 我的老板是不公平的。
- 我的父亲会很失望的。
- 我的同事都不关心我。

请你试着想一想你对别人的负面评价，或者你的某位来访者对别人的负面评价。

对未来的评价（对未来的判断或对未来的期望）：
- 我的朋友和伙伴将不再尊重我（这既是关于他人的想法，也是关于未来的想法）。
- 我将变穷，失去我的房子。
- 我再也找不到这么好的工作了。

请你试着想一想你对未来的负面评价，或者你的某位来访者对未来的负面评价。

当你看到郭女士确定的关于自我、他人和未来的想法时，你能看到它们如何解释被解雇对郭女士意味着什么吗？你能看到为什么这些想法会导致她感到沮丧和焦虑吗？

关于自我的想法往往与来访者的痛苦联系最为紧密。这些想法可能很容易被识别，例如"我犯了一个严重的错误"，或者"我没有条理"。然而，有时对自我的消极想法隐藏在对他人的想法中，特别是隐藏在对他人如何对待我们的想法中。让我们来看看下面的想法："我的同事从来不问我的意见。"我们可能认为这是由于我的同事不讨人喜欢和专横（对他人的想法），但我们也相信我们有好的想法（对自我的想法）。在这种情况下，负面的判断是关于我们同事的，而没有关于我们自己的负面判断。另一种情况是，我们可以相信我们的同事之所以从不询问我们的意见，是因为他们认为我们的想法不好，而我们也认为我们的想法不好。在这种情况下，我们对同事有一个负面的判断，而且我们对自己也有一个负面的判断。

下面这些例子也将呈现关于他人的想法，其中可能隐藏着对自我的消极信念："我的新同事中，没有一个愿意和我做朋友。"在所有这些情况下，来访者可能认为是自己的某些方面导致了对方的消极行为。例如，来访者可能会想："我的新同事没有一个会愿意和我做朋友，因为我太害羞、太无聊了。""我太害羞、太无聊了"是对自我的消极想法。来访者也可能认为没有一个新同事愿意和自己做朋友，是因为自己都快退休了，对在工作中交新朋友不感兴趣。在这种情况下，并不存在对自我的潜在负面评价。咨询师可以通过询问来访者"是因为你的某些行为或习惯而导致别人这样对待你吗？"来检查是否存在对自我的潜在负面评价。

轮到你了

确认方女士有关自我、他人和未来的想法

在第四次治疗中，方女士想谈谈她对丈夫的不满。她描述了最近的一次争吵。几天前，方女士的丈夫正在看电视，方女士问他有没有给他们四岁的儿子小宇洗澡。他回答说："我很累了，你能给他洗澡吗？"于是，方女士对他大发雷霆，大喊着他已经答应给儿子洗澡了，他很自私，然后跺脚离开了房间。方女士感到沮丧和绝望。方女士的咨询师想了解是什么想法导致她对丈夫如此不满。另一种思考方式是，方女士的丈夫问她是否可以给他们的儿子洗澡，这对方女士意味着什么？

请你阅读下面的对话，列出方女士的想法。然后决定这个想法是一个事实，还是对自我、他人或未来的评价。你可以在附录中找到我的答案。

咨询师：当你发现你的丈夫没有给小宇洗澡，而是说"我很累了，你能给他洗澡吗？"的时候，你在想什么？

方女士：我一直在想，他没有给小宇洗澡，无论我做什么都不会有什么改变。

咨询师：你还有什么想法吗？

方女士：他并不关心孩子和我，还有啊，你不能指望男人。

咨询师：关于这些想法，你能告诉我更多的信息吗？

方女士：我一直在想，我是一个完全不称职的母亲；我一直在问自己，为什么家里的事都要我来做？

咨询师：你有很多想法，还有其他的吗？

方女士：没有，可能就这些了，这就够了。

📄 练习6.1

议程三：这个想法能解释来访者的情绪吗

评估来访者是否发现了他们的关键想法的第二条准则，是检查他们的想法是否解释了他们的情绪，特别是这些关键想法是否解释了他们强烈的负面情绪。这是什么意思呢？基于来访者的想法，这种情绪对来访者来说必须是有道理的，而且情绪的强度必须是有意义的。让我们来看一个例子。

我的一位来访者任女士对她找来的新保姆的安排感到担忧。当她的咨询师询问具体情境时，任女士解释说，当她把女儿交给新保姆时，女儿哭着求任女士不要离开。这对她的女儿来说是不寻常的行为，她喜欢以前的保姆，之前当任女士早上把女儿交给保姆时，女儿通常会玩得很开心。任女士感到非常内疚（她给这个情绪打了8分）和焦虑（8～9分）。当被咨询师问及她的想法时，任女士回答说："我女儿可能是因为来了新的保姆而感到不安。她只需要习惯新保姆，但这需要时间。"

这些是非常好的应对想法，然而，它们并不能帮助我们理解任女士的情绪。如果任女士真的相信这些想法，而且没有其他想法，她会给自己的内疚打8分，给自己的焦虑打8～9分吗？可能不会。考虑到任女士焦虑和内疚的强度，可能还有一些其他想法没有被任女士意识到。如果任女士的情绪是"有点悲伤"，那么这些想法就说得通了。

来访者的想法与她的感觉不匹配,这是给咨询师的一个信号,咨询师需要继续探索来确定潜在的想法。我们将在下一章中讨论如何帮助来访者识别他们的潜在想法。

不同的感觉有不同类型的伴随想法。在认知行为疗法中,我们把这称为"内容的特殊性"(Content Specificity, Beck, Rush, Shaw, & Emery, 1979)。让我们一起来看看伴随着焦虑、抑郁、愤怒、内疚和羞愧产生的想法。请花点时间想一想,你最后一次焦虑是什么时候?然后把注意力放在这种情绪上。这种焦虑的情绪伴随着什么想法?随后,请记下你的想法。现在对抑郁、愤怒、内疚和羞愧这些情绪做同样的事情,然后看看你自己的想法是否符合下面的描述。

如何理解焦虑

伴随着焦虑的想法是关于未来的威胁,我们认为这些威胁会有可怕的后果,很可能发生,而且我们认为自己无法处理。图6.1显示了我们如何将焦虑视为一个方程式。

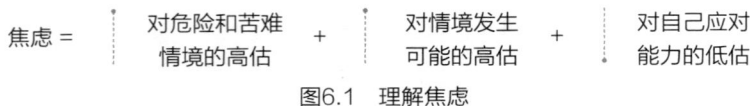

图6.1 理解焦虑

如果我们认为自己可以处理好威胁,那么它就会成为一种挑战。Kendall等(2002年)在他们的青少年焦虑治疗项目中,将焦虑描述为"期待坏事发生"。我发现这是一个思考焦虑非常有效的方法。如果你的来访者感到焦虑、紧张或担心,请确保你一定了解来访者在期待什么"坏事"发生。例如,在任女士把孩子交给保姆的情境中,你可以说:"我了解到,尽管你很担心,但你告诉自己一切都会好的。但我想知道,你担心会发生什么?"

如何理解抑郁

抑郁是关于失去和绝望的情绪。通常情况下,当来访者处于抑郁状态时,他们会对自己、他人和未来产生消极的想法。以下是你预期抑郁症的人可能会有的几种想法。

关于自我的想法：
- 我不够好。
- 我很丑。
- 我是个惹人厌的朋友。
- 我是个糟糕的父母。
- 我不擅长运动（或工作，或学业）。
- 我所做的一切都无济于事。

对他人的想法：
- 没有人喜欢我。
- 我的孩子不关心我。
- 我的同事认为我的工作能力差。
- 我的伴侣认为我是个负担。

关于未来的想法：
- 一切都不会改变。
- 我永远不会有任何朋友。
- 我再也不会找到工作。

抑郁通常是由失去引发的，可能是失去了一段关系，失去了健康，失去了工作，或其他损失。有抑郁情绪的来访者认为，没有他们所失去的东西，未来是暗淡无光的。

如何理解愤怒

伴随着愤怒产生的想法，通常与来访者或他们所关心的人所受到不公平待遇的信念有关。愤怒的想法通常是针对其他人的。一般来说，愤怒的人觉得自己被剥夺了权利，不被尊重，或者被贬低，于是用愤怒来反应。来访者常用"应该"来陈述他们的想法。伴随着愤怒，他们有关这个世界正常运转的规则设定将被打破，这对来访者是不利的。

愤怒是一种复杂的感觉。有时人们只有愤怒的情绪，特别是当他们认为自己受到了不公正的待遇时。然而，愤怒与抑郁和绝望密切相关。如果我们认为自己受到了不公正的对待，而且我们认为自己无能为力时，那么我们很容易变得抑郁。有些来访者把所有的情绪都贴上了愤怒的标签，这对帮助他们认识自己的其他情绪是非常有益的。

如何理解内疚和羞愧

内疚和羞愧往往是同时存在的。当我们感到内疚时，我们认为我们做错了事情，违反了重要的道德准则。内疚往往与我们认为自己伤害了某人有关。当我们感到内疚时，我们觉得有责任，我们告诉自己应该有不同的表现。羞愧与内疚密切相关，因为它也与我们相信违反了一条重要的规则有关，但我们相信，由于我们违反了这条规则，我们在某种程度上是有瑕疵的或是糟糕的。当我们感到羞愧时，我们经常隐藏我们所羞愧的事情，并相信如果人们知道"真正的我"，我们就会被拒绝。

请来访者具体说明他们做了什么事情，以至于他们感到内疚或羞愧，这对咨询是很有帮助的。通常情况下，这是来访者第一次清楚地说明他们做了什么。一旦咨询师清楚地知道来访者做了什么，我们就可以开始验证这件事到底有多糟糕了。

这种情绪有多强烈

我们已经讨论了伴随特定感受而产生的想法类型。我们也期望想法能与情绪的强度相匹配。例如，一位来访者将她的愤怒评为2分（满分10分），而她的想法是"我无法忍受我的老板，他一有机会就羞辱我"。鉴于她的想法，你认为她的愤怒比2分更强烈吗？我会这么认为。如果一位来访者给她的失望打8分，而她的想法是"我希望我没有扭伤脚踝，即使我不能打球，仍然可以享受看篮球比赛。"你认为这个想法和评分是一致的吗？我不这么认为。要么是打分过高，要么是来访者有额外的想法，而这些想法需要我们去识别。

轮到你了

哪些想法与这些情绪相伴？

让我们一起看看以下三种情境，对于每一种情境，来访者或许有三种可能的想法，请选择最可能与感觉相一致的想法。你可以在附录中找到我的答案。

小凡大学的篮球队在打一场半决赛，现在比分是平局。小凡拿着篮球，确信自己会得分，这时另一名队员把他撞倒了。小凡感到很愤怒。他可能在想什么呢？

- 我们队再也没有机会进入半决赛了，这对我来说是绝大的损失。
- 那家伙太野蛮了，他应该受到惩罚，这不公平。
- 如果我们输了，这都是我的错。我应该做得更好。

冯女士刚刚听说，她是她正在申请的一份工作的第二候选人。冯女士感到很失望。她可能在想什么呢？

- 我永远不会找到一份体面的工作了，我的生活已经结束了。
- 他们应该录用我，什么垃圾公司！
- 我希望得到这份工作，至少我是第二候选人。

小奥住院两周了，作为好朋友的小毅没有去探望他。小毅感到很内疚。他可能在想什么呢？

- 我是个糟糕的朋友，我应该去，我打赌我伤害了小奥的感情。
- 我的朋友可能对我大发雷霆。他太敏感了。
- 我打赌小奥不会再想和我做朋友了。

议程四：这个想法是否包含认知扭曲

"认知扭曲"（cognitive distortion）一词在认知行为疗法的文献中被普遍使用，

许多咨询师都很熟悉。然而，我不太喜欢它。我认为"扭曲"这个词暗示着咨询师正在对来访者的想法进行负面的判断。McKay、Davis和Fanning（2011）使用了"有限思维模式"（patterns of limited thinking）这个术语，我更喜欢这个术语。在我自己的临床实践中，我经常使用"思维陷阱"（thinking traps）这个术语，因为这个词会有一个内在的假设，即我们可以避免陷阱。我也喜欢"思维方式"（thinking style）这个词。然而，为了讨论的目的，我还是坚持使用"认知扭曲"这个常用的术语来进行解释。

认知扭曲是来访者通常对触发他们的情境所做出的典型反应。我们可以把认知扭曲看作来访者消极思维模式的标签。最初，心理学家只发现了一些具体的扭曲。随着时间的推移，认知扭曲的事件清单已经扩大到让许多咨询师和来访者觉得这些认知扭曲令人困惑，而且到了难以去使用的程度。重要的是，我们不要迷失在一个长长的清单中。确认来访者认知扭曲的目的是让来访者有一个他们觉得能抓住他们的事实标签。给消极的思维模式贴上标签是对自动消极反应按下暂停键的另一种方式。当来访者把一个想法贴上认知扭曲的标签时，他们也在质疑自己想法的准确性。

以下是最常见的认知扭曲。我还写了一些描述认知扭曲的速记方法，这些方法受到Kendall和他的同事（2002）以及Stallard（2019）的启发。对于每一种认知扭曲，我都列出了一个来自我的来访者的例子。当然，我在其中也加入了我生活中的一两个例子！"思维陷阱"的资料可以扫描前言的"在线资料"二维码，在手册中查看。

思维陷阱

心理过滤（filtering）：把注意力集中在情境的负面细节上，而忽略了其他积极方面。

戴了负面的眼镜或戴着眼罩走路：你只看到负面的东西。

例子：一个学生在某门课程中一直获得90分以上的成绩。在一次小测验中，该学生得到了73分的成绩，她就立即认为她在这门课程中表现很差。

以偏概全（overgeneralizing）：只根据一个负面的证据，就做出了一个广泛的概括。

重复者：这种情况发生过一次，就会一直这样下去。

例子：自从我发现男朋友欺骗了我，我就再也不能相信其他男人了。

"全或无"/"非黑即白"思维（all or nothing thinking & black and white thinking）：你或他人要么对要么错，要么好要么坏，要么完美要么失败。在评价自己或他人时，没有灰色地带或中间地带。

例子：
- 世界是由胜利者和失败者组成的，我肯定不想成为其中的一个失败者。
- 如果做得不完美，那就根本不值得做。
- 我的员工错过了一个小的最后期限——他完全是个废物！

读心术/做假设（mind reading & making assumptions）：你假设你知道人们的感觉和想法，以及他们为什么会有这样的行为。

读心的人：知道事情会出错。

例子：
- 我的老板对我的最后一份报告没有说什么，我知道他认为报告很糟糕。
- 我的伴侣奇怪地看了我一眼，我知道她不赞成我所说的话。

个人化/揽责上身（personalizing）：你认为人们所说的或所做的都是关于你的，尽管没有任何迹象表明这一点。另一个方面是，你经常将自己与他人进行比较，试图确定自己在智力、能力或外表等各方面的表现。

例子：在会议上，当宋女士说有些人在这个项目上没有尽到自己的责任时，我知道她是在说我。

灾难化（catastrophizing）：你认为灾难会发生。有时它与最初的困难有关。灾难性的想法往往从"如果……怎么办"开始。例如，你的孩子借了车去参加聚会，但却迟到了15分钟。你会想如果他出了事故怎么办？如果车坏了怎么办？

把事情搞砸了：消极的事情会变得比实际情况更强大。

例子：
- 自从我儿子那天晚上喝得微醺回家后，我敢肯定他正在成为一个像他叔叔一样的酒鬼，这会毁了他的生活。
- 我丢了工作，我们将不得不卖掉房子，我毁了我的整个家庭。

预测未来（predicting the future）：在许多方面，如果预测是负面的，预测未来与灾难化相似。然而，有功能障碍行为的人，或逃避完成必要责任的人，往往错误地预测一个积极或良性的未来。

例子：我可以处理我的饮酒问题，每晚七瓶啤酒对我来说不算太多。

夸大/贬低（magnifying & minimizing）：问题的程度或强度被夸大，因此任何困难都被认为是压倒性的，而任何积极的东西都被忽视或最小化。

积极的东西不算数：把发生的好事情扔掉。

例子：一位母亲发现她患有精神分裂症的儿子偶尔会沉迷打游戏。她说："我的孩子是个失败者，他所做的一切都无济于事。"她忽视了他也在定期服药，不再有妄想症，并且有一份兼职工作。

应该（shoulds）：每个人有一个关于他们和其他人应该如何行动的规则清单。如果这些规则被打破，他们就会觉得很糟糕；如果其他人违反规则，他们也会感到愤怒；如果他们自己违反规则，他们则会感到内疚。

例子：

- 我应该随时陪伴我的孩子和丈夫。
- 我应该一直尽我最大的努力。
- 我做什么都应该是完美的。

如果一个想法包含表示极端的词语——如"总是""从不""每个人"或"没有人"——它很可能是一种认知扭曲，因为现实世界并非如此绝对。当人们使用这些词汇时，他们通常只关注一个情境的消极方面，而忽略了其他信息。这种想法在伴随着强烈的情绪反应时，更容易得到验证。让我们来看看一些例子：

- 我做什么事都是失败的。
- 没有人会愿意和我做朋友。
- 每个人都讨厌我。
- 我从来没有做过任何正确的事情。
- 我的伙伴从不帮助我。

在接下来的一周，看看你是否能倾听来访者的想法，并识别他们何时使用"总是""从不""每个人"或"没有人"这样的词汇。

轮到你了

识别认知扭曲

请你从下面表达想法的例子中，找出这些想法所对应的认知扭曲分类。你会在附录中找到我的答案。

1. 如果我没有得到这份工作，我的生活就完了。

认知扭曲：_____

2. 要成为一名优秀的咨询师，你必须全力以赴，百分之百地支持来访者。

认知扭曲：_____

3. 我确信，在经历了这次惨败的求职面试之后，不会有人愿意雇用我。

认知扭曲：_____

4. 如果我不能帮助我所有的来访者，我就是一个不合格的咨询师。

认知扭曲：_____

5. 我知道我上一位来访者取消预约，因为她认为我是一个糟糕的咨询师。

认知扭曲：_____

6. 一位同事告诉我，他想知道下次团体治疗中，签到的过程是否应该短一些。这是我在第一次团体治疗中犯的一个严重的错误。

认知扭曲：_____

练习6.2

帮助来访者识别他们的认知扭曲

在来访者确定了他们的想法之后，向他们解释认知扭曲是很有帮助的。我有时会给我的来访者提供"思维陷阱"（即认知扭曲）的相关资料。我向他们解释说，这些是让人陷入困境的常见思维方式。然后我请来访者指出他们是否认为其中有一些可以适用于他们的情况，如果有，请举出他们自己生活中的一些例子。我一定要告诉他们，识别他们的认知扭曲是重要的第一步。

如果我的来访者能够确定他们经常使用的认知扭曲，而且如果这个练习对他们有帮助，我就会把注意认知扭曲纳入他们的家庭作业。我通常要求我的来访者记录三种他们发现自己陷入认知扭曲的情境，并将他们的反应记录在"我的思维陷阱是什么"表格上，你可以扫描前言的"在线资料"二维码，在手册中查看。

我的思维陷阱是什么		
情境	想法	**思维陷阱**（心理过滤，以偏概全，"全或无"思维，读心术，个人化，灾难化，预测未来，夸大和贬低，应该）

在功能失调行为之前、期间和之后，识别来访者的认知扭曲

我经常在功能失调行为之前、期间和之后检查我的来访者的认知扭曲，这样可以了解是什么在维持这种行为。例如，小舒是糖尿病患者。尽管她很难控制自己的血糖水平，她还是经常吃含糖的甜点。她告诉她的咨询师："我不知道自己怎么了，我没有意志力。最终，我还是会吃甜点。"让我们看看当我们检查她在吃甜点之前、期间和之后的想法时，我们会发现什么。

小舒吃甜点		
之前/期间/之后	小舒的想法	认知扭曲
在小舒吃甜点之前	• 我就吃一小口 • 我今天太辛苦了，这是我应得的 • 如果我拒绝，等于是侮辱了做甜点的主厨	• 贬低和预测未来 • 夸大 • 读心术和灾难化
当小舒吃甜点时	• 既然我已经吃了一点糖，还不如把整个甜点都吃了 • 要坚持我的饮食计划太难了 • 我吃点甜点也没关系	• "全或无"思维 • 夸大 • 贬低
在小舒吃甜点之后	• 我是个失败者 • 我的糖尿病永远都控制不了	• "非黑即白"思维 • 预测未来

一旦我们检查了小舒在吃甜点之前、期间和之后的想法，就能理解她在坚持健康饮食计划方面有这么多困难。小舒已经意识到她在吃完甜点后自我批评的想法，但她没有意识到她在吃甜点之前和期间的想法，以及这些想法在维持她吃甜点的过程中所起的作用。

我有一些来访者告诉我，他们喝酒的时候，"最终"会喝到晕倒，发生无保护措施的性行为，或不复习考试。事实是，人们不会"最终"去做这些事情。即使是转瞬即逝的，在行为之前几乎总是有一个想法，可以使功能失调的行为得以发生或为之辩护。帮助来访者确认他们在功能失调行为之前、期间和之后的认知扭曲，是帮助他们感到更有控制力和开始改变过程的重要一步。

练习6.3

作业：认知行为疗法练习

在继续下一章之前，请你花点时间来完成作业。

将所学应用于临床案例

完成以下练习。

练习6.1　　练习6.2　　练习6.3

将所学应用于生活

请你阅读"思维陷阱"相关资料。

作业1
确认你自己的认知扭曲

请你选择一到两个与你产生共鸣的思维陷阱，并为每个陷阱想一个你最近生活中的例子。在接下来的一周，看看是否能抓住你目前正在做的任何思维陷阱，并尝试完成"我的思维陷阱是什么"表格。

我的思维陷阱是什么		
情境	想法	思维陷阱（心理过滤，以偏概全，"全或无"思维，读心术，个人化，灾难化，预测未来，夸大和贬低，应该）

作业 2

在你逃避或冲动行事之前，先认清自己的认知扭曲

🎧 这个练习的指导性音频给你提供了一个我自己生活中的例子，我试图少喝咖啡的努力永远失败了。

请想一个你想改变自己行为的情境，在这种情境下，你不是在逃避就是在冲动行事。例如，我们大多数人都想多运动，少吃垃圾食品，或更有条理。请你选择这些问题中的一个或类似的问题。接下来，想一个具体的情境，比如你曾计划锻炼身体，但没有做到；你在决定不再吃垃圾食品时，却吃了整包薯片；你没有把账单或报告整齐地归档，而是把它们堆在桌子上。一旦选择了一个具体的情境，请回想一下，试着找出是什么想法让你不去锻炼，让你吃垃圾食品，或者让你在已经很乱的纸堆上再加一张纸。一旦确定了你的想法，请试着确定认知扭曲。

将所学应用于咨询实践

现在你已经有机会练习自己的想法了，让我们转向来访者的想法。

作业 3
尝试确定来访者对自己、他人或未来的想法

在接下来的几次咨询过程中,当来访者自发地提到一个想法时,请你问问自己这个想法是关于自己、他人还是未来。试着用来访者自发提到的三个想法来完成下面的表格。

来访者对自己、他人或未来的想法是什么		
来访者	想法	关于自己、他人还是未来

作业 4
帮助来访者识别他们的思维陷阱

选择一位容易识别自己想法的来访者,你认为他会发现思考陷阱的想法对他很有帮助吗?给他们提供"思维陷阱"的相关资料,你可以扫描前言的"在线资料"二维码,在手册中查看,并询问是否有思维陷阱能够适用于他们身上。如果这部分练习顺利,请你的来访者在下周确定并写下三个属于思维陷阱的想法。你可以使用"我的思维陷阱是什么"表格,扫描前言的"在线资料"二维码,在手册中查看。

回顾

请你回答每个议程下面的问题

议程一： 确认关键想法
- 关键想法的两个特征是什么？

议程二： 这个想法是对自我、他人或未来不切实际的评价吗
- 为什么识别关于自我、他人或未来的想法很重要？

议程三： 这个想法能解释来访者的情绪吗
- 你认为抑郁、焦虑、愤怒和内疚会伴随着什么样的想法？

议程四： 这个想法是否包含认知扭曲
- 解释三种认知扭曲。

对你来说，什么是重要的？

你想记住什么观点或概念？
你想把什么观点或技能应用到你自己的生活中？
在未来的一周，你想在咨询工作中尝试什么（选择一个具体的来访者）？

第七章

明确来访者的想法

你是否做了上一章的家庭作业呢？下面这个例子是我捕捉到的一个我的灾难性认知扭曲。我开车去和我不太熟悉的同事开会。我刚拿起咖啡，不到五分钟，就把大半杯咖啡洒在了我新的白衬衫上。你能猜到我的想法是什么吗？我想我看起来像一个很蠢的人，每个人都会认为我是不能自理的。然而，我只是简单地把我的外套穿到衬衫外面——虽然这不是很好，但肯定不是一场大灾难。你是否能够抓住自己的认知扭曲呢？你是否能够识别来访者关于自我、他人或未来的想法？

如果你做了家庭作业，请花点时间思考一下你学到了什么。如果你没有做作业，请回想一下上周发生的一段令人不安的经历。请找出你的想法，然后问问自己，我的想法是否包含对自我、他人或未来的不切实际的判断呢？它们是一种认知扭曲吗？

设置议程

在上一章中，我们重点讨论了在心理咨询过程中，如何决定哪些想法值得我们与来访者继续谈论下去。现在我们已经知道要寻找什么了，是时候开始学习如何寻找了。

议程一：识别自动思维
议程二：询问对来访者有帮助的问题
议程三：处理来访者脑海中的画面
议程四：使用额外的策略来识别想法

议程五： 选择提问方式
议程六： 将想法与情绪、身体反应和行为联系起来

议程实施

请记住，识别来访者的想法是为了了解某种情境对来访者有着什么意义，或他们是如何解释这种情境的。我们要帮助来访者识别他们的关键想法。简而言之，关键想法解释了来访者的情绪和行为，并且它是来访者对自我、他人或未来不切实际的负面评价。

当来访者开始识别他们的消极想法时，他们会有各种各样的反应。许多来访者在了解是什么导致他们的困难持续存在，并能够识别他们的想法、情绪、身体反应和行为之间的关系时，他们会更有掌控感。正如我们在第一章中所讨论的，这可以形成一个解离（defusion）的过程，在这个过程中，来访者意识到他们的自身感受比他们的想法更重要。然而，一些来访者意识到他们的想法有多么消极时，他们会变得更加痛苦。所以，咨询师有必要向来访者解释，尽管审视消极的想法可能很困难，但这是让情况变好的第一步。

议程一：识别自动思维

这听起来很简单，但如果我们想知道来访者在想什么，只需直接询问他们就可以了。下面这些的"可直接询问"的问题往往就是你所需要的。

	"可直接询问"的问题
一般探究性问题	• 你在想什么 • 你当时对自己说了什么 • 你的脑海中闪过什么画面
提示性问题	• 有什么其他想法吗 • 还有什么其他的吗
反思式问题	• 所以你在想……（重复最后一个想法） 通常情况下，只是重复最后的想法或陈述，就能鼓励来访者阐述更多的想法，然后咨询师就可以选择添加一个提示性问题
澄清式问题	• 关于这个想法，你能告诉我更多的信息吗

当我们询问来访者"你在想什么?"的时候,咨询师要用一种温和、充满好奇的语气,鼓励来访者去进行自我反省。此时,提及我们正在探索的来访者的情况通常是有帮助的。例如,方女士的咨询师问:"当你收到吃火锅的邀请时,你有什么想法呢?"请注意把握节奏,咨询师需要给来访者足够的思考时间。在来访者能够确定他们的想法之前,我们可能需要几个问题来引导他们。这是一个总结和使用反思性陈述的好时机。

让我们来看看第五章中开始与方女士一起工作的例子。她新学校的教导主任邀请她和其他新教师一起去吃火锅。我们了解这个情境(吃火锅的邀请),我们已经了解了她的情绪(紧张、担心和不知所措),我们已经知道了她的身体反应(胃痉挛和肩膀肌肉紧张),我们也已经知道了她的行为(把邀请放在一边,没有回应)。现在,我们想确定方女士的想法,特别是我们想帮助她确定她的关键想法。让我们看看如果方女士的咨询师使用"可直接询问"的问题会有什么事情发生。

咨询师: 方女士,你已经很好地识别了你的情绪、身体反应和行为。看看我们是否还能识别你的想法。当你被邀请去参加聚餐时,你的脑海中出现了什么想法呢?

请注意,咨询师在对话一开始就对方女士识别自己的情绪、身体反应和行为进行了积极的强化。随后,咨询师在问一个一般探究性问题之前,提到了当时的情境。

方女士:(停顿)我不知道,我就是不想去,其他新入职的老师都会参加。

"我不想去"的想法是方女士想做的行为,这是一个事实。"其他新入职的老师都会参加"的想法也是一个事实。这些想法不包含对自我、他人或未来不切实际的判断,它们不能解释她的情绪,也不包含任何认知扭曲。因此,方女士还没有确定一个关键想法。

咨询师: 听起来,你的一些想法是"我不想去""其他新入职的老师都会参加的"。(咨询师停顿)你还有其他想法吗?

咨询师首先进行总结，然后使用了一个提示性问题。

方女士：嗯，我就是觉得自己不能融入他们。

方女士开始识别她的关键想法。"我不能融入他们"是一个关于自我的想法，她的咨询师首先继续探索这个想法。

咨询师：还有其他与"我不能融入他们"有关的想法吗？

咨询师使用了另一个提示性问题。

方女士：我觉得我如果参加，就只会站在那里，会很尴尬，没有人会和我说话。我可能会变得非常焦虑，而且我可能会浑身冒汗。

这是一个来访者使用"我觉得/感觉"的例子，而方女士真正的意思是"我想"。当这种情况发生时，咨询师只需简单地重复这句话，说："你当时在想……"

咨询师：你当时在想，你只是站在那里就会显得很尴尬，没有人会和你说话，而且自己可能会浑身冒汗。

方女士：没错。不仅是他们不会和我说话，而是没有人会愿意和我说话。

在这一点上，方女士已经确定了一个关于自己的想法：我不能融入他们；关于自我和未来的想法：我站在那里会显得很尴尬，而且我可能会浑身冒汗；还有关于他人和未来的想法：没有人会愿意和我说话。

随后，方女士的咨询师问她是否愿意在"了解你的反应"表格上写下她的想法。有时来访者会喜欢写，有时来访者偏向让我来写。我认为这并不重要。如果我在写，那么我会一边写一边大声重复来访者的想法。写下来的过程可以促进解离，因为它会鼓励来访者去开始思考他们的想法，而不仅仅是体验他们的想法。

让我们一起来看看方女士的表格是什么样子的。

了解你的反应				
情境	情绪 （1~10分）	身体反应 （1~10分）	行为	想法
发生了什么 有谁参与 在哪里发生的 什么时候发生的	我有什么感觉/ 情绪	我的身体有 什么反应	我做了什么	我是怎么想的
年级主任邀请我 和其他三位新入 职的老师一起去 吃火锅	紧张（7） 担心（8） 尴尬（6）	胃痉挛（4） 肩膀肌肉紧 张（5）	还没有对邀 请做出回应	我不想去， 其他新入职的老师都会去； 我不能融入他们， 我只是站在那里就会显得很尴尬； 没有人会愿意和我说话， 我可能会浑身冒汗

议程二：询问对来访者有帮助的问题

有时候，当我们询问来访者在想什么时，他们会用一个不是关键想法的想法来回答。例如，吴先生去食堂吃午饭的时候感到非常尴尬。当他的咨询师问他在想什么时，吴先生回答说："我不知道，我只是觉得很尴尬。"此时，咨询师就需要问更多的问题来帮助吴先生确定他的想法。

这种情境对来访者意味着什么

了解某种情境对来访者的意义的一个方法是直接问他们。我们可以使用下列任意一种方式进行提问：

- 这种情境/情况对你意味着什么呢？
- 这种情境/情况对你、其他人或对未来意味着什么呢？
- （到底）是什么，让你在这种情境/情况下感到如此苦恼呢？
- 这种情境/情况对你来说有什么问题呢？

最初，我觉得用这些问题非常不合时宜。我的来访者刚刚告诉我他们情绪上出现的困难情境，而我却在问这对他们意味着什么，或者为什么这对他们来说是一个问题。然而，事实上我发现这些问题非常有帮助。像所有的问题一样，重要的是咨询师要用温和、好奇的语气来表达我们对了解来访者经历的渴望。

让我们回到方女士的案例中。她的咨询师决定使用刚才确定的额外问题来继续探索，这样可以确保咨询师自己完全理解为什么方女士对火锅聚餐的邀请会感到如此痛苦。

咨询师： 我想要确保我了解了是什么原因，让你在"邀请你去吃火锅"这件事上，感到如此苦恼。

方女士： 不是邀请，是和其他新入职的老师一起去。

咨询师： 那到底是什么，让你在"和其他新入职的老师一起去那里"这个情境下感到如此苦恼呢？

她的咨询师用了其中一个问题来继续探究这种情况对方女士意味着什么。

方女士： 这很难搞清楚。我想我不会融入其中，（停顿）我想我最大的恐惧是他们不会愿意和我做朋友。

咨询师： 听起来，你最大的恐惧是"他们不愿意和我做朋友"。

注意她的咨询师是如何总结方女士刚才所说的话的。

方女士： 是的，没有人愿意和我做朋友，我会一个人杵在那里。

在这个例子中，"那到底是什么，让你在这种情境/情况下感到如此苦恼呢？"这个问题帮助方女士弄清了她的潜在想法。让我们看看另一个例子，看看你可以如何使用这些问题。

轮到你了

这种情境对方女士来说意味着什么呢？

在第五次咨询中，方女士希望能够谈谈她在课间休息时的感受。方女士解释说，每天课间休息时，她都一个人站在学校操场上，不和任何人说话，并且她努力

第二部分　了解来访者的问题

装出一副是在监督学生的样子。方女士感到非常焦虑，她只想摆脱这个现状。她的咨询师认为这是一个可以用来进行咨询工作的很好的情境。她知道方女士的情绪（焦虑）和她的行为（她一个人站着），她想了解方女士的想法。

咨询师： 当你在课间休息时站在操场上，你在想什么呢？

方女士： （看起来很悲伤）其他老师都不跟我说话。

方女士的想法是一个事实，它并没有表明这种情境对方女士来说意味着什么。

在这三种可能的回应中，请你选择其中一种来帮助方女士确定这种情境对她意味着什么。

1. 请你帮我理解一下，"其他老师不和你说话"这个情景，对你来说是有什么问题吗？
2. 你有没有试着和他们交谈呢？
3. 当其他老师不和你说话时，你有什么感觉呢？

回应1是最好的答案，它可以帮助方女士确定这种情况对她意味着什么，也可以帮助方女士确定她的关键想法。回应2开始解决问题，而回应3则将咨询引向另一个方向。

咨询师： 请你帮我理解一下，"其他老师不和你说话"这个情景，对你来说是有什么问题吗？

方女士： 主要问题是我一个人站着，而其他老师都和朋友站在一起，而且他们在互相交谈。

在这三种可能的回应中，请你选择一个来帮助方女士探索这种情境对她意味着什么。

1. 当其他老师不和你说话时，你有什么感觉呢？
2. 你一个人站着，而其他老师和朋友站在一起，互相交谈，这对你意味着什么呢？

3. 当你说其他老师不和你说话时，有哪些老师是在课间休息的时候在外面呢？

回应2是最好的回答，它可以探讨这种情境对方女士来说意味着什么。如果你想确定她的情绪/感受，回应1是很好的；如果你想了解具体情况，则可以使用回应3。

咨询师：你一个人站着，而其他老师和朋友站在一起，互相交谈，这对你意味着什么呢？
方女士：这意味着其他老师不想和我说话，因为他们没有一个人尝试接近我。

此时，方女士已经识别了一个关键想法，这个关键想法解释了她在课间休息时的苦恼。她的关键想法"其他老师不想和我说话"是一个关于他人的想法。她的咨询可以继续使用"可直接询问"和"探索情境意义"的问题来探索方女士是否还有其他的关键想法。

当情境涉及另外一个人时

许多的困难情境都会涉及除了来访者之外的其他人。在这种情况下，对咨询可能有帮助的做法是，询问来访者，他们认为其他人的哪些行为说明了别人对自己有什么看法或有什么感觉。例如，在方女士的情境中，她的咨询师问道："你认为其他老师不和你说话意味着他们对你的感受是什么样的呢？"方女士回答说，她认为这意味着他们不想了解她，不想让她加入他们的圈子。

在这之后，一个有效的追问是，对来访者来说，是否有什么原因造成了对方有这种行为。例如，方女士的咨询师问她，是否有什么原因会导致其他老师不接纳她。方女士回答说，她很害羞和拘束，并且不会融入他们。

📄 **练习7.1**

聚焦于情绪

咨询师也可以通过询问与特定情绪相伴随产生的想法来探索来访者的想法。

我会用下面的问题与来访者探讨各种不同的情绪，包括悲伤、受伤、恼怒、失望、愤怒和焦虑。我经常让我的来访者花点时间，追溯他们脑海中的情境，并专注于这种情绪。随后，我会询问下列问题中的一个问题：

- 伴随着这种情绪/感觉的是什么想法呢？
- 帮我理解一下：当你有这种情绪时，你的脑海中会出现什么想法呢？
- 在你开始有这种情绪/感觉之前，你在想什么呢？或者说你的想法是什么呢？

下面的案例告诉我们应该如何使用上述这些问题。郑女士刚发现她住在城外的外祖父身体不舒服，她一直对自己过去几个月没有去看望他而感到无比的内疚。

咨询师：当你发现你的外祖父身体不舒服的时候，你的想法是什么呢？
郑女士：我只是觉得很内疚。
咨询师：你还有什么其他的想法吗？

咨询师开始使用"可直接询问"中的一个问题。当郑女士无法识别一个关键想法，却不断重复她的情绪时，咨询师决定尝试确定与郑女士的情绪相伴随产生的想法。

郑女士：没有，只是这种内疚感非常强烈，并且难以抑制。
咨询师：你能在脑海中回想一下，当你的妈妈跟你说外祖父身体不好的时候吗？
郑女士：当然可以，我记得非常清楚。
咨询师：你是否能把注意力集中在你的内疚感上呢？让你自己真正地感受到这种内疚感。（停顿）我在想，我这种内疚感会带来什么想法呢？
郑女士：我只是觉得一个孝顺懂事的外孙女会更经常地去看他。现在他病了，老了，我至少应该定期给他打个电话。

📺 视频7.1 识别想法

忧虑清单

当来访者处于情绪困扰中的情境时，他们往往会产生担心。担心是焦虑的一个重要组成部分，但那些感到抑郁、内疚、羞愧和愤怒的来访者也经常感到担心。担心是指预期坏事会发生。当我的来访者感到焦虑或担心时，我会首先列出他们担心会发生的所有"坏事"。清单越具体，就越有用。请你记住，我在寻找我的来访者所预期发生的事情，而不是他们期望有什么感觉/情绪。例如，"我担心我在做演讲的时候会很焦虑"，或者"我担心我的演讲会不顺利"，这些担忧不如"我担心我会忘记我的演讲内容"来得具体。

下面列出了一些很好的问题，这些问题可以用来探讨来访者对于将要发生什么的具体情况的担心或焦虑：

- 你在焦虑或担心会发生什么吗？
- 有什么是你特别担心会发生的吗？
- 可能发生的最坏情况是什么呢？或者说最坏的结果是什么呢？
- 在你预期中，会发生什么呢？

方女士的咨询师意识到，她并不能完全理解方女士在聚餐时所担心发生的事情。咨询师说："我可以看出来，你对去火锅店聚餐感到很焦虑。我想如果我们能把你担心会发生的事情列出来，包括会发生的最坏情况，这或许会对你有帮助。"于是，他们一起列出了下面的清单：

当我到那儿时，大家都在互相聊天，没有人会跟我打招呼。如果我接近其中一位新入职的老师，她会不理睬我。

我将会一个人站在那里，没有人可以说话。

如果我走到其他老师面前，和他们打招呼，我将会没有话题和他们聊。

在我脑海中的清晰画面是，我站在蘸料台旁边，看起来非常不知所措，手里拿着一个杯子。我看到自己一个人站在那里，而其他人都在一起聊天。

列出一份具体的忧虑清单是管理焦虑的一个非常有用的工具。通常来说，当来访者看到他们的担忧被写出来时，他们会意识到有些担忧是不切实际的。

我想让你尝试做一个小练习。请想一件即将发生的、让你有些焦虑或担心的事情。现在，请写下你所担心可能发生的每一件坏事，然后看一下这个清单。尽量让你的忧虑清单变得具体且有针对性。这样，你的担心是否变得更容易管理了呢？也许在你的担心中，有一些是合理的，在这种情况下，你可以开始着手解决问题。制定一个忧虑清单，可以帮助你把焦虑从一大堆坏情绪变成可以开始解决的具体问题。这是在你的自动消极路径上按下暂停键的另一种方式。

练习7.2

议程三：处理来访者脑海中的画面

认知行为疗法中一些最令人兴奋的工作涉及处理来访者脑海中的画面（Hackmann, Bennett-Levy, & Holmes, 2011）。所以，想象可以是一个非常有用的工具，它能够帮助来访者识别他们的关键想法。

使用想象力来重现情境

有时，当我们询问来访者"你当时在想什么呢？"时，他们会回答说："我不知道。"这个时候，我通常会从"可直接询问"的问题清单中选一个问题来跟进。我可能会说："你脑海里有什么想法吗？"通常这就足以促使我的来访者开始谈论他们的想法，但有时他们仍然会说"我不知道"，或者告诉我一个非关键想法。帮助来访者识别他们想法的一个方法是请他们花点时间，想象自己回到那个情境中。当来访者想象自己回到当时的情境中时，他们当时出现的一些感受就会回来，这样他们就能更好地了解自己的想法。

当我们用想象力重现一个情境时，可以使用我们的五种感官，让来访者想象看到那个情境，和在那个情境中听到的任何一句话或环境中的任何其他声音，往往是重现那个情境的最有效方法（Richardson, 1999）。

下面的案例说明了用想象重现情境是如何帮助梁先生识别他的想法的。梁先生刚结婚，有一个两个月大的孩子。他过去有酗酒的问题，现在正在尝试适量饮酒。他来咨询时说他"搞砸了"。梁先生告诉他的咨询师，几天前的晚上，他和朋友们去酒吧喝酒。回到家后，他因喝了三杯苏格兰威士忌而感到非常沮丧。

梁先生： 我回到家后非常沮丧，那时，我只是想着如果我喝了酒，就会感觉好些。

此时，没有唯一正确的回应方式。在解决饮酒问题之前，梁先生的咨询师想了解在酒吧里发生了什么，让他变得如此沮丧。

咨询师： 当你和朋友们出去的时候，你还记得当时的情绪吗？
梁先生： 很正常，有点沮丧。
咨询师： 那么，你的想法呢？
梁先生： 没什么，就是和朋友们一起出去玩。

认知行为疗法理论告诉我们，如果来访者变得很痛苦，那么就一定会有一个想法加剧了这种痛苦。梁先生的咨询师想继续探索梁先生到底在想什么才会导致他感到如此沮丧。

咨询师： 我在想，我们是否可以回到酒吧里的情境，试着找出当时发生了什么事情，特别是要关注你的想法和情绪。在你开始感到沮丧之前，你记得有没有什么特别的事情发生吗？
梁先生： 我的朋友们都在谈论篮球比赛，那场比赛我没有和他们一起去看，因为比赛当天晚上我必须留在家里陪我的孩子。我的朋友们在喝酒，他们在讨论着一些计划，这些计划我知道是我无法参与的，因为我周末要和我的妻子和儿子在一起。
咨询师： 你能回到你脑海中的那个夜晚吗？请你花点时间看看酒吧，看看周围，（停顿）看看朋友们的脸。你能听到他们正在谈论他们去看的比赛吗？现在听到他们在谈论其他的计划。请你花点时间去想象自己真正回到了在酒吧的情境。看看你是否能记起你的朋友们在谈论时，那时你的脑海里，在想什么。

咨询师同时使用了视觉和听觉的想象。

梁先生： 我想我开始觉得他们玩得很开心，而现在我所做的只是给孩子换尿布和自己的工作。我感觉我的生活走入了死胡同。我妻子再也不想和我进行夫妻生活了，她只是抱怨她有多累。

一旦梁先生能够识别他的想法，他的抑郁症和酗酒就更可以说通了。

探索画面或图像

强烈的负面情绪往往会在脑海中伴随着强烈的情绪诱导画面出现。例如，害怕蜘蛛的来访者的脑海中往往有巨大的、可怕的蜘蛛的图像（Pratt, Cooper, & Hackmann, 2004），而有社交焦虑的来访者往往有自己在社交场合的负面的画面（Hirsch, Clark, Mathews, & Williams, 2003）。画面也可以是关于过去的。人们早就知道，患有创伤后应激障碍的病人经常以闪回形式在眼前出现创伤事件的侵入性图像。研究人员和临床医生发现，有各种问题的来访者都会有过去事件的侵入性图像，这些图像导致了他们的痛苦（Wheatley & Hackmann, 2011）。

一些来访者可以很容易地识别这些事件的画面或图像，然而，许多来访者只有在被明确问到这些画面或图像是否伴随着他们的情绪反应出现时，才会意识到它们的存在（Brewin, Christodoulides, & Hutchinson, 1996）。在我的文章《将图像纳入思想记录》（*Incorporating Imagery into Thought Records*, Josefowitz, 2017）中，我描述了不同类型的提问方式，可以帮助来访者识别他们所处的画面或图像。你可以扫描前言的"在线资料"二维码，在手册中查看"识别来访者图像的提问方式"相关资料。

从一个一般性问题开始。你有任何与这种情境相关的图像或画面记忆吗？当你想到这种情境时，它有唤起了任何图像或画面记忆吗？

探索忧虑。许多焦虑的来访者对他们所担心会发生的事件有非常清晰的画面图像。如果来访者有最糟糕的情景，一定要问他们是否真的在脑海中看到它的发生。

询问伴随着来访者感受出现的图像或画面。你有任何伴随情绪而出现的图像或记忆吗？当你有这种情绪/感觉时，在脑海中你看到过自己或他人的图像或画面吗？

询问伴随着来访者口头想法的图像或画面。来访者经常有关于自我的想法（我不能融入他们），关于他人的想法（我父亲总是批评我），以及关于未来的想法（我的老板会拒绝支付我的加班费）。这种时候，咨询师可以问："当你有这种想法时，你看到或想象到发生了什么吗？你的脑海中是否存在有关你自己或对方的图像或画面呢？你看到自己或对方在做什么或说什么吗？"

有些来访者描述的图像或画面会非常详细和精致。许多来访者会给自己讲冗长、复杂的故事，其他来访者则有非常简短的、转瞬即逝的画面。你可以试着注意自己想象的图像或画面。

方女士有一个非常清晰的画面：她站在火锅店的蘸料台旁边，看起来非常不知所措。她手里拿着饮料，身上微微出汗。方女士独自一人，其他人都在一起愉快地聊天。方女士的咨询师问她，画面中是否有任何声音，或者她是否听到了什么。方女士说，她能听到其他老师谈笑风生，而她却在群体之外，无话可说。

图像或画面拥有压缩的意义。一旦咨询师确定了来访者的图像，就可以询问这些画面对来访者自己、他人或未来意味着什么。通常情况下，图像或画面与关键想法持有相同的意义，并且会加强关键想法（Josefowitz，2017）。在方女士的案例中，她描述的画面加强了她的关键想法，即没有人愿意和她说话，她会不能融入他们。

练习7.3

视频7.2 用图像或画面来探索来访者的想法

议程四：使用额外的策略来识别想法

来访者的希望、疑问和情绪变化也可以让我们了解他们的想法。

当想法是希望或疑问时

作为希望或疑问的想法会给咨询带来独特的挑战，因为它们不能清楚地解释情境的含义。这意味着，要识别一个关键想法，咨询师需要不断探索来访者与希望和疑问有关的想法。下面是我给出的几个例子。

杜先生非常抑郁。当他的咨询师问及他的想法时，他悲伤地叹了口气，说他真的希望将来有一天能有孩子。这种带有希望的想法并不是导致他抑郁症的原因，因为如果杜先生真的有希望，他就不会感到抑郁。当来访者感到抑郁或焦虑时，他们有时会把他们感到绝望或担心的事情作为希望来表达。于是，杜先生的咨询师追问道："我听到你说，你希望自己能有孩子，你担心这不会发生吗？"杜先生泪流满面，回答说："是的，我认为对我来说，拥有孩子是很难实现的，而这于我而言却是最重要的事情。"杜先生的想法"我要孩子是很难实现的"开始解释他的悲伤。

　　程女士也很抑郁。当她的咨询师问及她的想法时，她变得泪流满面，说她一直在想她的丈夫会不会离开她。问题是，我们不能为一个疑问句来寻找证据，我们需要一个陈述句来寻找证据。我们可以通过重新措辞或探讨来访者会如何回答这个问题，把疑问句变成陈述句。例如，程女士的咨询师重新表述了她的问题，并询问程女士："你是不是在想，我的丈夫会离开我。"

　　让我们看看吴先生的咨询师是如何帮助他进一步探索一个以疑问形式出现的想法的。大约在一周前，吴先生的老板要求他和一些资历较浅的同事一起做一个新项目。但吴先生迟迟不肯联系他们。吴先生能够识别他的感受，并告诉咨询师他感到尴尬（8分）和焦虑（8分）。他的咨询师接着问他在想什么。

吴先生： 我一直在想，为什么我没有得到晋升？
咨询师： 当你想到"为什么我没有得到晋升"时，你在脑海里是怎么回答这个问题的？
吴先生： 我想，我认为我只是能力不够。
咨询师： 所以你给自己的一个答案是，我只是能力不够。你还会给自己其他答案吗？
吴先生： 嗯，我还认为我的同事和老板不尊重我，也不尊重我的工作成果。

　　当咨询师开始探讨吴先生会如何回答这个问题时，吴先生开始识别关于自我的想法："我能力不够"，以及关于他人的想法："我的同事和老板不尊重我，不尊重我的工作成果"。

练习7.4

利用来访者情绪的转变

　　当来访者谈到一个困难的情境时，他们往往会变得情绪化。来访者的情绪转变通常会伴随着对自我、他人或未来的重要思考。例如，如果来访者看起来很悲伤、脸红，或变得激动，这是一个可以"捕捉"重要想法的机会。我通常会说："我注意到你看起来很不安，你在想些什么呢？"

让我们来看一下方女士在第六次咨询中谈论到的一个情境。方女士在咨询中说她想谈谈她与丈夫的关系。方女士以一种非常平静的方式开始，她说，昨天晚上她说她很累，想早点睡觉。她的丈夫变得很恼火，并告诉她，她总是很累，再也不想做任何有趣的事情了。当方女士在描述她丈夫的反应时，她开始流泪。她的咨询师想要确定方女士在情绪变化时的想法。

咨询师： 当你想到你丈夫说的话时，你满脸都是泪水。

方女士： 是啊，听到他说我再也不想出去了，真是太痛心了。

咨询师： 我想知道，你刚才流泪的时候，你心里在想些什么呢？

方女士：（看起来非常伤心，眼泪更止不住了）我想，如果我不变得更有趣一些，他就会离开我，我就会变成孤身一人。

轮到你了

注意吴先生的情绪变化

到目前为止，吴先生主要关注的是工作问题。在第七次咨询中，他进来告诉咨询师，他最小的侄女可能得了重病。吴先生用平静的声音解释说："当我想到我的侄女可能会生病时，我知道整个家庭都必须找到一种方法来应对，尽管这会很难。"然后他继续说：

吴先生： 星期一，当我们拿到化验结果后，就能确定我侄女是否患病。（吴先生的声音有些嘶哑，他深吸了一口气，看起来非常不安。）

咨询师该如何利用吴先生的情绪转变来帮助他确定自己对化验结果的想法呢？请你从下面三个可能的回应中，选出一个能帮助吴先生确定他的想法：

1. 这个情况太困难了，我希望你能照顾好自己。
2. 你刚才看起来很沮丧，我想知道，当你想到拿到化验结果时，你心里在想些什么呢？

3. 我可以看出来你很难过，但我也听到了应对对你来说有多重要。那么，你是如何应对这件事的呢？

回应2是最有可能引导吴先生找出伴随他情绪变化的想法。在回应1中，咨询师试图提供支持，但并没有询问吴先生的想法，而且给出了吴先生没有要求的建议。在回应3中，咨询师试图表现出共情，然后在对问题没有一个良好的定义的情况下就开始解决问题。

议程五：选择提问方式

咨询师很难判断该用哪个提问方式来帮助来访者，而且在这方面似乎没有正确答案。下面是对我使用的提问方式的总结，我将它们按照我使用的常用顺序进行排序。最初你可能会发现，在咨询过程中把这个清单放在你身边是很有帮助的。你可以扫描前言的"在线资料"二维码，在手册中查看"识别来访者想法的提问方式"的相关资料。这些问题你用得越多，在你下次使用它们的时候，你就会变得越自然。

- 你在想些什么呢？你还有其他的想法吗？
- 当来访者的情绪发生变化时，询问他们在情绪发生变化之前在想什么。
- 这种情况对你意味着什么呢？或这种情况对你自己、他人或你的未来意味着什么呢？
- 这种情况对你来说有什么问题吗？
- 有哪些想法是随你的感受而生的呢？
- 让我们把你的烦恼列一个清单，你认为最坏的情况是什么样的呢？
- 在你的脑海中，你会想象到任何画面或图像吗？
- 如果这个想法是一个疑问句，那么，在脑海中你会如何回答这个问题呢？
- 如果这个想法是一个希望，那你在担心什么呢？

让我们用其中的一些问题来帮助我的一位28岁的来访者丁先生，识别他的想法。丁先生来咨询的主要议程是解决他与新女友关系的焦虑。丁先生不明白自己为什么会如此焦虑。我们首先确定了他感到焦虑的情境。丁先生告诉我，他的女朋友很少在言语上对他表达爱意，她几乎从来没有说过她想念他，或她很高兴见到他。丁先生描述了他刚刚收到的一条短信，她说："今晚吃饭时见。"当他谈到他女朋友的行为时，难过得就快要哭了。下面的对话向你展示了我是如何探索他的想法的，然而，也许还有其他可能会帮助到来访者的回应。当你读完这段对话时，请思考一下你会怎么说。

咨询师： 当你收到这条短信的时候，你当时的想法是什么呢？

丁先生： 我不知道，只是收到这样的短信让我感觉不太好（眼睛里充满了泪水）。

我先是用了一个"可直接询问"的问题。然而，丁先生的回答并不是一个关键想法，所以我想尝试用另一种方法来探索他的想法。

咨询师： 我看到你快要哭了，你的脑海里有闪过什么想法吗？

我注意到了他情绪的转变，并且认为这可能预示着一个重要的想法。

丁先生： 我知道她在我跟谈恋爱之前和另一个男人交往了两年。我一直在想，她对待前男友也是这样的吗？

丁先生的第一个想法是一个事实：她在我之前有一段两年的恋爱经历。他的第二个想法是一个疑问句：她对待前男友也是这样的吗？我选择探索丁先生对这个问题的想法，因为这个想法似乎带有更多的情感。

咨询师： 那么，对于"她对待前男友也是这样的吗？"这个问题，你有答案吗？

丁先生： 我认为她对待前男友的方式不同，不然这段感情也不会长久。

我想探讨一下，他认为女朋友以不同的方式对待她的前男友，这对丁先生来说意味着什么。

咨询师： 如果她确实以不同的方式对待前男友，这对你来说意味着什么呢？

第二部分　了解来访者的问题

丁先生：她不像关心前男友那样关心我，也许她根本就不关心我。

这时，丁先生开始更加激动地谈论着他的担心：他的女朋友对他们的这段感情没有用心，他对他的女朋友来说不是很重要。

议程六：将想法与情绪、身体反应和行为联系起来

在咨询的这一节点上，我们已经确定了一个对来访者来说有问题的特定情境，并且我们已经使用四因素模型探索了来访者的反应。确定四个因素之间的关系，为来访者提供了一个结构，这个结构可以帮助他们了解是什么让他的问题一直存在，并为我们提供一种去更好安排来访者咨询方案的方法。这就是书面表格"了解你的反应"的用武之地了，我们和来访者之间有一份咨询文件，我们可以在制定模型时查看这份文件，并用它来了解有哪些因素造成了这个问题。

我首先会请来访者看一下"了解你的反应"表格，并询问他们是否看到这四个因素之间的联系。通常情况下，来访者会自发地说，他们所做出的反应更有意义，或者鉴于他们的想法，他们的情绪或行为更有意义。如果来访者没有看到他们的想法和情绪、身体反应和行为之间的联系，我会给他们指出来。例如，我可能会说："当我看到你的想法时，我觉得你会有（一种感觉，例如，抑郁），或者（一种行为，例如，拖延）。我这么说你是否能理解呢？"如果我的来访者同意我的说法，我就让他们用自己的话来解释这四个因素之间的联系。

让我们看看方女士完成的"了解你的反应"表格，看看我们如何帮助她了解她的困难。

了解你的反应				
情境	情绪 （1～10分）	身体反应 （1～10分）	行为	想法
发生了什么 有谁参与 在哪里发生的 什么时候发生的	我有什么感觉/情绪	我的身体有什么反应	我做了什么	我是怎么想的
年级主任邀请我和其他三位新入职的老师一起去吃火锅	紧张（7） 担心（8） 尴尬（6）	胃痉挛（4） 肩膀肌肉紧张（5）	还没有对邀请做出回应	我不想去， 其他新入职的老师都会去； 我不能融入他们， 我只是站在那里就会显得很尴尬； 没有人会愿意和我说话； 我可能会浑身冒汗

咨询师： 让我们来看看你写了什么。（方女士和咨询师看着表格）当你看着它的时候，你注意到这四个因素之间是否有什么联系呢？

方女士： 有点……我没有意识到我有这些想法。

方女士的咨询师想要对方女士识别自己的想法这一行为进行正强化。咨询师希望方女士自己把她的想法与她的情绪和行为联系起来，而不是直接告诉她。

咨询师： 你在识别你的想法方面做得非常好。你看到你的想法和你的情绪、身体反应和行为之间的联系了吗？

方女士： 我看到了。对我来说，如果所有这些想法都在我的脑海中出现，我就会感到焦虑，这个发现对我来说是重要的。

咨询师： 我认为你是对的，而且你说得很好。这些想法确实解释了你的情绪。

请注意，方女士的咨询师是如何强化方女士对她的想法和情绪之间关系的理解的：咨询师告诉方女士，她很好地阐述了这种关系，而且她重复了这种联系。

此时，方女士的咨询师会提出验证她的想法的提议，来看看是否有任何证据可以支持她的信念。在下一章中，我们将讨论如何为来访者的想法寻找证据。

我是否总是探索所有情境的四个因素

针对大多数来访者，我会使用"了解你的反应"表格。然而，我们可以先从关注来访者问题的一个方面开始。例如，你还记得第五章中我的来访者李女士吗？她对她儿子不做作业和家务感到愤怒。我们开始时只是探寻导致她生气的情境。对于其他来访者来说，如果行为不是当下问题的一部分，我就会从探索情绪、身体反应和想法开始。一旦我的来访者理解了情绪与想法的联系，我们就会进一步探索他们的行为。

评估来访者的表格

我用包含五个标准的核对清单来评估我是否需要花更多的时间来探索来访者的"了解你的反应"表格中的任意内容。如果来访者认为完成表格对他们来说没有帮助，我就会检查他们有没有按要求完成；如果完成得不好，我就会继续就这个表格和来访者一起工作。你可以扫描前言的"在线资料"二维码，在手册中查看"了解你的反应"核对清单。

- 这个情境是对所发生事情的事实描述，还是说它包括情绪、身体反应、行为或想法？
- 这种情绪准确地来说是一种感觉，还是一种想法或行为？
- 来访者是否对他们的情绪和身体反应进行评价？
- 这种行为是一种对事实的描述，还是包括情绪、身体反应或想法？
- 这些想法是关键想法吗？
- 这些想法是关于自我、他人还是未来的吗？
- 这些想法与来访者的情绪有关吗？

我是如何使用正念的。 正念包括以一种非评判性的、好奇的方式去关注你当下内心正在发生的事情，注意到这种体验并给它贴上标签。要求来访者识别他们的想法、情绪和身体反应会鼓励他们有意识地注意到他们的经历。前面我们谈到了解离作为改变催化剂的重要性。在解离过程中，来访者意识到他们与自己的内心体验是不一致的。解离是一个过程，在这个过程中，你的想法、情绪和身体反应都会被接纳，并因好奇而被注意到，而不是对其做出反应。当来访者开始完成"了解你的反应"表格的时候，他们是在探索和记录他们自己的经历，而不是改变它们。你可以使用我在这几章中使用的提问方式来探索来访者的情绪、身体反应和想法。这些提问方式作为一种结构，鼓励咨询师对来访者的经验进行好奇的、非判断性的探索。你越能培养一种好奇的态度，并为来访者提供空间来探索他们的情绪、身体反应和想法，咨询对来访者来说就会越有帮助，来访者也就能更好地从他们的情绪和想法中解脱出来。

📄 练习7.5

作业：认知行为疗法练习

在继续下一章之前，请你花点时间来完成作业。

将所学应用于临床案例

完成以下练习。

📄 练习7.1　　练习7.2　　练习7.3
　　练习7.4　　练习7.5

将所学应用于生活

在你尝试完成整个"了解你的反应"表格之前,练习并识别你的想法和感受是有帮助的。

作业 1
识别你自己的情绪和想法

在接下来的一周里,请选择两个你至少有中等强烈的负面反应情境,描述当时的情况,识别并评价你的情绪/感受,然后使用"识别来访者想法的提问方式"来识别你的想法。在"我的情绪和想法是什么"表格上记录你的回答,你可以扫描前言的"在线资料"二维码,在手册中查看该表格。

我的情绪和想法是什么		
情境	情绪(0~10分)	想法
发生了什么 有谁参与 在哪里发生的 什么时候发生的	我有什么感觉/情绪	我是怎么想的

作业 2
完成"了解你的反应"表格

一旦你练习了"我的情绪和想法是什么"表格,你已经为尝试完成整个"了解你的反应"表格做好了准备。你可以使用下表或扫描前言的"在线资料"二维码,在手册中下载表格。一旦你确定了自己的想法,问问自己这些想法是关于自我、他人还是未来的。

了解你的反应				
情境	情绪 （1～10分）	身体反应 （1～10分）	行为	想法
发生了什么 有谁参与 在哪里发生的 什么时候发生的	我有什么感觉/情绪	我的身体有什么反应	我做了什么	我是怎么想的

将所学应用于咨询实践

是时候尝试你刚刚做过的练习了，但这次是和来访者一起。

作业 3
识别来访者的情绪和想法

选择一个愿意配合的来访者，并遵循以下步骤完成作业：

- 找出一个有问题的情境。
- 向来访者介绍你在作业1中完成的"我的情绪和想法是什么"表格，并向来访者解释说你想用它来帮助识别来访者的情绪和想法。
- 识别并给来访者的情绪打分。
- 使用"识别来访者想法的提问方式"。
- 帮助来访者把他们的想法和他们的情绪联系起来。

作业 4
与来访者一起完成"了解你的反应"表格

如果上一个的练习进展得顺利，请与来访者一起尝试"了解你的反应"表格。在第一次尝试的时候，你可能会感到尴尬，并且担心来访者的反应。这是对尝试新

事物的正常反应。但是，请试着把你的担心放在一边，把注意力放在任务上。

回顾

请你回答每个议程下面的问题。

议程一： 识别自动思维
- 识别消极自动思维的最直接的方法是什么？

议程二： 询问对来访者有帮助的问题
- 你该如何询问某种情境对来访者有什么意义？

议程三： 处理来访者脑海中的画面
- 关于询问来访者脑海中的画面，你可以问哪两个问题？

议程四： 使用额外的策略来识别想法
- 如果一个想法是疑问句或是希望，你该如何进一步探索它？

议程五： 选择提问方式
- 你可以用哪些问题来帮助来访者识别他们的想法？

议程六： 将想法与情绪、身体反应和行为联系起来
- 为什么看一下这四个因素之间的关系是有帮助的？

对你来说，什么是重要的？

你想记住什么观点或概念？

你想把什么观点或技能应用到你自己的生活中？

在未来的一周，你想在咨询工作中尝试什么（选择一个具体的来访者）？

第三部分

认知和行为
干预措施

第八章
寻找证据，建立平衡思维

在第七章中，我们介绍了如何帮助来访者识别他们的想法，你有机会注意到自己的想法吗？你有向来访者询问他们的想法、感受和身体反应吗？你在这之中发现了什么？

如果你没有完成家庭作业，请你回想在上周发生的事情中，有没有一次令你烦恼的经历，并试着在这个经历中识别你的感觉、身体反应和想法。这个情境对你来说有什么意义？如果出现最坏的情况，你认为是什么呢？在你的脑海中会有什么画面出现吗？

设置议程

在本章中，我们将在"了解你的反应"表格的基础上，学习如何处理思维记录表。你将邀请来访者检查与他们的消极想法相关的证据，并在考虑到所有证据的基础上，帮助他们形成一个平衡的想法。这个过程叫作认知重构（cognitive restructuring）。

议程一：了解思维记录表
议程二：向来访者解释"寻找证据"的概念
议程三：寻找支持消极想法的证据
议程四：寻找反对消极想法的证据
议程五：培养平衡思维

议程实施

在第五章里，我们讨论了来访者有一个反复使用的自动消极路径（automatic negative path），他们沿着这条路径往下走，最后形成一个由感觉、身体反应、行为和想法组成的无底洞。暂停来访者的自动消极反应的方法之一，是使用四因素模型帮助来访者理解他们的反应，使他们更能觉察到自己的反应。一旦来访者能够更加觉察到他们的感受、身体反应、行为和想法，他们就已经做好了积极改变消极路径的准备。帮助来访者改变的一个方法是要求他们退后一步思考，检查有什么证据可以支持他们的想法。消极的想法就像思维习惯，我们如果假设它们是真实的，就不会停下来质疑它们是否有意义。然而，习惯是可以被改变的。寻找证据为培养新的、更积极的、基于现实的思维习惯提供了改变的初始点。

议程一：了解思维记录表

思维记录表本质上是一种帮助来访者为他们的关键想法（hot thoughts）寻找证据的基本结构。思维记录表是一个表格，来访者常常用这个表格来确定一个有问题的情境，然后记录他们对该情境的感受和想法。随后，来访者会关注其中一个想法。为了保证思维记录表有效，来访者选择的想法必须是一个关键想法——一个与高强度的负面情绪有关的想法。一旦来访者确定了想要探索的关键想法，他们就会寻找支持和反对他们想法的证据。在来访者检查完证据之后，他们会培养出一个新的、更平衡的或替代的想法。

我们可以使用"了解你的反应"表格作为思维记录表的前五栏。虽然许多思维记录表都包括身体反应和行为，但在实践过程中是否要包括这些，需要根据咨询师的临床判断。思维记录表也经常要求来访者指出他们对自己平衡想法/思维的相信程度，并在寻找证据和培养平衡思维/想法后重新评估自己的感受，然而，这并不是必须的。

下面，我将使用"检验想法的真实性"表格，帮助来访者寻找证据并培养平衡的想法。

检验想法的真实性	
我要检验的想法	
支持我的想法的证据	反对我的想法的证据

在看完所有证据后，我的总结或想法

我有多相信我的新想法（0~10 分）

我如何评价我现在的情绪

当来访者被要求审视有关他们想法的证据时，他们的自动消极反应会停止，并开始一个自我反省的过程，这个自我反省过程会与他们最初的消极想法保持距离或去中心化。当来访者审视自己想法的证据并创造自己的平衡思维/想法时，他们就会培养出新的思维方式，这也就意味着，他们对世界和自己的态度就不会那么极端。新的思维方式开启了行为改变的可能性，并且有相关研究证据清楚地表明，这种认知重组的过程与缓解抑郁和焦虑有关（Beck & Dozois，2011）。

以下是完成思维记录表的步骤摘要。用斜体表示的步骤是常见的，但不是该过程的必要步骤。

1. 确定一个问题情境。
2. *识别并评估情绪。*
3. *识别身体反应。*
4. *识别行为。*
5. 识别想法。
6. 选择一个关键想法（一个与消极情绪和对自我、他人或未来消极评价有关的想法）。
7. 寻找支持和反对关键想法的证据。
8. 在所有证据的基础上创造一个平衡的或替代的想法。
9. *评价你对新的平衡想法的相信程度。*
10. *在审视证据之后，评价你现在的感受。*

虽然以书面形式将来访者的思维记录下来并不是必需的，但是咨询师可以将寻找想法的证据作为咨询中的一部分来进行。然而，我还是会鼓励你使用"了解你的反应"和"检验想法的真实性"这两个表格作为书面工具。以书面形式呈现的思维记录表提供了一个参考结构，这个结构可以让识别想法和寻找证据的过程变得非常具体。一些咨询师更倾向于使用空白的七栏式的思维记录表来识别四个因素、寻找证据和培养平衡想法（Greenberger & Padesky，2016）。我个人更倾向于把思维记录表分成两个阶段，首先使用"了解你的反应"表格，然后再用"检验想法的真实性"表格。你可以扫描前言的"在线资料"二维码，在手册中下载。

尽管寻找证据是一种强有力的干预措施，但在咨询中，如果我们试图通过只寻找一次证据就改变长期存在的消极想法，这是不合理的。来访者需要在一段时间内完成许多思维记录表，来改变他们的消极思维模式。虽然来访者的想法在不同情境下有些不一样，但大多数来访者都存在反复出现的消极思维模式。如果咨询师在某一种情境下确定了来访者的想法，这些想法很可能会在其他情境下反复出现。这意味着，咨询师在一种情境下完成的思维记录表通常与其他情境有关。

选择一个关键想法

有些来访者存在一个起支配作用的消极关键想法，这个消极关键想法与他们的情绪困扰密切相关，这就是咨询师需要关注的。然而，来访者可能有不止一个关键想法，例如，我是一个不合格的母亲，我的伴侣不爱我。在这种情况下，来访者需要选择在接下来的咨询中围绕哪一个想法来工作，因为我们一次只能检验一个想法的证据。如果来访者有一个以上的关键想法，我会问："你认为哪一个想法是最核心的，或者对你来说是最重要的，我们需要对它进行检验？"我发现另一个很有帮助的提问方式是："你认为哪个想法与你最强烈的负面情绪关系最密切？"来访者通常知道他们需要关注的是哪个想法。我们大多数的消极想法都是重复的。如果来访者选择检查"我是一个不合格的母亲"，她将有另一个机会来检查"我的伴侣不爱我"。

什么是苏格拉底式提问

所有的认知行为疗法书籍都谈到了苏格拉底式提问的重要性。这个术语来自希腊哲学家苏格拉底。苏格拉底式提问是一种带有技巧性的提问方式，它可以帮助来访者检验想法背后的假设，这个提问过程需要考虑他们曾经忽视的情境的方方面面，或者从不同的角度理解他们的情况。有效的苏格拉底式提问会使用以下两种类型的干预措施。第一种是使用开放式问题，它可以帮助来访者将他们的自动思维暂时放下，并从新的角度考虑他们的问题。第二种是总结来访者刚才说的话，然后停顿一下，给来访者足够的反应时间。多年来，我发现总结并提出问题，并帮助来访者得出自己的结论，比告诉来访者该怎么想更有效。如果我可以在我所有读者的头上贴一张便利贴，上面将会写着：

> 你自己得出的结论比别人告诉你的更有说服力。

议程二：向来访者解释"寻找证据"的概念

一旦来访者确定了一个关键想法，咨询师需要向来访者解释"寻找证据"的概念。从本质上讲，我们需要教来访者检查他们的想法是否有效，而不是把想法当作事实进行陈述。来访者需要学会退一步思考，在他们和自己的想法之间拉开一些距离，或者从想法中脱离出来。我的来访者几乎总能立即掌握寻找证据的概念，尽管有时他们向我保证，他们知道自己的消极想法是准确的。以下是我向来访者解释寻找证据时通常使用的方法（你可以扫描前言的"在线资料"二维码，在手册中找到一份副本）：

你在识别自己的想法方面做得非常好，并且你找到了导致你感觉不好的消极想法。我在想，你是否愿意退一步审视你的想法。我想看看支持你消极想法的证据，也看看反对你消极想法的证据。消极的想法就像思维习惯。我的意思是，它们是你习惯的思维方式，但你没有检查它们是否准确。当我们寻找证据时，我希望我们关注事实。这样，我们就可以评估你思想的准确性。你觉得这样可以吗？

我们需要挑选一个我们想要检查的想法。我想回顾一下你认为与你的负面情绪相关的想法，看看我们能否在其中选出一个对你来说最重要的想法，或者能够给你带来最强烈的负面情绪体验的想法。

轮到你了

请你使用想象练习：向来访者解释寻找证据

🎧 我想让你练习向来访者解释为一个关键想法寻找证据。你可以扫描前言的"在线资料"二维码，听指导性的音频文件。

议程三：寻找支持消极想法的证据

如果咨询师需要帮助来访者重新评估他们的消极想法，就需要了解来访者用来支持这些消极想法的证据。许多来访者发现，写下或大声说出证据，可以让这个过程更容易操作。这样的形式将消极想法变成一个我们可以谈论的事实，而不是停留在脑海中的东西。重要的是，咨询师要对这些证据采取接受和同情的态度，因为它们是已经发生的事实。有时，当来访者开始寻找支持其消极想法的事实时，他们会意识到没有任何事实可以来支持他们的想法，或者证据没有他们想象的那么多。有时，来访者发现他们的消极想法是相当准确的。这对咨询也可能是有帮助的，因为它突出了解决问题和处理实际问题的必要性。

方女士的例子

让我们一起来看看，我们如何帮助方女士解决她对受邀和新同事及年级主任去吃火锅的焦虑情绪。方女士将她的关键想法确定为"没有人会愿意和我说话"。方女士的咨询师向她解释了检查证据的流程，并且方女士也愿意尝试。

咨询师： 我想从寻找支持你想法的证据开始。"没有人会愿意和我说话"，是什么让你认为这可能是真的？

方女士： 好吧，我知道，当我去吃火锅的时候，我会感到焦虑。

方女士的想法是，当我去吃火锅时，我会感到焦虑。请注意，这不是一个事实，而是一个关于她对自己感受的预测。方女士的咨询师想探讨是否有任何事实支持她的关键想法。

咨询师： 我听你说你会感到焦虑，但我想知道是否有任何事实支持你的想法，比如有没有什么事实可以证明没有人愿意和你说话。

方女士： 你是什么意思呢？

咨询师： 如果我想证明没有人愿意和你说话，我就必须用事实来支持我的观点。就好比我们在法庭上，法官只会看能够支持这个案件的客观事实。请问这样方便你理解了吗？

咨询师想要保证方女士理解"事实"这一概念。有时使用法庭这样的比喻可以帮助来访者理解。

方女士： 我几乎不认识任何其他老师，这算不算一个事实呢？

咨询师： 当然，这是一个事实。但我想知道……这与没有人愿意和你说话有什么关系呢？

方女士： 他们都没有试着和我说过话。课间休息时，我通常一个人站着；中午的时候，我也是一个人吃午饭。

咨询师： 好的，让我们把你刚才说的话写下来，这样就可以确保我们不会忘记。如果用你自己的语言来记录，你会怎么写呢？（由方女士或她的咨询师来写都可以）有没有其他证据让你觉得没有人会愿意和你说话？

请注意，方女士的咨询师正在收集数据与信息，她不是在反驳或解决问题。

方女士： 我想主要是在午餐和课间休息的时候，也许还有我早上来上班的时候，没有人跟我打招呼，也没有人冲我微笑。

以过去的经历理解现在

在咨询过程中，询问来访者，他们在童年或过去是否有任何支持或与他们的消极想法相关的经历，这可能会对咨询有帮助。把他们的过往经历和他们目前的想法联系起来，可以帮助来访者逐渐了解到，他们过去的真实情况在他们目前的生活中不一定是真实的。这是帮助来访者开始将自己与他们的想法分开或去中心化的另一种方法。

请花点时间想一想，如果你要询问方女士任何过去的事件和她的关键想法之间的关系，你会怎么说呢？

咨询师： 方女士，在你的过去，有没有什么事情让你觉得"没有人愿意和我做朋友"？

方女士： 事实上，当我在高中的时候，在我高中的最后一年吧，有一群非常可怕的女孩，她们让我的生活变得很痛苦。她们想趁我父母周末不在家的时候，来我家打游戏，但我拒绝了。之后，她们在学校肆意散布有关我的谣言，这些谣言对我产生了极大的影响，我几乎失去了所有的朋友。那是我生命中一段可怕、孤独的时期，那时我觉得没有人愿意做我的朋友。

当来访者揭开他们过去的痛苦记忆时，咨询师需要决定是否要关注这段记忆，还是继续进行思维记录表。一般来说，如果来访者是第一次透露创伤性记忆，我就会问来访者，他们是否愿意把重点放在这段记忆上。方女士诉说了高中时的一段痛苦记忆，这段记忆令人伤心，但不是创伤性的。她的咨询师认为在当下继续进行思维记录表比探索高中记忆更重要。

咨询师：发生这种事一定很让人难过。你是不是从那时起就有了"没人愿意做我朋友"的想法？

方女士：太可怕了。是啊，那时候，我变得过于关注自己，开始担心别人是不是会喜欢我。在那之前，我有一群朋友和我一起出去玩。

咨询师：听起来它真的改变了你的态度。在我们另一次的咨询上，我们可能有必要谈谈在高中发生的事情。现在，请问我们能不能把它记在"证据"一栏里呢？

让我们来看看方女士是如何填写"检验想法的真实性"表格中的"支持想法的证据"一栏的。

检验想法的真实性	
我要检验的想法：没有人愿意和我做朋友	
支持我想法的证据	反对我想法的证据
<ul><li>没有人尝试和我讲话</li><li>我在课间休息和午餐时都是一个人</li><li>我早上到学校时，其他的老师也不和我打招呼</li><li>高中的时候，一些女孩开始造谣，我几乎失去了所有的朋友</li></ul>	

议程四：寻找反对消极想法的证据

来访者倾向于关注那些能够证实他们消极想法的信息。我们的工作是帮助来访者关注他们通常忽略的信息，以及能够质疑他们消极想法的信息。我们可以把来访者想象成生活在一个充满信息的房间里，但只有支持他们消极想法的信息被点亮，房间的其他部分是黑暗的。咨询师的工作是用问题来照亮整个房间。一旦整个房间被照亮，当来访者看到了所有证据的时候，他们就可以决定以前的信念是否仍然有意义。

图8.1显示了一位咨询师是如何用一幅照亮房间的图画来帮助她的来访者沈女士（她是一名医生）来理解她所看到的只是能够证实她关键想法的信息。沈女士在一次咨询过程中，告诉咨询师她非常苦恼，她认为自己不是一个好医生。沈女士呈现的证据是，在过去的一周里，她误诊了一位患者，并且另一位患者因为沈女士让他等了半个小时而非常生气。沈女士和她的咨询师研究了反对她信念的证据。沈女士指出，二十年来她一直是个成功的医生，几乎所有的患者都很满意，她很少让患者在候诊室等候过久，她还举例说明了多年来她对许多复杂病例做出了准确的诊断。

沈女士的咨询师画了图8.1来帮助她理解，这张图表明沈女士只看到了证实她是个坏医生的信息，而所有表明她是个好医生的信息都被忽略或被隐藏起来。咨询师和沈女士决定，他们要把所有的信息都"点亮"。

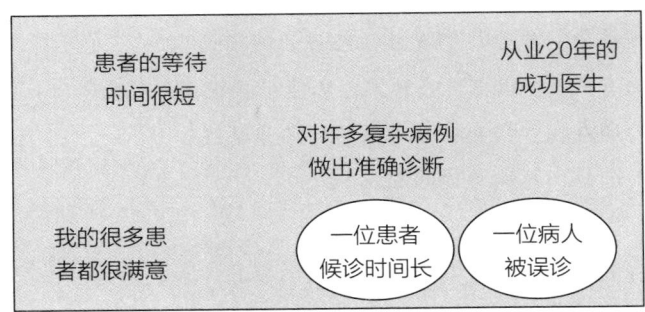

图8.1　沈女士的咨询师揭示了一些被忽视的信息

你可以用以下三种类型的提问方式来检验反对关键想法的证据：

- 是否有与我的消极想法相矛盾的证据？
- 我的负面预测发生的可能性有多大？
- 是否有另一种视角来看待这个问题？

与来访者的消极想法相矛盾的证据

我一般在开始时直接询问来访者，他们是否有任何经验表明他们的关键想法可能不是真的，或者不是一直都是真的。当方女士的咨询师问："你是否有任何经验表明人们可能想成为你的朋友？"方女士平静地回答："我在以前的学校里有一些朋友。"

来访者提供的证据需要是具体的和详细的。我们可以将支持消极自动思维的证据和反对消极自动思维的证据比喻为砝码,而检验的过程则类似于在天平上衡量砝码的质量。一边是支持消极想法的证据,另一边是反对消极想法的证据。支持消极想法的证据通常是非常沉重的,充满了细节。反对消极想法的证据通常比较抽象,缺乏细节。与支持消极想法的有力证据相比,它可能感觉很轻。但当来访者提供反对消极想法的详细证据越多时,他们就越能投入情感,反对消极想法的证据就会力压支持消极想法的证据。

方女士反对她关键想法的证据是她有"一些朋友",这并不是非常有力或在情感上令人信服的证据。为了使证据更有说服力,咨询师首先会邀请方女士提供具体的例子,然后是关于这些例子的细节。以下是方女士的咨询师使用的一些提问方式:

- 你能给我举出一些你与朋友过往经历的例子吗?
- 当你说你有"一些朋友"的时候,你能跟我说说他们吗?
- 你和你的朋友在学校和校外都做了哪些事情呢?
- 你怎么知道他们想成为你的朋友?

方女士的咨询师发现,方女士与她以前学校的许多老师的关系都还不错,她有两个好朋友,小冉和小傅。她们通常一起吃午饭,并共同为学校的戏剧演出努力。她们经常在周末见面,有时也会和她们的家人一起聚会。方女士认为她们是有趣、善良、温暖的人,她们一起度过了愉快的时光。自从她搬到新学校后,方女士见到她们的次数变少了。虽然她们经常打电话问方女士是否想在周末做点什么,但方女士太累了。有一天,小傅带着她为方女士做的蛋糕来到方女士的家中,想让方女士振作一点。

使证据更加具体和详细的效果是什么?它在情感上是否变得更有说服力?当方女士的咨询师探讨她与小冉和小傅友谊的细节时,方女士的情绪有了好转。当她的情绪变好时,她也更有可能回忆起其他质疑她消极自动思维的情境。图8.2捕捉到了使反对证据变得更显著的想法:当方女士反对她的关键想法"没有人想要和我交朋友"的证据变得更详细和具体时,它就变得更有说服力。

第三部分　认知和行为干预措施　　　　　　　　　　　　　　　　　　　163

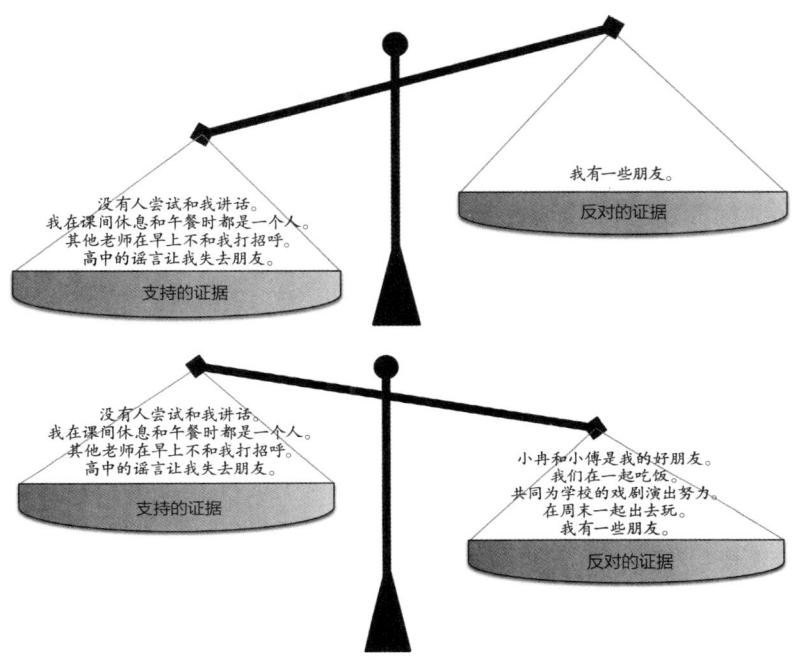

图8.2　权衡方女士的证据

练习8.1

挑战来访者关键想法的额外提问方式。来访者可能需要额外的帮助来为他们的关键想法寻找证据。以下提问方式的灵感来自一些优秀的认知行为疗法治疗师，包括Judy Beck（2011），Dennis Greenberge和Christine Padesky（2016），以及Jackie Persons及其同事（2001）。你可以扫描前言的"在线资料"二维码，在手册中下载识别反对消极想法证据的提问方式。

- 对于和你有相同想法的人，你会怎么说？
- 如果朋友或关心你的人知道你有这种想法，你认为他们会说些什么呢？
- 如果你的心情好一点，你会怎么想？
- 五年之后，你再回头看，你可能会想些什么呢？
- 有什么信息与你的解释相矛盾吗？哪怕是一些小的信息？
- 有什么积极信息被你忽略了吗？

让我们来看看方女士的咨询师是如何使用这些提问方式的。

咨询师：听起来好像小冉和小傅是你真正的好朋友。如果她们知道你在想"没有人会愿意和我做朋友"，你觉得她们会说些什么呢？
方女士：她们会说这很荒唐。人们当然会想成为我的朋友。

方女士的咨询师想要扩展这些证据。

咨询师：如果她们真的想说服你，她们会告诉你什么可以支持她们想法的证据？
方女士：嗯，她们可能会让我想起我在以前学校的所有朋友，也会提醒我，她们喜欢我。
咨询师：所以她们会让你想起你以前学校的朋友，她们喜欢你。而小冉和小傅喜欢你，这样的事实又如何能证明没有人愿意和你做朋友呢？

咨询师先进行总结性陈述，然后将证据与关键想法联系起来。

方女士：（试探性地）我想，如果她们喜欢我，其他人可能也会喜欢我？
咨询师：（微笑）你认为真的是这样吗？
方女士：（微笑）是的，我想是的。

考虑到方女士的情绪有所好转，她更有可能回想起其他积极的信息。

咨询师：我在想，是否有其他积极的信息被你忽略了。
方女士：（微笑）当我想到这一点时，其实是有很多的。在大学里，我有很多好朋友，我现在还能见到他们——至少，在我得了抑郁症之前，我还能见到他们。我也有一群邻居朋友，我周末在公园里可以看到他们。

你可以如何扩展方女士刚才讨论的证据？请记住，先问一个例子，然后再问细节。

方女士的证据开始变得不一样了！

检验想法的真实性	
我要检验的想法：没有人愿意和我做朋友	
支持我想法的证据	反对我想法的证据
• 没有人尝试和我讲话 • 我在课间休息和午餐时都是一个人 • 我早上到学校时，其他的老师也不和我打招呼 • 高中的时候，一些女孩开始造谣，我几乎失去了所有的朋友	• 我在以前的学校有一些朋友 • 小冉和小傅是我的好朋友，我们在一起吃饭；一起为学校的戏剧表演努力；我们在周末黏在一起出去玩 • 仍然打电话问我是否想一起去做点什么事；小傅带来了一个蛋糕 • 我现在还能见到大学时的同学 • 我有邻居朋友

▢ 视频8.1 寻找证据

我的负面预测发生的可能性有多大？

来访者的想法往往涉及对未来的负面预测。一些例子可能是"没有人会喜欢我""我将无法通过考试""我将无法得到工作"或者"没有人会喜欢我在社交网络上发布的内容"。在处理对未来的消极想法时，我们需要寻找有关负面事件发生可能性的证据。以下是我通常使用的步骤：

1. 确定来访者担心会发生的事，并尽可能地列出具体的清单。
2. 评估每一个来访者担心事件的发生概率。
3. 检查每个担心事件发生可能性的证据。
4. 重新评估每个担心事件的发生概率。

我经常使用"我的预测发生的可能性有多大"这个表格，你可以扫描前言的"在线资料"二维码，在手册中下载完整的版本。

我的预测发生的可能性有多大				
我担心会发生什么	担心事件发生的概率（0~100%）	支持这个概率的证据	反对这个概率的证据	重新评估担心事件发生的概率

以下是方女士列出的她担心在吃火锅时会发生的事情：

- 当我到达那里时，每个人都会互相聊天，没有人会跟我打招呼。
- 如果我靠近其中一位新老师，她会不理我。
- 我将独自站在那里，没有人和我聊天。
- 如果我走到其他老师面前，我和他们没有什么话题可聊。
- 我的脑海里有一个清晰的画面，就是我尴尬地站在蘸料台旁边，手里拿着一个碗，当其他人都在彼此交谈时，我却独自一人。

评估每个事件发生的可能性。方女士的咨询师让她从0到100%评估这些事件发生的可能性。令方女士惊讶的是，当她审视这些想法时，方女士意识到前三个事件，以及她脑海中的画面是不太可能发生的，方女士将它们发生的可能性评为20%。方女士的咨询师让方女士解释是什么原因让她认为它们不可能发生。方女士笑着说，这是个小团体，年级主任会确保每个人都在彼此交谈。此外，方女士认为"我和他们没有什么话题可聊"有80%的可能性会发生。

检验证据。接下来，方女士和她的咨询师着眼于"如果我走到其他老师面前，我和他们没有什么话题可聊"的证据。方女士解释说，当她焦虑的时候，有时很难找到可以谈论的话题，这种情况曾在她丈夫的节日聚会上发生过。当方女士和咨询师检查与她的预测相悖的证据时，她能够想到许多例子，比如，在社交活动中，即使很困难，方女士也能够找到一些可以聊的话题。她甚至记得在丈夫的节日聚会上，她也找到了一些可以谈论的话题。

评估可能性。在看完证据后，方女士将"我和他们没有什么话题可聊"发生的可能性评为50%左右。可能性的变化可以让来访者看到，即使不是0，事件发生的可能性也有下降。

你可以扫描前言的"在线资料"二维码，在手册中查看方女士和咨询师是如何完成"我的预测发生的可能性有多大"表格。

真假警报。 Friedberg, R. D., Friedberg, B. A., 和Friedberg, R. J.（2001）有一个很好的练习，可以帮助来访者看看他们的负面预测是否真的发生。咨询师邀请来访者列出他们在未来一周的所有担忧。在第二周，他们检查哪些担忧实际发生了。大多数时候，大部分的担忧都是"假警报"，它们并没有发生。

对不确定性的容忍度。 除非来访者的负面预测是非常奇怪的，否则没有人可以保证它们不会发生。来访者需要学会容忍不确定性（Robichaud, Koerner, & Dugas, 2019）。这可能很难，但第一步是与来访者坦诚地谈论一下：接受生活的不确定性，虽然不是不可能，但他们所担心的事件发生的可能性很小。

视频8.2 我的预测发生的可能性有多大

是否有另一种视角来看待这个问题？

有时，来访者的消极想法是基于对某一事件过分消极的解释，我们要帮助来访者找到一个更加良性的解释。让我们一起看一个例子。吴先生最近很不开心，因为一位同事在大厅里从他身边走过时，没有和他打招呼。吴先生认为这意味着他的同事在躲着他。另一种可能的解释是，吴先生的同事很匆忙或心不在焉。

有时，简单地询问来访者他们是否能想到一个不同的角度，就足以让他们开始用不同的方式思考。然而，有时我们需要更加积极。以下两种方法可以帮助来访者实现对事件更良性的解释：（1）仔细观察情境里的事实，（2）探讨来访者是否在为一些他们几乎无法控制或完全无法控制的事情责怪自己。

仔细审视事实。 来访者倾向于关注那些强化他们想法的狭隘（小范围）信息；咨询师的工作是帮助来访者拓宽他们的视野，审视情境中的所有事实，看看是否有更平衡的解释。

你是否记得，在上一章中，吴先生被分配与资历较低的同事一起完成报告时，他是多么的沮丧？他确信这意味着他的老板不尊重他。下面的提问方式可以帮助来访者审视他们对某种情境的解释。你可以扫描前言的"在线资料"二维码，在手册中下载有关收集更多情境信息的提问方式。

- 这种情况是怎么发生的？
- 你还将与谁一起工作/互动？
- 有什么信息与你的解释相矛盾吗？哪怕是很细微的信息？
- 有什么积极的信息被你忽略了吗？
- 你曾经有过类似的行为吗？你的动机是什么？

让我们来看看，当吴先生的咨询师使用这些提问方式来探索吴先生对情境的解释时会发生什么。

有关收集更多情境信息的提问方式	
提问方式	吴先生的回应
这种情况是如何发生的	我的老板找到我，说他希望我负责这份报告，因为他认为我有所需的专业知识，而且我以前也做过这种工作
你还将与谁一起工作/互动	两名资历较浅的同事，在过去两年里被公司聘用
有什么信息与你的解释相矛盾吗？哪怕是很细微的信息	通常情况下，高级职员会被要求与低级职员一起做报告，这在公司里很常见
有什么积极的信息被你忽略了吗	一个资历较浅的同事告诉我，她真的很高兴我能加入团队，她听说了很多与我有关的成功的事情
你曾经有过类似的行为吗？你的动机是什么	之前，我指派一个资深的人去做一个项目，这样可以确保在完成项目的过程中，有具备所需专业知识的人

咨询师询问吴先生，这些额外的信息是否对他的想法"被分配到这个项目意味着老板不尊重他"有影响。吴先生回答说，这可能意味着他们希望有一个经验丰富的成员参与这个项目。我在寻找来访者信念中的漏洞，就像水滴石穿，如果我们能找到一个小裂缝，它就能被打开。

轮到你了

帮助方女士仔细检查事实

方女士非常苦恼的是没有一个老师在课间休息时和她说话。这是她认为没有人愿意和她做朋友的一个关键证据。她的咨询师认为值得看看对这件事是否有更良性的解释。

第三部分　认知和行为干预措施

咨询师： 你认为没有一个老师愿意和你做朋友，其中一个证据是在课间休息时没有人和你说话。

下面有三种可能的回答，请你挑选一个回答来帮助方女士开始收集有关情况的事实。

1. 我觉得很奇怪，他们不和你说话，他们听起来像是可怕的人。
2. 你怎么做才能融入其中一个教师团体中呢？
3. 你能向我描述一下课间休息时发生的事情吗？其他老师在做什么？你在做什么呢？

回答3是帮助收集有关课间发生了什么具体信息的最佳选择。根据不同的回答，咨询师可以用不同的方式跟进。回答1支持了方女士对情境的解释。回答2则在提问澄清问题之前就开始了解决问题的过程。

咨询师： 你能向我描述一下课间休息时发生的事情吗？其他老师在做什么？你在做什么呢？

方女士： 我们每个人都有自己负责的区域。其实，我想起来了，只有被分配到足球区的两位老师站在一起。其余的人都是独自站在学校的操场上。其他一些老师可能会走近对方，说几句话。我只是站在学校操场后面的秋千旁边。

看看这三种可能的回答，请你在其中选择一个，来帮助方女士开始从不同视角解释情境。

1. 我听你说到，每个人都被分配到一个区域，而且大多数教师都是单独站着的，我的理解对吗？
2. 孩子们的纪律问题有多严重？你觉得怎么样做能够有助于维持秩序呢？
3. 在我看来，每位老师都是独自站着的，这并不意味着他们不想和你说话。

回答1是最好的，因为这是对方女士告诉咨询师的话的总结，并且最有可能鼓励她从不同的角度来看待课间休息时自己一个人站着的含义。当来访者提出能够促进更良性解释的新的信息时，重要的是花点时间总结一下，这样可以确保你们都注意到新的信息。在回答2中，咨询师正在收集有关情况的信息，但这些信息与方女士的想法"没有人愿意成为我的朋友"并不相关。在回答3中，咨询师在告诉方女士该怎么想。

视频8.3 仔细检查事实

来访者是否在为一些他们几乎无法控制或完全无法控制的事情责怪自己？许多来访者认为他们要对自己无法控制的情况负责，或者认为这种情况反映了他们自己的现状，而这种情况的发生至少有一部分是由外部因素造成的。在这种情况下，我认为最有帮助的两个提问方式是：

- 还有其他因素可能导致这种情况吗？
- 我是否在为一些我几乎无法控制或完全无法控制的事情而责备自己？

让我们来看看来访者的一些想法，看看是否有其他的方式来看待这种情况。你可以扫描前言的"在线资料"二维码，在手册中下载"理解情境的其他方法"表格。

理解情境的其他方法			
情境	来访者的想法	还有其他因素可能导致这种情况吗 请列出所有的因素	我能控制些什么 我是否在为一些我几乎无法控制或完全无法控制的事情而责备自己
在会议上，只有15个人来听我的讲座，而许多人的讲座都有超过25人参加	我的讲座内容既无趣，也不重要	我的讲座是在一天快要结束的时候；外面的天气很好；与此同时还有其他类似的讲座	我可以控制的是我在演讲中投入多少努力；我不能控制的是我的讲座被安排在什么时间，也不能控制天气 是的，其他因素也会影响到有多少人来

帮助来访者得出自己的结论

有时我们记住了质疑来访者消极想法的信息，但来访者自身并没有注意到这些信息。我们应该直接告诉来访者吗？让我们回到苏格拉底式提问的基本原则上来。我们想要提出一些问题，把来访者的注意力吸引到她没有想到的信息上。一旦来访者掌握了这些信息，我们希望她能得出自己的结论。

例如，吴先生告诉咨询师，他已经不再对会议做出贡献，因为他认为"没有人对我的意见感兴趣"。你记得几周前，吴先生向你描述了他在一次项目会议上提出了一个意见，他的一位同事回应说："这是迄今为止提出的最好的解决方案。"你可以提醒吴先生他同事的意见，然后告诉吴先生，显然人们对他的意见是感兴趣的。然而，如果吴先生能得出自己的结论，那会更有效。最好是询问吴先生是否记得他的同事说了些什么，然后一旦吴先生告诉我们他同事的意见，接下来我们就询问他，同事的表述对他的想法"没有人对我的意见感兴趣"可能意味着什么。

📄 练习8.2　　　练习8.3

巩固证据，反对关键想法

大多数来访者专注于支持他们消极想法的证据，他们倾向于最小化或忽略那些与他们消极想法准确性相矛盾或具有挑战性的证据。如果咨询师想让来访者在情感上与反对他们的消极想法的信息联系起来，就必须把来访者的注意力集中在这些信息上。复盘是将来访者的注意力集中在这些信息上，并开始创造新的思维习惯的最有帮助的方法之一。通常我只是说："让我们回顾一下我们所收集到的反对消极想法的信息。"如果咨询师没有写下这些证据，这是个帮助咨询师进行记录的好时机。我们可以说："你已经收集了一些与你想法有关、非常重要的证据。我想如果我们把它写下来会对咨询有些帮助，这样的形式会确保我们不会忘记这些重要证据。"我会鼓励我的来访者自己将这些证据写下来，因为我认为这有助于整个回顾过程。（如果是我写，我会大声重复我所写的内容）这样的纸质形式，来访者可以把它带回家，并将其作为家庭作业的一部分进行回顾。

想象也可以帮助来访者让反对关键想法的证据变得生动起来。试着让来访者在他们的脑海中形成一个记忆和情境的画面，这个画面由反对关键想法的证据构成（Josefowitz，2017）。对于方女士来说，反对她的关键想法的一个重要证据，是在以前的学校里，她几乎每天都和小冉、小傅一起吃午饭。她的咨询师要求方女士在脑海中形成一个与朋友们一起吃午餐的画面。咨询师邀请方女士回忆起食堂、和朋友们在一起的乐趣，以及她们是多么喜欢对方。随后，咨询师重温了其余的证据，并邀请方女士为每个例子形成一个画面。完成后，方女士对这些证据感觉会更加真实，在情感上更有吸引力。这是我运用正念原理的另一个领域。我希望我的来访者在回忆与他们的关键想法相对应的证据时，能够完全专注于当下。

议程五：培养平衡思维

完成思维记录表的最后一步是评估最初的关键想法，并在把所有的证据都考虑进去的基础上创造一个新的、更平衡的想法。这时，我们需要填写"检验想法的真实性"表格中的"结论"部分。基本问题是："考虑到所有的证据，你的关键想法是否准确，或者是否需要修改？"以下是我经常使用的一些提问方式，你可以扫描前言的"在线资料"二维码，在手册中下载"平衡想法的提问方式"。

- 当你看所有的证据时，这跟你最初的关键想法有什么联系呢？
- 当你看所有的证据时，一个更准确的想法是什么呢？
- 能够体现所有证据的想法会是什么呢？
- 让我们花点时间，看看所有的证据。你从中学到了什么？
- 你最初以一种特定的方式解释了这种情境。当你查看证据的时候，是否有另一种更有意义或可能同样真实的解释？
- 如果有人和你有同样的想法，并且拥有所有这些证据，你会告诉他什么呢？

让我们来看看方女士最初是如何完成"了解你的反应"表格和"检验想法的真实性"表格。随后，让我们一起看看方女士和她的咨询师所收集的证据。

了解你的反应				
情境	情绪 （1～10分）	身体反应 （1～10分）	行为	想法
年级主任邀请我和其他三位新入职的老师去吃火锅	紧张（7） 担心（8） 尴尬（6）	胃痉挛（4） 肩膀肌肉紧张（5）	还没有对邀请做出回应	我不想去；其他新入职的老师会在那里；我不会融入其中；我只会尴尬地站在那里；没有人会想和我说话；我可能会满头大汗 画面：在其他老师交谈时，我独自站在一边 关键想法：没有人愿意和我做朋友

检验想法的真实性	
我要检验的想法：没有人愿意和我做朋友	
支持我想法的证据	反对我想法的证据
• 没有人尝试和我讲话 • 我在课间休息和午餐时都是一个人 • 我早上到学校时，其他的老师也不和我打招呼 • 高中的时候，一些女孩开始造谣，我几乎失去了所有的朋友	• 我在以前的学校有一些朋友 • 小冉和小傅是我的好朋友，我们在一起吃饭；一起为学校的戏剧表演努力；在周末黏在一起出去玩；仍然打电话问我是否一起去做点什么事；小傅带来了一个蛋糕 • 我现在还能见到大学时的同学 • 我有邻居朋友

请你试着想出一个能够体现所有证据的平衡想法，把它写下来，这样你就可以把它和方女士想出来的那个进行比较。

咨询师： 在我看来，当你认为"没有人愿意和我做朋友"时，你只考虑了支持你想法的证据。当你考虑所有的证据时会发生什么呢？

方女士： 我想这似乎不是真的。

咨询师： 在哪方面不是真的呢？

方女士： 嗯，我确实有喜欢我的朋友，也有人想和我做朋友。我认为问题之一是，我一直在回避我以前学校的朋友。

咨询师： 我想你是对的，我们发现有相当多的朋友喜欢你。请你思考一下，能够体现所有证据的想法会是什么呢？

方女士： 好吧，我想，尽管我在新学校还没有交到朋友，但我过去有朋友，我真的没有理由在未来没有朋友。

方女士的平衡想法比你想出来的好吗？我的来访者经常能够想出比我好得多的平衡想法。你现在的工作是加强和巩固平衡想法。

在完成思维记录表之前，还有两项任务。首先，请你询问来访者他们对这个想法的相信程度，从0到100%进行评估。即使他们给出一个相当低的分数，这仍然是相信新的平衡想法的开始。其次，请你询问来访者：如果他们相信这个平衡想法，这将如何影响他们的感受？然后请他们重新评估原来的感受。方女士对她的平衡想法的相信程度是75%。她将自己的情绪重新进行了评定：紧张（5），担心（5），尴尬（4）。

巩固平衡想法

我们刚刚花了大量的时间和精力创建了一个平衡想法。多花一点时间来巩固这一想法是值得的。首先，一定要微笑，并对来访者的平衡想法表示兴趣。咨询师的热情会起到强化作用。其次，尽可能多地回顾平衡思想。下面有一些建议：

- 大声说出平衡想法，并加上一句赞美的话。例如，我可能会重复平衡想法，然后说："我喜欢这个平衡想法，因为它体现了所有的证据。"
- 询问来访者是否愿意写下平衡想法，以便他们能够记住它。我的来访者把他们的平衡想法写在应对卡片（coping cards）上，保存在手机上，或者把平衡想法做成他们的屏保。
- 请来访者大声重复平衡想法。根据平衡想法，我可能会邀请来访者尝试用更坚定自信的语气，或用更富有同情心、温柔的语气。
- 请来访者定期回顾这些平衡想法。我发现设定一个固定的时间来回顾是很有帮助的，比如说早上起来第一件事就是回顾这些平衡想法。

构想一个比喻或画面。当来访者在脑海中出现象征平衡想法的画面或隐喻，哪怕是一个简短的版本，也可以增加平衡想法的情感强度，使来访者更容易记忆（Hackmann等，2011；Josefowitz，2017）。通常情况下，一个平衡想法是相当长和复杂的，对来访者来说可能很难记住。创建一个平衡想法的画面可能会对记忆有帮助。以下是方女士的平衡想法的简短版本：坚持住，你会再次交到朋友的。

练习8.4

视频8.4 创建一个平衡想法

使用平衡想法创建一个新的画面

当方女士的咨询师最初询问她的想法和想象时，方女士报告说，她在脑海里有一个画面，在这个画面里，她独自站在一旁，而其他老师则互相聊天。一旦我们检查了反对关键想法的证据，并建立了一个平衡想法，我们可以直接修改来访者的原始画面。鉴于想象和情绪之间存在密切联系，这可能是一个非常有力的干预方法。让我们来看看方女士的咨询师是如何帮助她创建一个新想象的。

咨询师：一开始，你很清楚地看到自己尴尬且孤独地站在一旁，而其他老师在互相聊天。

方女士：对的。在你问我之前，我甚至不知道我脑海里有这个画面。

咨询师：考虑到我们刚刚看到的证据，以及你的平衡想法，你认为你的原始画面有多准确呢？

方女士：（轻声笑）可能一点都不准确。

咨询师：我认为，如果我们能对你认为会发生的事情形成一个更真实的画面，那将是非常有帮助的。我们可以试试吗？

方女士：当我看到这些证据时，我认真地思考了一下，更现实的画面是我站在火锅店蘸料台的旁边，一边拿小料，一边与其他老师聊天，或者即使我不说话，我至少是这个团体的一部分。

方女士的咨询师认为这是一个塑造新想象的良好开端。然而，最初的负面想象是非常详细且生动的。方女士的咨询师希望新的画面能够像以前一样引人注目。

咨询师：关于新画面，你能告诉我更多的信息吗？

方女士：好吧，我看到自己拿着饮料站在那里，我是这个小团体的一员。我正在听其他老师说话。

咨询师：你能在脑海中清晰地描绘出这个新画面吗？

方女士：是的，我可以清楚地看到它。（微笑）

咨询师：当你得到这个画面时，你有什么感觉呢？

方女士：如果我去参加的话，我会感到轻松多了，沮丧也少了很多。我甚至在想这是否会是一段美好的经历。

在他们产生了这个新画面后，方女士的咨询师要求她每天有意识地练习想象这个新画面三次。他们讨论了方女士可以练习的具体时间。咨询师告诉方女士，练习的时间可以很短，甚至几分钟，但定期练习很重要。

使用平衡思维来管理压力

平衡想法通常会让来访者远离极端的想法，比如从"没有人会喜欢我"转向更平衡的想法，这通常有助于缓解焦虑和抑郁，同时也会提高自尊。平衡的想法在我们面对生活压力的时候，提供了一个更有弹性的态度。大多数来访者有典型的消极想法，这些想法往往会反复出现。这意味着，作为咨询师，我们为一种情境所培养的平衡想法也很可能与其他情境有关。

当方女士的咨询师询问她是否在其他情境下有"没有人愿意和我做朋友"的想法时，方女士回答说："一直都有。"她的咨询师要求方女士举例说明，方女士回答说，当她独自在学校的课间休息和吃午餐时，以及在一天结束时，没有人和她说再见就离开的时候，她经常有这些想法。在所有这些情境下，"没有人愿意和我做朋友"的想法会导致方女士感到沮丧，并不与其他老师交往，使她几乎不可能交到朋友，这形成了"似乎真的没有人愿意和我做朋友"的恶性循环。

方女士的咨询师询问道："如果你不去想'没有人愿意和我做朋友'，而是想你的新平衡想法'坚持下去，你会再次交到朋友'，你觉得你会有什么感觉？"方女士微笑着回答说，她会少一些沮丧。这时，方女士和她的咨询师解决了如何在其他情境下记住她的新的平衡想法这个问题。方女士的咨询师还鼓励她积极专注于对可能发生的事情创建一个更平衡的画面。

有时候，完成思维记录表会影响来访者想要如何表现。形成平衡想法后，方女士转向咨询师说："我一直在为吃火锅的事情犯傻。我想去，因为见到其他老师是一件蛮好的事情，我没有理由这么焦虑。"让我们来看看方女士的咨询师如何帮助她使用她的平衡想法。

咨询师： 当你想到这一点的时候，你会想去和他们一起吃火锅。

方女士： 我认为这是一件好事。我想在新学校交到朋友，因为我的焦虑而回避社交活动是很蠢的。

咨询师： 在我们做了思维记录表之后，你想出了一个非常好的平衡想法，你还记得那是什么吗？

方女士： 我记得，是"坚持下去，你会再次交到朋友"。

咨询师： 是的。我想知道，当你想到要去吃火锅的时候，你是否还会记得你的平衡想法，这是否会帮助你缓解焦虑呢？

方女士：我认为可以。

咨询师：那么这听起来是一个不错的计划。

思维记录表通常是一种有效的干预措施，然而，思维记录表有很多形式，你可以根据你的偏好和来访者特征选择最有效的一种。下面的核对清单将帮助你改进你的思维记录表。你可以扫描前言的"在线资料"二维码，在手册中查看这份清单。

思维记录表的常见提问方式有：

- 该情境是对所发生的事情的真实描述吗？
- 我的来访者是否确认并评估了他们的感受？
- 我的来访者是否确认了他们的身体反应？
- 来访者所说的行为是对他所做事情的事实描述吗？
- 我的来访者想要关注的想法是一个关键想法吗？
- 这个想法是关于自我、他人或未来的吗？
- 这个想法是否与他们的负面情绪有关？
- 来访者所提供的证据能够反对他们的关键想法吗？
- 平衡想法能够反对关键想法吗？

重要的是，我们收集的证据可以质疑我们正在研究的关键想法。例如，一位同事在大厅里与吴先生擦肩而过，但没有打招呼。吴先生会想，我的同事在躲着我。吴先生提出的反对自己想法的证据是：我的足球伙伴见到我很开心。这个证据会帮助吴先生感觉好一些，但这与"我的同事在躲着我"这一想法无关。在这种情况下，我们需要继续探索吴先生的想法，使用"识别反对消极想法证据的提问方式"来寻找与我们正在处理的与关键想法有关的证据。

同样重要的是，平衡想法要直接针对关键想法。例如，如果原来的想法是关于自己的，那么平衡想法就需要是关于自己的；如果原来的想法是关于他人的，那么平衡想法就需要是关于他人的。当吴先生被分配与资历较浅的同事一起工作时，他最初的想法是"我的老板不尊重我"。在检查了支持和反对的证据后，他最初的平衡想法是"我工作很努力，并且做得很好"。这个想法能够帮助吴先生增加积极情绪。如果我是他的咨询师，我会很高兴他能对自己有如此积极的想法。然而，这个关键想法是关于其他人（他的老板）的，而平衡的想法也需要是关于其他人的。一个更好的平衡想法是：尽管我被要求与资历较浅的同事一起工作，这并不意味着我的老板不尊重我。有很多证据表明，我的老板仍然尊重我和我的工作。

在检验来访者的思维记录表时，记住这份核对清单是很有帮助的。在我们的咨询结束后，花点时间，用这份核对清单回顾来访者的思维记录表。在我们多次使用之后，它将成为新的思维习惯。

练习8.5

我是如何使用正念的。到目前为止，我们的重点是帮助来访者识别他们的消极想法，然后寻找证据，帮助他们培养出更平衡的想法。另一种方法是来访者通过学习注意到他们的想法而不是对想法做出反应，积极地帮助来访者将注意力从他们的想法中转移出来。通过促进他们关注自己想法的方式，来访者学会觉察到他们的想法，然后回到当下，而不需要改变他们的想法。当来访者停留在当下时，他们往往对如何反应有更多的选择。这可以打开来访者的思路，让来访者意识到他们可以选择对消极想法的反应，而不是使用他们常用的消极情绪路径。

例如，一个正在考试的来访者可能会意识到自己出现了"我想，这次考试我要不及格了"的念头，然后把他们的注意力拉回到考试上，让他们注意到试卷、房间。通过这种方式让来访者停留在当下，他们可能会发现他们也能把注意力带回考试的问题上。

作业：认知行为疗法练习

在继续下一章之前，请你花点时间完成作业。

将所学应用于临床案例

完成以下练习。

- 练习8.1　　练习8.2　　练习8.3
- 练习8.4　　练习8.5

将所学应用于生活

我认为,只有当你体验到识别自己的消极想法、退一步审视证据,然后培养出平衡的想法这些过程是多么有帮助时,你才会成为一名称职的认知行为疗法咨询师。

作业 1
什么是证据?

在接下来的一周里,当你有强烈的情绪反应时,请你试着确定情境,确定并评估你的情绪,然后确定你的想法。请你选择一个想法,用"识别反对消极想法证据的提问方式"来检验它。请将你的答案记录在下面的表格上。

检验想法的真实性	
我要检验的想法	
支持我想法的证据	反对我想法的证据

在看完所有证据后,我的总结或想法

我有多相信我的新想法(0~10分)

我如何评价我现在的情绪

作业 2
我的预测发生的可能性有多大？

在未来一周里，当你感到焦虑时，请注意你的负面预测，并对每个事件发生的可能性进行评估，审视证据，然后重新评估可能性。尝试使用"我的预测发生的可能性有多大"表格。

作业 3
是否有另一种视角可以来看待这个问题？

在接下来的一周里，当你因为他人对你所做的事或某种情况而感到不安时，问问自己是否有更良性的解释。问问自己，你是否考虑到了该情境下的所有事实。你是否在为你无法控制的事情而责备自己？尝试使用"理解情境的其他方法"表格。

将所学应用于咨询实践

现在，是时候开始要求来访者检验他们想法的证据了。试着帮助来访者确定她的诱因情境，然后确定并评估她的情绪和想法。一旦我们确定了一个中心想法，就可以介绍"寻找证据"的概念，并使用"识别反对消极想法证据的提问方式"。确保证据是具体的，并且能够反对关键想法。使用"检验想法的真实性"表格来记录来访者的反应。

回顾

请你回答每个议程条目下的问题。

议程一： 了解思维记录表
- 思维记录表的基本步骤是什么？

议程二： 向来访者解释"寻找证据"的概念
- 你可以如何向来访者介绍"寻找证据"？

议程三： 寻找支持消极想法的证据
- 为什么寻找支持消极想法的事实很重要？

议程四： 寻找反对消极想法的证据
- 哪三个问题有助于收集反对来访者消极想法的信息？

议程五： 培养平衡思维
- 你如何巩固一个平衡想法？

对你来说，什么是重要的？

你想记住什么观点或概念？

你想把什么观点或技能应用到你自己的生活中？

在未来的一周，你想在咨询工作中尝试什么（选择一个具体的来访者）？

第九章

问题解决——寻找更好的方法

我希望，你能更加了解自己的想法。你有没有试着为你的一个关键想法寻找证据？你有没有试着写出支持和反对来访者关键想法的证据？你从家庭作业中学到了什么？

如果你没有尝试上一章的任何作业，请花点时间回忆一下上周你遇到的一个困难情境，并从中找出你的关键想法，然后寻找证据。

设置议程

在这一章中我们将讨论问题解决，即如何解决来访者的问题。我们还将看到如何帮助吴先生和方女士解决他们在咨询中提出的各种问题。

议程一：什么是问题解决疗法
议程二：培养一个积极的问题取向
议程三：确定来访者的问题
议程四：为解决方案进行头脑风暴
议程五：选择一个解决方案
议程六：培养应对思维

议程实施

在生活中，所有人都会遇到问题，每个人都可以从逐步解决问题的方法中受益。在心理健康服务资源有限的中低收入国家，问题解决这种干预措施往往构成心理干预的基础（世界卫生组织，2018）。

议程一：什么是问题解决疗法

问题解决疗法最初是由D'Zurilla和Goldfried（1971年）提出的，虽然多年来一直在修订（Nezu，Nezu，& D'Zurilla，2013），但其核心过程和原则基本上保持不变。最新的修订工作侧重于将情绪调节策略（emotional regulation strategies）以及动机策略（motivational strategies）纳入问题解决疗法中（Nezu，Nezu，& Gerber，2018）。

问题解决过程概述

问题解决指一种认为问题可以被解决或至少可以被改善的态度，这个过程也是基于一种特定的技巧。问题解决的过程有四个不同的步骤。对于许多来访者来说，我们要一步一步地完成整个解决问题的过程；然而，对于另一些来访者来说，我们可能只需要使用该方法的一部分就可以。以下是问题解决四个步骤：

1. 确认问题并设置务实的目标。
2. 提出新的解决方案，这个过程通常被称为头脑风暴。
3. 评估不同的解决方案，并决定尝试哪一个解决方案。
4. 尝试其中一个解决方案，然后评估其结果，并判断问题是否得到解决，或者你需要继续解决问题。

你可以扫描前言的"在线资料"二维码，在手册中查看"问题解决"表格。该表格不仅总结了问题解决的步骤，并且还包括在实施每个步骤时你可以使用的有用问题。你可以把表格作为咨询的指南，也可以作为给来访者的辅助资料。

问题解决背后的理论

问题解决的基本理论是，来访者的情绪困扰是由于其缺乏解决问题的技能，从而产生了功能失调的应对方式。不良的问题解决方式会导致更多的问题，而这些问题往往又得不到很好的解决。随后，来访者很快就会发现自己要处理多个问题，于是，这就形成了一个负面的恶性循环。问题解决可以阻止这种恶性循环，并帮助来访者找到更好的应对方式（Nezu, Nezu, & D'Zurilla, 2013）。

> **问题解决理论**
> 良好的问题解决 = 更好的应对 = 改善生活和改善情绪

当我们帮助来访者寻找他们问题的解决方案的时候，我们还可以说："你很重要，我关心你的幸福，我们可以一起想办法来解决你的问题。"这些都是可以传递给来访者非常有力量的信息。许多来访者发现整个解决问题的过程是崭新的和有控制感的。

问题解决有效吗？

研究结果显示，良好的问题解决技能与更好的整体情绪调节能力有关，而不良的问题解决技能与更多的苦恼和更差的适应有关（D'Zurilla & Nezu, 2010）。

大量的研究和荟萃分析一致表明，问题解决是针对各种心理障碍、医疗问题和人群的有效治疗方法（Bell & D'Zurilla, 2009；Cuijpers, de Wit, Kleiboer, Karyotaki, & Ebert, 2018；Nezu等, 2013；Zhang, Park, Sullivan, & Jing, 2018）。例如，最近的一篇综述文章表明（Nezu, Nezu, & Gerber, 2018），在老年抑郁症患者、痛苦的退伍军人、患有Ⅱ型糖尿病的成年人、癌症患者、失眠症患者、中风患者和患有创伤性脑损伤的美国军人中，都体现出问题解决是有效的。另外，研究表明，注重培养积极的问题解决态度以及教授问题解决技能的干预措施似乎是最有效的（Bell & D'Zurilla, 2009）。

> **研究总结**
> 积极的问题解决导向 + 问题解决技能 = 有效的治疗

议程二：培养一个积极的问题取向

积极的问题取向是问题解决顺利进行的核心要素。下表将具有积极问题取向和消极问题取向的个体信念进行了比较（Nezu, Nezu, & D'Zurilla, 2013）。

积极问题取向和消极问题取向的特点	
积极问题取向	消极问题取向
• 问题是一种挑战，在大多数情境下，这些问题是可以被改善的 • 一个人有成功解决问题或改善情境的能力 • 成功的问题解决需要时间、努力和毅力，最初的失败是寻找解决方案的一部分	• 问题是无法解决的，也是令人恐惧的，试图改善大多数情境是没有用的 • 一个人没有能力成功地解决问题，也没有能力让情况变得更好 • 最初的失败意味着问题无法得到解决

具有积极问题取向的个体将困难视为日常的生活挑战，并试图找到解决问题的办法。具有消极问题取向的个体倾向于回避他们的问题，或者用冲动或随便的方式解决问题。因此，加强来访者尝试解决问题的动机是至关重要的。

显然，积极取向是更好的，那么我们该如何帮助来访者培养这种取向呢？

为来访者树立乐观的榜样和对来访者问题解决能力充满信心，是帮助他们培养积极问题解决取向的两个最有效的方法。以下是我常常在咨询中使用的表达方式：

- 让我们看看，我们是否能找到一种解决你的问题的方法。
- 我想知道，你是否能做些什么来改善这种情境呢？
- 我知道这让你感觉很无助，但我想知道，我们是否能找到一种方法，让事情对你来说稍微好一点呢？
- 我不确定我们是否已经考虑了所有可能的解决方案。你愿意尝试去解决这个问题吗？

这种相对简单的干预可以向来访者表达，我们相信来访者有找到更好解决方案的能力，而且我们一起工作将能够改善他们的生活。我们还会发现，随着来访者越来越熟悉问题解决的使用流程，他们的问题取向将开始自动变得更加积极。

让我们看看吴先生的咨询师是如何帮助他形成更积极的问题取向的。吴先生向咨询师讲述了他与老板的关系很差，并且老板对吴先生的工作评价不高。

吴先生： 一想到要去上班，我就感到非常沮丧。我以前很喜欢上班，但自从知道老板对我的工作评价不高后，我在老板面前就会很尴尬、很焦虑。我觉得我们的关系很不好，对于这个，我感到有些无能为力。

咨询师： 你认为你在试图改变与老板的关系这方面有些无能为力，是这样吗？

吴先生的咨询师发现了一个消极的问题取向：在试图改变与老板的关系这方面，吴先生有些无能为力。

吴先生： 是的，我不知道怎么办，我能做些什么呢？

咨询师： 我在想，你是否愿意先把"无能为力"的想法放在一边，看看我们是否能找到一些更好的方法来应对这种情况，这也许会让你感觉好些。

吴先生： 你是什么意思呢？

咨询师： 嗯，当你告诉自己无能为力的时候，这对你的行为会有什么影响呢？

吴先生： 我只是避开他，然后继续做同样的事情。

咨询师： 那么，回避你的老板对你有帮助吗？

吴先生： 没有，实际上，情况越来越糟糕。我觉得越来越尴尬了。

咨询师： 我想知道你是否愿意和我一起努力，看看我们是否可以用一些不同的问题解决方法来应对你的老板，这也许会改善你的情况。

吴先生： 我很愿意这么做，但我认为我们不会找到任何方法。

咨询师： 也许你是对的，但我想看看如果我们齐心协力，是否能找到一个更好的方式来应对这个情况。

注意咨询师是如何承认吴先生可能是对的，但要求他尝试问题解决。咨询师正在为来访者示范一种冷静、深思熟虑的问题解决方法。

影响问题解决有效性的另一个障碍是，来访者可能因为情绪过于激动而无法解决问题。这时候，咨询师需要教授来访者注意他们的情绪失控，让他们放慢节奏。只有当他们平静下来时，他们才能参与问题的解决（Nezu, Nezu, & Gerber, 2018）。

议程三：确定来访者的问题

在来访者能够解决他们的问题之前，他们需要确定要解决什么问题。界定问题和设定实际的目标是问题解决技能的第一个组成部分。来访者的问题可以是一次性事件，如离婚或严重的健康问题；也可以是多次发生的，如管教拒绝做家务的孩子、夫妻间因财务问题争吵或处理持续性的日常难题，如上班通勤时间太长、慢性疼痛或孤独。

有时，我们能清楚地看出来，来访者需要帮助来解决他们生活中的问题。来访者在开始咨询时可能会说："我不知道该怎么处理……"来访者的一个想法可能是"我还能做什么？"或者"我不知道如何处理这个问题。"在某些情况下，确定来访者对问题解决的需求可能会更困难。具有消极问题取向的来访者经常回避他们的问题，但他们却会感到焦虑。当我们面对倾向于回避的来访者时，我们可以教会他们，如果感到焦虑，应该停下来问问自己是否有正在回避的问题。这对他们是很有帮助的。

界定问题

问题越具体，就越容易想出有用的解决方案。例如，"我和我的丈夫沟通不畅"是一个非常模糊的问题，如果要解决它的话，就会很难开始。然而，"我和我的丈夫在如何教育孩子方面意见不一致"则是可以被解决的、更清晰的问题。

在开始咨询时，吴先生低声说："我以前很喜欢上班，但自从知道老板对我的工作评价不高后，我在老板面前就会很尴尬、很焦虑。我觉得我们的关系很不好，对于这个，我感到有些无能为力。"

在这一点上，吴先生的问题不是很具体。他的咨询师使用问题解决表格中"帮助界定问题的提问方式"，来帮助吴先生把他的问题变得更加具体和清晰。在咨询时，有的时候你可能想使用所有的提问方式，有的时候只有几个提问方式与来访者的情境相关。你可以在下页表中找到吴先生的回答。

界定吴先生的问题	
帮助吴先生界定问题的提问方式	吴先生的回答
什么事情发生了或什么事情没有发生，这使来访者感到困扰	1. 吴先生的老板针对吴先生的工作做出了很低的评价，但他的老板从来没有和他谈过这个问题 2. 吴先生和他的老板之间关系紧张 3. 目前，吴先生几乎不和他的老板随便接触 4. 老板从不询问吴先生的意见，他们从不在一起聊天，老板经常无视他
都有谁参与其中，问题在哪里发生，问题什么时候发生	这个问题涉及吴先生和他的老板，发生在白天的工作中
为什么这个问题对来访者来说是个难题	1. 吴先生对不佳的工作评价感到羞愧 2. 吴先生感到被批评了，他讨厌工作，难以集中注意力，并认为每个人都知道他与老板的问题 3. 吴先生不知道该如何应对不佳的工作评价
来访者目前是如何处理这个问题的，来访者是否在逃避或冲动行事	吴先生尽量避免与老板打交道。以前，吴先生经常在早上去他老板的办公室，与老板闲聊 5 分钟，经常询问老板对某个项目的意见。现在，吴先生上班之后会直接去自己的工位
来访者希望他们的行为会带来什么结果	吴先生希望一切恢复如常

📄 **练习9.1**

设定目标

吴先生和他的咨询师现在都对吴先生的问题有了更好的认识。咨询的下一步则是设定目标。目标必须是有针对性的、具体的、现实的、力所能及的。同时，我们还需要阐明短期目标和长期目标。例如，短期目标可能是在老板面前变得更加强硬，并要求在节日期间多放两周的假期，但这可能与成为合伙人和升职的长期目标相冲突。

通常，一旦来访者对自己的问题有了清晰的认识，他们的目标就会自动变得清晰。如果来访者的目标不明确，下面的提问方式可能会有帮助。

- 来访者希望情境如何改变，或希望情境有什么不同？

- 来访者希望在这种情境下的其他人如何改变，或希望其他人有什么不同？
- 来访者希望自己如何改变，或自己有什么不同？

当吴先生的咨询师问他希望情境如何改变时，吴先生回答说他希望"一切恢复如常"。这并不是一个非常具体的目标。于是，咨询师接着问他希望老板如何改变，是否有他希望的改变方式。吴先生解释说，总的来说，他希望与老板能够再次建立良好的关系，希望他的老板能与他开玩笑、轻松地与他交谈。吴先生还希望能自在地向老板询问他对项目的意见。当吴先生明确表达他的目标时，他意识到他也想更好地理解自己收到的负面工作评价。当来访者放慢脚步，审视自己的问题和目标时，他们往往会意识到问题的某些方面对他来说很重要，而这些方面是他之前没有关注到的。

我们也可以通过关注来访者希望他们当前行为会带来什么结果来确定目标。即使是无效的行为，大多数人也都是希望能让自己的处境变得更好。在吴先生的案例中，他的咨询师可以询问："当你回避你的老板时，你希望会发生什么？"

一旦我们确定了来访者的目标，并探讨了他们希望他们的行为会带来什么结果，那么检查他们行为的实际结果就很重要了。除非来访者明白他们的行为是无效的，否则他们就不会有解决问题的动力。在吴先生的案例中，他希望通过回避他的老板，一切都会"恢复正常"。当咨询师要求吴先生思考逃避的后果时，吴先生以沉默承认这样做没有帮助，而且事实上这只会让事情变得更糟。

向来访者解释问题解决的过程

一旦我们确定来访者目前所做的事情是无效的，这就是解释问题解决的过程的好时机。我们要让来访者对问题解决的过程有一个大致的了解，并向来访者灌输问题解决可以帮助他的希望。以下是我向来访者解释问题解决的过程的方式（你可以扫描前言的"在线资料"二维码，在手册中查看）：

我们一直在讨论你的问题，以及你感到多么无能为力。有时人们会陷入一个消极的循环，在其中，我们看不到其他的可能性。我在想，你是否愿意看看，我们能不能找到其他方法来应对你的问题。我想向你解释问题解决的过程。我们从确定一个具体的问题开始，然后进行头脑风暴，尝试想出不同的潜在解决方案。我们可以寻找尽可能多的解决方案，而且不去评判它们。一旦我们想到了一些处理你的问题的替代方法,我想花一些时间来评估不同的解决方案,看看是否有一个解决方案更讲得通。你愿意尝试吗?

轮到你了

发挥你的想象:向来访者解释问题解决

🎧 我想让你练习一下向来访者解释问题解决。你可以扫描前言的"在线资料"二维码,听一个指导性的音频文件。

📄 视频9.1 界定问题和设定目标

议程四:为解决方案进行头脑风暴

下一个阶段包括帮助来访者找到解决他们问题的新方案,这往往是困难的。因为如果来访者知道有更好的方法来管理他们的生活,他们就已经在用不同的方式去尝试了。问题解决要求来访者跳出他们常用的思维模式。我们要参与一个叫作头脑风暴的过程,这意味着我们要尽可能多地想出各种解决方案。在进行头脑风暴时,遵循以下三个原则是很有帮助的:

- 数量:尝试产生尽可能多的解决方案。
- 多样性:解决方案的种类越多,我们就越有机会得到一个好主意。
- 延迟判断:先写下所有我们想到的解决方案,无论多么愚蠢、多么无关紧要或多么离谱。

解决方案可以包括一些牵强附会和看似不可能的解决方案,它们可以帮助来访者跳出思维定势。有时,将一个牵强的解决方案与另一个解决方案结合起来,可能会产生一个有用的解决方案。

寻找新的解决方案

不替来访者解决问题可能是非常困难的。理想情况下，头脑风暴产生的新的解决方案是咨询师和来访者之间的合作过程。来访者越能主动找到他们的解决方案，这个过程就越有力量。我首先会征求来访者的建议。通常，我只需要说："我想知道是否有一些其他的方法来处理这种情况。"如果我想到了一个具体的策略，而我的来访者没有提到，我通常会说："我有一个想法，这可能会帮助到你。让我们看看你是否喜欢它。"如果我的来访者喜欢这个建议，我会鼓励他们把这个策略应用到他们的具体问题上。

对许多来访者来说，停下来并有意识地审视问题的过程，会让他们自然而然地想到新的、有效的解决方案。然而，有些来访者发现很难想到处理问题的其他方法。我们可以试试解决问题表格上的"帮助寻找新解决方案的提问方式"清单。

- 你有哪些不同的方法来处理你的问题呢？
- 你对遇到类似问题的人有什么建议呢？
- 如果你的朋友或关心你的人知道你有这个问题，你认为他们会有什么建议呢？
- 你过去是如何处理类似情况的呢？
- 你是如何克服生活中其他方面的障碍呢？
- 你是否忽略了任何可以帮助你解决这个问题的积极信息？
- 问题中是否有无法改变而你必须接受的方面？（这里的难题是接受不能改变的事物，并为可以改变的东西找到应对策略）

让我们看看吴先生的咨询师如何帮助他进行头脑风暴。起初，吴先生很难找到替代方案。然而，他的咨询师保持着乐观的态度，并努力尝试问题解决。

咨询师：现在你正在回避你的老板，而你刚才说这似乎并没有改善你的处境。让我们看看，能不能想出一些你可以做的其他事情。我希望能把我们想到的一切事情都写下来。刚开始的时候，我们追求解决方案的数量和多样性，每个想法都会是一个好主意。随后，我们将确定要使用哪一个。

请注意，咨询师是如何解释数量、多样性和延迟判断的原则的。

吴先生： 我能想到的任何事情似乎都不可能。
咨询师： 也许你是对的，但让我们看看能不能想到你可以做些什么来改善你与老板的关系。

请注意，吴先生的咨询师承认吴先生可能是对的，但同时也保持着乐观的态度。

吴先生： 我认为最好的解决办法可能是离开这个部门，要求调职吧。
咨询师： 所以，一个选择是要求调职。你还能想到其他的选择吗？
吴先生： 我也可以继续现在的工作，这还不算太糟。我也想过要问问在另一个部门工作的朋友，他有没有什么想法。
咨询师： 我们有几个解决办法，让我们把它们写下来。第一，要求调职；第二，继续现在的工作；第三，向朋友寻求意见。我想要问你一些问题，看看它们能不能帮助你想出其他解决方案。我想知道……如果你有同事遇到这个问题，你会给他什么建议呢？

请注意，吴先生的咨询师是如何以总结性陈述开启对话，这可以表明她听到了吴先生的话，然后从"帮助寻找新解决方案的提问方式"列表中选择一个问题作为追加问题。

吴先生： 这很简单，但是我不认为这对我有用。
咨询师： 也许你是对的，但让我们看看在类似情况下你会提出什么建议。
吴先生： 好吧，我想建议的第一件事是，我的同事不要再回避他的老板了，他要表现得友善一些。

轮到你了

帮助吴先生寻找新的解决方案

吴先生建议同事不要再回避他的老板，要表现得友善一些，这是一个很好的整体策略，但它不是很具体。

看看以下三种可能的回答，请你挑选一个能帮助吴先生的更具体、更有针对性的回答。

1. 这是很好的建议。我想知道，如果你开始在会议中适当参与，这是否会对你有帮助呢？
2. 当你提到要表现得更友善时，你有什么具体的想法吗？
3. 如果你的同事不想再回避他的老板，而变得更友善一些，他可以做些什么呢？

回答3最有可能帮助吴先生制定具体的解决方案。在回答1中，咨询师在为吴先生解决问题。回答2可能是一个很好的问题，但在问题解决的过程中，它出现得太早了。

咨询师： 如果你的同事不想再回避他的老板，而变得更友善一些，他可以做些什么呢？

吴先生：（微微一笑）嗯，我想我会建议他在开会前和他的老板打招呼，在会议上发言，可能还会让他的老板知道他的一些项目进展。

咨询师： 我们可以把这些作为可能的解决方案，然后帮你记下来吗？（吴先生点头微笑）你已经想到了很多解决问题的方法。

请你在下面三种可能的回答中，选择一个能帮助吴先生继续寻找其他解决方案。

1. 我在想，我们能否找到更多的解决方案。熟悉你的人会建议怎样的解决方案呢？
2. 如果要在会议上发言，你认为有什么障碍呢？
3. 让我们制定一个计划，看看你什么时候可以开始在会议上多发言。

回答1最有可能帮助吴先生继续寻找解决方案。如果吴先生已经把在会议上发言作为一种解决方案，那么回答2和回答3是很好的，但是，他还没有列出可能存在的所有解决方案。

咨询师：我在想，我们能否找到更多的解决方案。熟悉你的人会建议怎样的解决方案呢？

吴先生：实话实说，我想我的妻子会建议我在下一次工作评估之前不做任何事情，也就是6个月后。我的女儿会建议我和我的老板约个时间谈谈这糟糕的评价。但这对我来说是完全不可能做到的，我会非常焦虑。

通常情况下，当来访者想到一个独断的反应时，他们会立刻退缩，因为他们只是感觉太难了。当吴先生想到要和他的老板谈论他不高的工作评价时，就会发生这种情形。这时候，值得花一些时间来探索来访者到底会说什么。一般情况下，当来访者在脑海中有一个具体的场景时，让他们感觉自信的反应会更可行。

以下是吴先生列出的潜在解决方案：

- 继续我的工作。
- 要求调到其他部门。
- 向朋友寻求意见。
- 开会前与我的老板交谈，参加会议，并告诉老板我的项目进展如何。
- 等待我的下一次评估。
- 和老板约个时间谈谈我的工作评估。

议程五：选择一个解决方案

对于许多来访者来说，冷静地评估不同的解决方案是一种全新的、充满掌控感（empowering）的体验。我们希望来访者评估不同的解决方案能够提高问题解决的可能性。我教我的来访者从问题解决表格中询问自己以下问题，这样他们就能做出适合自己的选择。

- 每种解决方案的短期优点和长期优点是什么？
- 每种解决方案的短期缺点和长期缺点是什么？

如果我的来访者觉得优点和缺点的概念太抽象，我会问："如果你使用这个解决方案，可能会发生哪些好的事情，又可能会发生哪些坏的事情？"随后，我们会做一个图表，并邀请来访者在图表里写下答案，然后来访者可以把图表带回家，花更多时间考虑这个决定。以下是我为了鼓励来访者思考每个解决方案的短期后果和长期后果而提出的一些问题。

- 这个解决方案将如何影响我、其他人和问题所在的情境？
- 实施这个解决方案后，我会有什么感觉？
- 这个解决方案与我的价值观一致吗？实施这个解决方案对我来说，是否对实现我的价值观很重要？
- 解决方案总体上可行吗？
- 就所需的时间和精力而言，这个解决方案是否可行？

吴先生有很多的解决方案，这导致我们很难评估所有的解决方案。于是，他的咨询师要求他挑选三个解决方案进行评估。以下展示了吴先生是如何完成他的评估的。你可以扫描前言的"在线资料"二维码，在手册中下载"我的解决方案的优点和缺点"。

我的解决方案的优点和缺点				
解决方案	短期优点	短期缺点	长期优点	长期缺点
要求调到其他部门	会让我离开办公室 改变一下可能是好的	我必须告诉我的老板我想调职，在我离开之前情况会更糟；申请调职很困难，很难得到好的推荐信，可能需要很长时间	这可能会导致更好的局面	如果我换了部门，我就会失去一些履历 下一份工作可能更糟
多与老板交谈，讨论项目和其他事宜	和老板的关系可能会改善 做起来相对简单	解决不了工作评价低的问题	和老板的关系可能会改善	还是不能理解为什么给我这样低的评价
与老板讨论工作评价不高的问题	可能解决问题	可能会更糟，我发现老板对我的工作很挑剔 我会产生很严重的焦虑	理想情况下会有助于人际关系和工作表现	可能会让我无法继续工作

当吴先生和他的咨询师评估了三种解决方案后,他的咨询师让他总结每种解决方案的好处和缺点。

要求调到其他部门: 最初可能会让我感觉不适应,但这需要做很多工作,而且可能不会带来更好的解决方案。此外,我还会失去我所拥有的履历。

多和老板谈谈: 这可能对双方的关系有帮助。没有真正的风险。唯一的问题是,这并不能解决工作评价不佳的问题。

与老板见面谈谈不良的工作评价: 风险最高,也最难。也许是最好的解决方案,但可能会使吴先生很难留下来继续工作。

当吴先生评估了不同的解决方案后,很明显,要求调职并不是一个好主意。他决定先去他老板的办公室聊聊天,也试着和老板谈谈他正在做的不同项目。吴先生想看看当他开始与老板有更多的交谈时,会发生什么情况,然后再决定是否要与老板讨论他的不良工作评价。

💻 视频9.2 头脑风暴,选择一个解决方案

制定计划

接下来,来访者需要制定一个计划来实施他们选择的解决方案。请确保该计划是有针对性的、具体的。在咨询过程中,将来访者要实际做什么写下来是很有帮助的。接下来,确定计划的第一步是什么,并确定来访者尝试第一步的时间和日期。此外,我们还要检查该计划是否存在障碍,并尝试解决它们。

吴先生决定,他想第二天试着去他老板的办公室。他在周一、周三和周五都有团队会议,他会特意提前到达会议室,并在开会前与老板聊天。

做最坏的打算

有时,来访者想要尝试一种解决方案,而这种解决方案很有可能会产生负面的结果。还有一些来访者向他们的老板、伴侣和朋友提出了各种棘手的难题,希望可以借助讨论这些问题来改善他们之间的关系,但讨论的结果反而加剧了关系的紧张。我们要确保来访者了解发生负面反应的现实风险,并在发生这种情况时做好准备。

使用想象练习

使用想象来排练新的解决方案是一种练习的方式,同时也可以检查是否有任何障碍。我让我的来访者在他们的脑海中想象新的解决方案。我鼓励来访者闭上眼睛,然后我会详细地描述新的解决方案。我让他们看到并感觉到自己在实施这个新的解决方案,如果解决方案涉及说话,那就想象自己和其他人的声音。在他们用想象练习实施一次解决方案后,我会让他们睁开眼睛,随后询问他们是否有任何障碍,或者他们是否想要改变什么。我们会解决这些障碍。然后,我让他们再用想象做两次新的解决方案,并将他们想要的任何改变纳入其中。并且,我让我的来访者在练习之前和之后对解决方案的可行性进行评估。

当吴先生想象着去他老板的办公室聊天时,他意识到如果想问一个关于文件的具体问题,那会使对话更容易进行。于是,他的咨询师把这一点纳入了接下来两次的想象演练中。

来访者尝试了新的解决方案

把来访者新的解决方案看作一个实验,它将提供更多的信息,而不是唯一正确的方法。来访者往往会因为结果不完美而过早地否定一个解决方案。结果需要在一个连续的维度上进行评估,而不是用"完美或失败"的标准。提前判断来访者将如何评估他们的新解决方案是否成功是很有帮助的。如果解决方案没有奏效,或者问题的某些方面仍然存在,我们需要继续解决问题。重新评估问题的哪些方面可以改变,哪些方面不能改变,可能也会有所帮助。生活中的许多难题需要时间和努力来解决,而且往往没有完美的解决方案。

同样重要的是,我们需要教会来访者在尝试他们新的解决方案时给自己一些鼓励。即使新的解决方案没有成功,尝试肯定他们愿意解决问题,而不是停滞不前。我往往会给来访者树立一个积极的问题导向。根据所发生的情况,我使用的一些表达是"这很顺利""尝试是重要的第一步""尽管这不是完美的,但这是朝正确方向迈出的一步"。

方女士的问题解决

还记得在上一章中,我们如何帮助方女士管理她对与新同事和年级主任一起吃火锅的焦虑吗?她考虑了自己的关键想法,并形成了一个更平衡的想法。她的担心已经大大减轻，并且她决定去参加聚餐。然而，她仍然担心自己不知道该说什么，其他老师不会和她说话。

方女士的咨询师认为，解决方女士可以在火锅店做些什么会使她更放松，对方女士来说是有帮助的。他们想出了一些策略，包括主动帮忙拿饮料、拿小菜或者帮忙点餐；想出一些她可以用来挑起话题的问题，例如其他老师在学校工作了多久，他们是否有孩子；靠近其他老师，介绍自己，并作为团队的一员站在那里；将她的注意力集中在其他老师所说的话上。

当方女士评估不同的解决方案时，她选择了帮忙拿小料或者拿小菜和饮料，想了一些她可以用来一起讨论的问题，然后靠近聚会中的一位老师并开始聊天。一旦有了计划，方女士感觉好多了。

议程六：培养应对思维

一旦来访者决定了他们想要如何处理这个问题，并且有了一个计划，那么，培养来访者的应对思维，帮助他们将精力集中在完成任务和管理负面情绪上，是很有用的。对自己或他人的高度批判性想法不仅会使我们自我感觉不好，而且还分散了对当下的注意力，使我们更难处理具有压力的情境。在应对思维模式中，我们和来访者积极地培养思维，帮助来访者执行他们的计划和管理负面情绪。应对思想往往是简短的，并在特定情况下提供了行为的导向。

以下是我用来培养应对思维的一般过程：

1. 确定来访者想要完成的行为和他们的计划。
2. 确认来访者目前的想法是否干扰或破坏了他们的计划。
3. 培养应对思维。
4. 使用想象力来练习来访者的应对思维。

确定来访者想要完成的行为和他们的计划

除了作为解决问题计划的一部分，应对思维还可以应用于来访者想要完成的任何具体行为。例如，我曾用应对思维来帮助我的来访者小艾停止拖延，专心完成期末作业；我也曾用应对思维来帮助来访者每晚只喝一杯酒，开始一个锻炼计划，用放松来控制疼痛，或与朋友和家人谈论一个尴尬的话题。我们也可以使用应对思维来帮助来访者管理他们的焦虑或不知所措的感觉。我们希望确保该行为是具体的、可行的。如果小艾不知道如何完成她的期末作业，那么世界上所有看似完美可行的方法都不能帮助她。

识别当前干扰计划的想法

我通常会询问来访者什么可能会干扰他们的计划，特别是他们是否会对自己说一些会破坏计划的话。我想确保我的来访者明白他们的想法对他们完成计划能力的影响。我会留意自我批评、指责的想法，因为这些想法往往会使计划很难进行下去。让我们看看方女士是否有破坏她处理去火锅店聚餐这一计划的想法。

> **咨询师：** 方女士，我在想，当你想到要在火锅店帮大家拿饮料和蘸料，或开始和其他老师聊天时，你的脑海中会闪过什么想法？
>
> **方女士：** 帮忙拿饮料和拿蘸料很容易，这真是个好主意。但当我想到要走到其他老师面前开始聊天时，我就会很焦虑。

方女士已经确定了一种情绪，但我们寻找的是破坏性的想法。从四因素模型中可知，想法导致了感觉。

> **咨询师：** 当你感到焦虑时，你有哪些想法呢？
>
> **方女士：** 我想我认为没有人会觉得我的问题有趣，而且去和他们一起吃火锅可能是个错误。

方女士的咨询师希望她能看到这些想法会如何破坏她的计划。

> **咨询师：** 当你有这些想法时，你认为这些想法会如何影响你开始与其他教师聊天的计划呢？
>
> **方女士：** 这会让整个过程变得很困难，它让我不想去，或者只是静静地站在那里，而不是试图找人聊天。

我有时会画一张图表来帮助来访者看到他们的想法是如何破坏他们的计划的。

许多来访者发现将过程可视化，对他们来说是有帮助的。如果来访者有一个没有执行的计划，而他们又不明白是什么原因妨碍了他们，这尤其有用。图9.1展示了吴先生的咨询师所画的图，这张图帮助吴先生理解他的想法对他在写报告时拖延行为的影响。

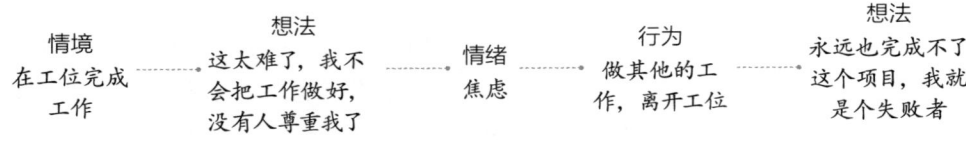

图9.1 吴先生回避工作

练习9.2

练习使用图表来解释来访者想法的后果。

一旦我们确定了来访者的负面破坏性想法，我们可以使用应对思维模型，要求他放下这些想法。不幸的是，如果你告诉来访者停止一个想法，它就会以比以前更强烈的方式反弹回来。然而，来访者可以学会忽略或只注意他的干扰想法，特别是如果来访者已经形成了应对思维。我们不能同时考虑应对思维和干扰性思维。

帮助来访者培养应对思维

下一步是培养帮助来访者应对这种情况的思维方式，并管理他们的破坏性情绪。应对思维还包含培养对自己持一种更富有同情心的态度（Germer & Neff, 2018）。以下是帮助来访者培养应对思维的提问方式。你可以扫描前言的"在线资料"二维码，在手册中下载"发展应对思维的提问方式"相关资料。

- 你可以对自己说些什么来帮助你应对这种情况？
- 你会给朋友提出哪些有用的应对建议？
- 熟悉你的人会提出哪些对你有用的应对建议？
- 如果你的心情比现在乐观一点，你会怎么想呢？
- 当你在过去成功应对类似或不同类型的情况时，你跟自己说了什么呢？
- 如果你对自己采取一种同情/怜悯的态度，你可能会告诉自己什么？

一旦我们有一个应对思维的清单，把它们写下来是一个不错的选择。应对思维

第三部分　认知和行为干预措施

一般分为三类：从现实的角度看待问题、专注于手头的任务，以及管理焦虑或不知所措的感觉。不同类型的思维在不同情况下会有帮助。让我们根据不同分类看一些例子。你可以扫描前言的"在线资料"二维码，在手册中下载"应对思维举例"。

应对思维举例		
从现实的角度看待问题	专注于任务	管理焦虑
• 尽量不要把这件事看得太严重 • 这仅仅是一种情况 • 如果这种情况没有解决，还会有其他情况 • 不要小题大做	• 你有一个计划 • 执行计划的第一步 • 专注于任务 • 不必完美 • 一步一个脚印 • 即使很沮丧，我也能完成我的计划	• 焦虑并不危险 • 心跳加速是没关系的 • 我可以做一些深呼吸 • 一切都会过去的 • 焦虑是正常的 • 感觉焦虑是没有关系的 • 记住你的理性想法 • 你不必听从产生忧虑的想法

方女士和咨询师一起确定了一些她可以作为应对的想法，用来帮助她开始与其他老师聊天。这些想法包括"坚持你的计划""你不一定要完美""只有三位老师"，以及"不要被焦虑支配"。

使用想象力来练习

一旦来访者形成了应对思维，我们可以在他们的想象中再次带领他们完成他们的计划，这一次可以加入他们的应对思维。在我们练习了一次之后，我常常会问来访者是否有什么需要改变的地方，以及应对思维是否特别有帮助或没那么有帮助。随后，我会根据来访者的反馈做出一些改变，并在他们的想象中再练习两次。

当方女士在想象中演练她的计划和应对思维时，她特别喜欢"你不必完美"和"不要听从焦虑"。

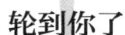

轮到你了

帮助吴先生培养应对思维

吴先生决定，他想给他一直在回避的一个同事打电话，并约同事一起吃午饭。

他对打电话相当焦虑；他给自己的焦虑打了6分，满分10分。吴先生的想法是"我已经很久没有和这位同事共进午餐了，他会认为我给他打电话很奇怪"。你可以如何帮助吴先生建立应对思维，让他给他的同事打电话呢？

在下面三个可能的回答中，请你选出一个帮助吴先生形成应对思维。

1. 你可以怎样联系你的同事，约他出来吃午饭呢？
2. 我认为重要的是，你要告诉自己停止考虑这些想法，它们显然在阻止你给你的同事打电话。
3. 我在想，你能不能试着把这些想法放在一边，看看我们能不能想出一些有助于你给同事打电话的想法？

回答3是制定应对思维的下一步。回答1会帮助吴先生制定出一个具体的计划，但它不会帮助吴先生发展应对思维。在回答2中，咨询师在告诉吴先生要试着停止思考他的想法。这将适得其反——当我们试图停止思考一个想法时，我们只会花费更多的时间去思考它。

咨询师： 我在想，你能不能试着把这些想法放在一边，看看我们能不能想出一些有助于你给同事打电话的想法？

吴先生： 你是什么意思呢？

在下面三个可能的回答中，请你选出一个帮助吴先生形成应对思维。

1. 如果你的朋友正在为邀请同事共进午餐而感到焦虑，你会建议他对自己说些什么呢？
2. 你的问题是你不够积极。
3. 对自己说——要积极！

回答1是最佳答案。它使用了"你会给朋友提出哪些有用的应对建议？"这个问题，并将其应用于吴先生的身上。在回答2和回答3中，咨询师试图使用积极思维。但问题是，积极思维不起作用，因为它过于笼统，没有表达来访者想要的具体行为。

第三部分 认知和行为干预措施

📺 视频9.3 培养应对思维

📺 视频9.4 使用想象力练习

作业：认知行为疗法练习

在继续下一章之前，请你花点时间完成作业。

将所学应用于临床案例

完成以下练习。

📄 练习9.1　　练习9.2

将所学应用于生活

🎧 在下面的家庭作业中，请你把问题的方法应用到自己的问题上。你可以扫描前言的"在线资料"二维码，使用指导性的音频文件"解决你自己的问题"来帮助你完成每个步骤，我想你会发现这比简单地阅读练习更容易。

作业 1
解决问题的步骤

附带音频文件：解决你自己的问题

请思考一个目前困扰你的问题。不要选择严重的问题，因为它对于问题解决的初步尝试来说可能太具有挑战性了。请选择一个足够大到你关心，但是又小到你有机会解决它的问题。请你以问题解决表格为指导，按顺序完成解决问题的四个步骤。

解决问题的步骤：

1. 确认问题并设置务实的目标。记得问问自己，你希望自己目前的行为会有什么结果。
2. 提出新的解决方案。试着想出至少三个解决方案。在完成你的清单之前，不要评价它们。

3. 评估不同的解决方案,并决定尝试哪一个解决方案。记住要同时考虑短期和长期的优点和缺点。
4. 尝试其中一个解决方案,然后评估其结果,并判断问题是否得到解决,或者需要继续解决问题。

将所学应用于咨询实践

在接下来的一周,我希望你和来访者一起尝试解决问题。

作业 2
帮助来访者解决问题

首先,请来访者确定导致他们痛苦的问题。看看你是否能让来访者参与问题解决的过程中来。记住,你所要做的就是以下几点:确定问题以及来访者目前是如何应对的,确定他们的目标,用头脑风暴的方式来寻找新的解决方案,选择一个解决方案进行尝试,并制定一个有针对性的、具体的计划。你也可以尝试让来访者在他们的想象中演练他们的新计划。请你填写以下表格,这样你能了解并查看进展。

来访者	确定问题并设定目标	用头脑风暴的方式来寻找新的解决方案	评估和选择一个解决方案	制定计划

回顾

请你回答每个议程条目下的问题。

议程一: 什么是问题解决疗法

- 你如何用一两句话解释问题解决疗法?

议程二： 培养一个积极的问题取向
- 积极问题导向和消极问题导向的区别是什么？

议程三： 确定来访者的问题
- 来访者如何利用他们的焦虑来确定一个问题？

议程四： 为解决方案进行头脑风暴
- 进行头脑风暴解决方案的三个原则是什么？

议程五： 选择一个解决方案
- 评估解决方案的两个标准是什么？

议程六： 培养应对思维
- 应对思维的两种类型是什么？

对你来说，什么是重要的？

你想记住什么观点或概念？

你想把什么观点或技能应用到你自己的生活中？

在未来的一周，你想在咨询工作中尝试什么（选择一个具体的来访者）？

第十章

行为激活——抑郁症的行动计划

在上一章中,我们讨论了问题解决。你注意到来访者的问题取向吗?你是否有机会在自己的生活中或与来访者一起尝试问题解决的方法?你对有意识地评估不同的解决方案有什么感觉?为来访者解决问题是否很困难?

设置议程

在本章中,我们将学习如何通过提高来访者的活动水平来改善情绪,从而帮助患有抑郁症的来访者。这种干预措施的专业术语是行为激活(behavioral activation)。

议程一:了解行为激活
议程二:帮助来访者理解他们的抑郁症
议程三:让来访者监测他们的日常活动
议程四:规划能增加积极情绪的活动
议程五:制定分级任务
议程六:提升幸福感

议程实施

行为激活主要是一种针对抑郁症的治疗。它的前提是,当来访者改变他们的行为,当他们增加能够促进快乐和能力感的活动时,他们的情绪就会得到改善。

议程一：了解行为激活

你可以把抑郁症看作一个由逃避和缺乏积极强化所引起和维持的循环。抑郁症始于来访者生活中的变化，这些变化导致他们喜欢的事件减少，不愉快的事件增加。因此，来访者的整体情绪下降，他们过去喜欢的活动也变得不那么令人愉快了。于是，来访者开始回避各种活动，例如他们不见朋友和家人，不再关注他们的爱好，也不进行锻炼或休闲活动。来访者越是避免可能提升他们情绪的活动，他们与积极强化物的接触就越少。与积极强化物的接触越少，他们就越感到沮丧，越不想做任何事情（Martell，Dimidjian，& Herman-Dunn，2010）。

当来访者变得不那么活跃时，他们的整体生活习惯就会被打乱，这可能会导致睡眠问题、食欲不振，以及造成心理活动与周围环境不适应，所有这些都会加剧抑郁症（Dimidjian，Barrera，Martell，Muñoz，& Lewinsohn，2011）。来访者越是陷入这种抑郁的循环，就越是脱离他们的正常生活，就越有可能发展出次要问题。例如，一位因为抑郁而无法参加篮球训练的学生最终可能退出球队。图10.1表明了抑郁症的循环过程。

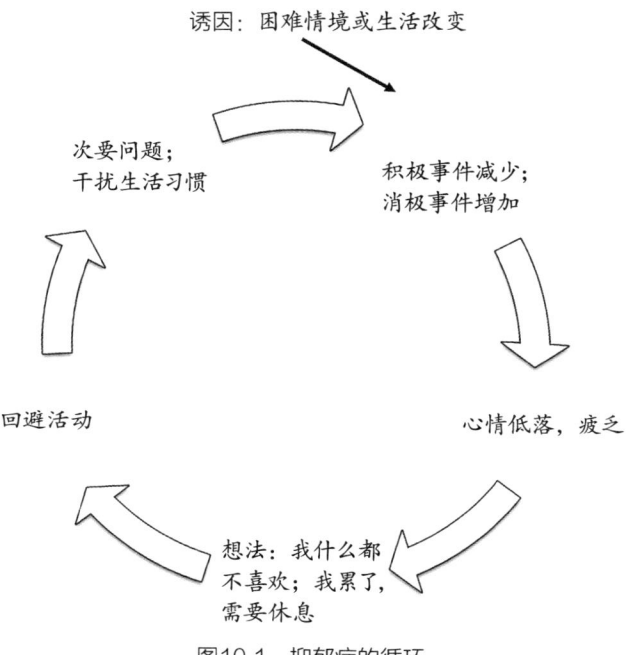

图10.1 抑郁症的循环

打破不活跃状态和抑郁症的循环

行为激活通过直接针对来访者的回避行为和鼓励来访者参与促进情绪提升的活动来中断抑郁症的循环。来访者需要确定他们的活动是：（1）令人愉快的，（2）能够增加他们的信心或掌控感，或（3）具有功能性的，因为它们减少了逃避的负面结果。咨询师与来访者合作，一步一步地将这些活动安排到他们的一周中，并使用问题解决的过程来解决任何障碍（Martell等，2010）。当来访者开始参与让他们开心的活动时，他们的情绪就会得到改善。随着来访者的感觉变好，他们会有更多的精力，不再想逃避其他活动，并参与到健康的生活习惯中来。简而言之，一个促进情绪的循环开始了。

行为激活理论
令人愉快的活动＋问题解决策略＝行为上的抗抑郁药

行为激活概述

行为激活的正式目标是让来访者的功能水平恢复到确诊抑郁症之前。我更愿意告诉我的来访者，我们的目标是帮助他们过上一种自己喜欢的生活。行为激活的重点是积极鼓励来访者参与活动，即使他们"感觉"想要回避或休息。在我看来，民间智慧往往抓住了行为激活的本质。我88岁的姨妈总是告诉我，"无论如何，每天早上起来都要化妆，晚上睡觉前要喝一口伏特加"。根据姨妈的说法，无论你的感觉如何，都要起床面对这个世界，在一天结束之前，为自己做一件愉快的事。

一般来说，行为激活过程可以按照以下顺序展开：

1. 了解来访者的抑郁症与他们日常活动变化的关系。
2. 监测来访者的日常活动。
3. 规划能增加积极情绪的活动。
4. 监测来访者活动前后的情绪。
5. 用问题解决的方法解决障碍。
6. 建立健康的生活习惯，防止挫折。

行为激活有效吗？

尽管我已经实践了多年的行为激活方法，但当一位患有重度抑郁症的来访者来到我的办公室时，我经常发现自己在想，行为激活是不够的。增加愉快的活动怎么可能足以帮助这个非常抑郁的来访者呢？但是，我没有相信我的自动思维，而是去寻找证据！

大量的实证研究和荟萃分析一致表明，行为激活是对轻度、中度和重度抑郁症的有效治疗方法。团体治疗与个人治疗一样有效，行为激活与抗抑郁药物治疗一样有效（Dimidjian等，2011；Ekers，Webster，Van Straten等，2014）。其他荟萃分析表明，行为激活显著减轻了老年人的抑郁症状（Orgeta，Brede，& Livingston，2014）；一项系统的研究综述表明，有证据显示，行为激活可以有效治疗青年人的抑郁症（Martin & Oliver，2019）。

已经有证据表明，单独使用行为激活与使用如确认、识别消极想法的行为和认知干预相比同样有效，例如识别和挑战消极想法（Dimidjian等，2006；Richards等，2016）。行为激活也是预防复发的有效干预措施（Dobson等，2008）。一项研究发现，有复杂丧亲之痛的来访者对行为激活也有积极的反应（Hershenberg，Paulson，Gros，& Acierno，2014）。

> **研究总结**
> 患有轻度和中度抑郁症的来访者：行为激活应该是治疗的一个组成部分。
> 患有严重抑郁症的来访者：行为激活应该是首要的干预措施。

议程二：帮助来访者理解他们的抑郁症

抑郁的来访者往往会在开始咨询时说："我怎么了？我以前是那么坚强。"或"我想我要疯了，我只是觉得整天都想哭。"我们需要帮助来访者明白，他们的抑郁症与缺乏改善情绪的活动有关，并不是因为个人的失败。

我们可以用抑郁症的周期作为收集信息的模型，这样帮助来访者了解导致和维持他们抑郁症的因素。如果来访者了解到他们的抑郁症与生活中缺乏愉悦的活动有关，他们就会更有动力去参与改善情绪的活动。这一点是很重要的，因为我们需要让来访者参与其中，即使是他们"不喜欢"的活动。

首先，我们需要看一下来访者在抑郁之前的生活变化——特别是那些愉快活动的减少以及不愉快活动的增加。另外，我们还需要看看来访者是如何应对这些变化的，以及回避在其中起到了什么作用。以下是我用来询问来访者的两个主要问题：

- 在你患抑郁症之前，你的生活发生了哪些变化？
- 这些变化是如何影响你的日常生活活动的，并且有使你的愉快活动增加或减少吗？

方女士的抑郁循环

方女士开始接受咨询时说她不知道自己出了什么问题。她有很好的房子，很优秀的孩子，很好的工作，还有一个很好的丈夫，但她只是觉得被压得喘不过气来，她不再享受生活了。她一边轻声哭泣，一边告诉她的咨询师，她没有办法应对现在的状况。

在第二章中，我们列出了方女士在患抑郁症之前，生活中的压力源和最近发生的变化。

- 方女士开始在一所新学校教书。从家到新学校需要三十到四十分钟的路程；她不认识其他老师，而其他老师组成了一个紧密的团体。
- 方女士的婆婆不能再帮她照看孩子了。
- 方女士最好的朋友季女士搬走了。

让我们看看，咨询师是如何使用我们刚刚确定的两个问题来帮助方女士理解她的抑郁症的。

咨询师：听起来在你的生活中发生了很多变化。我在想，我们是否可以花点时间，思考一下每个变化是如何影响你的生活的。我们应该从哪一个开始呢？

方女士：好吧，我想最重要的是新学校那个。

咨询师：我认为，让我们一起看看自从你在新学校工作后，你的生活有什么变化会对我们的咨询有些帮助。有没有因为你去新学校工作而停止进行的活动，有没有因为这个改变开始进行活动呢？

咨询师通过用"我认为这将是有帮助的"开启对话来为来访者点燃希望。注意她的咨询师并没有问方女士对新学校的感觉如何,而是要求她看一下她的生活有什么不同。

方女士: 最大的变化之一是早上的时候。我以前常常走路去学校,单程花费大约十五分钟。现在我上下班需要花四十五分钟。过去,多出的三十分钟意味着我早上有时间为孩子们准备好这一天需要的东西。现在,一切都必须在前一天晚上准备好。孩子们必须在7:30之前收拾好,然后我把他们送到邻居家。让他们起床、穿衣、吃饭真的是太艰难了。我的邻居送他们去学校。我的丈夫要很早离开家去上班,没有办法帮忙。

咨询师: 这听起来对你早上的习惯来说是一个非常大的改变。

方女士: 是的,我以前很享受早晨——那是可以和孩子们在一起的美好时光,我喜欢走路去学校。现在,早上对我来说压力太大了。

咨询师给出了支持性的评论,而方女士继续阐述她的生活是如何改变的。

咨询师: 我想请你开始将你的生活在哪些方面发生了改变写下来,列一个清单。我认为这将有助于我们了解你的抑郁症以及应该如何帮助你。那么,你会写下什么呢?

注意方女士的咨询师是如何点燃希望的。咨询师问方女士她会在清单上写什么。

方女士: 嗯,我想,我不能用十五分钟的步行时间去学校了,我不再拥有早上和孩子们在一起的美好时光。实际上,我现在很少吃早餐,我太累了。当我到达学校时,我常常很饿。

咨询师: 我认为这是一个非常好的清单,你列出了所有你不再做的事情。有没有什么事情是因为新学校让你现在做了,而以前没有做过的呢?

方女士: 嗯,我想我必须在前一天晚上做好准备,我觉得这很难。我给女儿做午饭，把孩子们的衣服摆出来，确保我在他们上学前做好了一切准备。另外，因为我的时间很紧，我必须对孩子们严格要求。这意味着我在早上要多喊几声才能让他们起床。我还得开车去上班，这是我最讨厌的。我在车里一直在想，我变成了一个坏妈妈，我又一次对孩子们大喊大叫，我多么希望能回到以前的学校。这实在是太可怕了。

咨询师：听起来好像有很多变化。当我们看看你现在的早晨与以前有这么多不同时，你有什么想法呢？

请注意，咨询师首先问方女士有什么变化；其次，她问方女士这种变化对她的日常生活有哪些影响；最后，她问方女士看了这些变化后有哪些想法。

方女士：好吧，难怪我感到抑郁，用这样的方式开启一天真的太可怕了。

通过检查方女士的早晨是如何改变的，方女士已经从"我有点不对劲，我很抑郁"转变为，意识到她早上生活习惯的改变，可能是造成她抑郁症的原因。

咨询师：我认为你提到了一些重要的内容。似乎学校的变化给你的生活带来了很多其他变化，对你早上的生活习惯和情绪产生了负面影响。我想我们发现了一些重要的信息。接下来，我想看看在新学校开始工作是否在其他方面影响了你的生活。

注意方女士的咨询师是如何强化她早上的习惯影响了她对情绪的觉察，还要注意咨询师是如何让方女士坚持完成任务的。

方女士过去常和其他老师在一起，他们是她的朋友，而现在她很少见到她的朋友们。她以前很喜欢参与学校的演出，并得到了很多积极的反馈。方女士是一位大家公认的受欢迎的老师。而在她的新学校，她没有参加任何课外活动，也不认识其他老师。她下班后很晚才到家，一路上疲惫不堪，焦头烂额。

方女士没有意识到，自从她的婆婆生病了，不能再帮忙照顾孩子，她和她的丈夫几乎在晚上都不出去了。他们已经很久没有见到他们的朋友们了。方女士还意识到，自从季女士搬走后，每周一次的散步也停止了，和她的朋友说话少了很多。当方女士看到生活中所有变化的影响时,她很惊讶。

练习10.1

使用书面总结

在我与来访者探讨了她的生活发生了哪些变化之后,我发现提供一份书面总结是很有帮助的。有时我会画出抑郁症的循环,随后,我们会一起看看它与我的来访者的具体情况有哪些关系。其他时候,我会使用"了解你的抑郁症"表格,你可以扫描前言的"在线资料"二维码,在手册中下载。当方女士看到她的"了解你的抑郁症"表格时,她会意识到活动的变化影响了她的抑郁症。

了解你的抑郁症		
在你患上抑郁症之前,你的生活出现了哪些改变或压力源 新学校,婆婆不再照看孩子,最好的朋友季女士搬走 自从感受到这些变化或压力源之后,你的活动有哪些变化?请你填写此表		
	因生活改变或压力源而造成的增加	因生活改变或压力源而造成的减少
我喜欢的活动,可以给我带来快乐的活动或我精通的活动	没有	步行去学校;早上和孩子们在一起的美好时光;和丈夫出去见朋友;星期天和季女士一起散步;和季女士聊天
我不喜欢的活动	前一天晚上的准备工作;长时间开车上班;早起并让孩子们做好准备	没有
锻炼		不能走路上班;没有周日散步
与朋友相处		不再与学校的朋友见面;季女士搬走了
与家人相处	见婆婆的次数多了,因为她一直在生病	早上和孩子待在一起的时间变少了;总的来说,和丈夫在一起的时间变少了
休闲或爱好	没有	没有学校演出;没有其他课外活动
吸烟、暴饮暴食、酗酒	没有	
与饮食和睡眠有关的生活习惯		早餐不规律;经常看着电视就睡着了

使用类比

我有时会用一朵鲜花作为比喻来帮助我的来访者理解他们的抑郁症。这个比喻的灵感来自Melanie Fennell的良性和恶性花朵（Fennell's，2006）。我会向来访者解释，快乐的感觉类似于一朵颜色鲜艳的花，花的上面有很多花瓣。随后，我会画一朵花，花的中间有一个圆圈。我邀请我的来访者在每片花瓣上填上她在患抑郁症之前所做的活动、她喜欢的活动或赋予她生活意义的活动。我会在来访者的话中寻找健康的生活习惯，与同事、朋友和家人的社交活动，令人愉快或有意义的活动，以及产生能力感或掌控感的活动。

一旦我的来访者完成了她的"花"，我会邀请来访者把她抑郁之后所有发生改变的花瓣上画一个叉号。通常情况下，几乎所有的花瓣都消失了。曾经盛开的花往往只剩下零星点点。

对于一些来访者，我不会用花朵的形式，而是邀请他们画一幅墙。我用砖头来建造一堵坚固的墙，如果你拿掉太多砖头，墙就会倒塌或在墙面上出现一个大洞。

方女士的咨询师用花作比喻，当方女士看到她的花的时候，感到十分惊讶。她对于抑郁症是怎么回事越来越明白了。方女士的咨询师解释说，她们将一起帮助方女士开始在她的生活中添加花瓣，这样她的感觉就会开始有所好转。方女士说这是个好主意，但又说她不知道应该从哪里开始。她的咨询师向她保证，她们将一起努力，慢慢进行。

轮到你了

理解马女士的抑郁症

马女士，58岁，她因为目前患有抑郁症开始接受心理咨询。请你试着使用所提供的信息完成"了解你的抑郁症"表格。你可以在附录中看到我的答案。

马女士是一位成功的雕塑家。她独自生活，从来没有结过婚，也没有孩子。两年前，她的母亲生病了，马女士一直在照顾她。

马女士的母亲独自生活在大约三小时车程之外的地方。马女士没有其他朋友或家人住在那里，所以她每周花四天时间去看望她的母亲，照顾她，收拾屋子，并带母亲去看医生。马女士很高兴自己能够照顾生病的母亲，但她去看望母亲的时候会感到很孤独。绝大多数的白天，马女士会和母亲看电视，这让马女士觉得很无聊。

在母亲患病的两年里，马女士变得越来越抑郁，并为没有把所有时间都花在照顾母亲上而感到内疚。她不再与许多朋友见面，放弃了锻炼，几乎完全停止了雕塑，因为她认为没有时间进行这些活动，而且她大部分时间都感到很累。

视频10.1 向来访者解释抑郁症

议程三：让来访者监测他们的日常活动

行为激活包括要求来访者参与让他们开心的活动，这听起来很容易。困难的是，抑郁症来访者什么都不想做。他们会告诉你，"什么都没用"。我们需要邀请来访者按照计划行事，而不是根据他们的感觉行事。如果来访者能够看到增加活动量和提高情绪之间的联系，即使他们"感觉"不想做这些活动，他们也会在生活中更有动力地增加可以让他们感到愉快的活动。

让来访者看到他们的情绪和特定活动之间联系的最简单方法是监测他们的日常活动并对他们的情绪进行评估。我会让来访者完成一份"日常活动计划表"（你可以扫描前言的"在线资料"二维码，在手册中下载）。来访者可以在表格上面写下他们每小时要做的事情，并对他们的情绪进行评估。我通常在咨询时间内完成第一天的"日常活动计划表"。这样，我就可以确定我的来访者知道该怎么做（如果预约的咨询时间是在上午，我们会完成前几日他做了些什么）。随后，在家庭作业中，我会让来访者在本周其余时间完成后续的计划表内容。

以下是我介绍日常活动计划表的方式。我同时解释了干预背后的理由和我们将要做的事情。

我认为重要的是了解你是如何度过每一天的，也要了解你的情绪是否随着你所做的活动类型的变化而改变。我有一个日常活动计划表，你可以写下你一整天都做了什么，并对你的情绪进行评估。这样，我们可以看到一天中，你哪些时候感觉更好，以及哪些时候感觉更差。我们将尝试增加你感觉更好的次数，并学习如何应对你感觉较差的时候。你认为这样可以吗？

让我们以今天为例，看看我们是否能一起完成这个时间表。你觉得这样可以吗？你是什么时候醒来的？如果让你给自己的心情打分，从1分到10分，10分代表你有史以来最沮丧的时候，1分代表完全不沮丧，你会给今天醒来时的心情打几分呢？

随后，我会带着我的来访者度过他们的一天，并对他们在每项活动中的情绪进行评分。

轮到你了

请用想象练习：向来访者解释日常活动计划表

🎧 我想请你练习向来访者解释一份日常活动计划表。你可以扫描前言的"在线资料"二维码，听一个引导性的音频文件。

来访者学到了什么？

咨询的下一步是使用日常活动计划表来帮助来访者发现活动与情绪之间的关系，并决定一天中哪些时间段进行活动或增加活动。我会首先询问来访者完成日常活动计划表的一般经验，然后询问他们在这个过程中是否学到了什么。随后，我会用"探索情绪与活动关系的提问方式"来帮助来访者探索（Martell等，2010）。当我第一次开始尝试行为激活的时候，我把这些提问方式放在我身边。你可以扫描前言的"在线资料"二维码，在手册中下载。

- 你看到活动与情绪之间的关系是什么了吗？
- 哪些活动帮助你感觉更好？
- 哪些活动或情境与情绪低落有关？
- 你在什么时间段最容易出现情绪低落的情况？
- 你有什么生活习惯可以帮助你保持积极的情绪吗？
- 有什么事情是你在逃避的吗？

方女士完成了一份日常活动计划表，并把它带到了咨询中。她对自己的抑郁症从1到10打分，1代表完全不抑郁，10代表她曾经有过的最抑郁的时候。

方女士的日常活动计划表
(1=一点也不抑郁；10=非常抑郁)

时间	星期一	星期二	星期三	星期四	星期五	星期六	星期日
6:00	叫醒孩子们(8)	叫醒孩子们(8)		叫醒孩子们(8)	叫醒孩子们(8)		
7:00	送孩子(8)	送孩子(9)		送孩子(9)	送孩子(7)		
8:00	开车上班(9)	开车上班(9)		开车上班(5)	开车上班(7)	躺在床上(9)	躺在床上(9)
9:00	教课(6)	教课(5)	学校运动会(4)	教课(5)	教课(5)	打扫房子；外出办事(4)	和朋友打电话(3) 和孩子们一起玩(4)
10:00							
11:00			帮忙准备食材			看望婆婆(4)	
12:00	午休(8)	午休(8)		午休(7)	午休(7)	午餐(5)	午餐(5)
13:00	教课(5)	教课(5)	学校运动会(4)	教课(5)	教课(5)		
14:00						带孩子们去公园(4)	
15:00	开会：讨论寒假相关事宜(4)	开车回家(9)	和其他老师一起打扫卫生(4)	开会：讨论寒假相关事宜(4)	开车回家(6)		和朋友们去公园(4)
16:00	开车回家(7)	接孩子；看电视(6)	开车回家(6)	开车回家(6)	接孩子；看电视(6)		
17:00	接孩子；做晚饭(7)	接孩子；做晚饭(6)	接孩子；做晚饭(7)	接孩子；做晚饭(6)	接孩子；做晚饭(7)	和孩子们去朋友家吃饭(4)	爸爸妈妈来家里吃晚餐(4)
18:00	与孩子们和丈夫一起吃晚饭(5)	与孩子们吃晚饭(7)	与孩子们和丈夫一起吃晚饭(4)	与孩子们吃晚饭(7)	去朋友家吃饭 4		
19:00	哄孩子睡觉(7)	丈夫哄孩子睡觉(4)	和丈夫一起哄孩子睡觉(5)	哄孩子睡觉(7)			
20:00	与丈夫通电话(4)	和丈夫一起看电视(4)	和丈夫一起打游戏(4)	和邻居聊天(4)	和丈夫一起哄孩子睡觉(4)	和丈夫一起哄孩子睡觉(4)	哄孩子睡觉(5)
21:00	为第二天做准备(8)	为第二天做准备(6)	为第二天做准备(5)	为第二天做准备(7)	和丈夫一起看电视(3)	和丈夫一起打游戏 4)	为周一做准备(7)
22:00	睡觉	睡觉	睡觉	睡觉	睡觉	睡觉	睡觉

方女士学到了什么？

在看方女士对"探索情绪与活动的关系"的回答之前，我们先检查一下她的一周，看看你会如何回答以下问题。在每个问题之后，我都附上了咨询的提示，我希望你思考这些问题的答案是怎样指导未来的咨询的。

你看到活动与情绪之间的关系是什么了吗？哪些活动能帮助你感觉更好？哪些活动或情境与情绪低落有关？ 当方女士回顾她的日常活动计划表时，她突然发现她几乎没有做什么有趣的事情。令她感到惊讶的是，当她更活跃时，她的情绪就会改善。特别是与其他人的社交活动让她的感觉变得更好。方女士还注意到，当她丈夫在家的时候，她的感觉好多了，而且在学校的大部分时间，她的感觉都还不错。方女士一直认为，她在周末感觉更好，因为她睡得更多，而且不用去学校。方女士想知道她在周末感觉更好，是否还因为她更活跃，可以和丈夫、孩子和朋友在一起。

方女士注意到，她在开车上班和下班的路上非常沮丧。她解释说，她在开车的大部分时间都在想早上的情况有多糟糕，她多么希望自己能回到原来的学校。晚上和孩子们一起看电视，没有丈夫陪伴，也是一个心情低落的时期。方女士还指出，她是多么不喜欢为第二天做准备，她还觉得早上的日常工作是很艰难的。

咨询提示：你如何利用方女士对上述问题的回答来强化在她的生活中增加愉快活动的重要性？

你在什么时间段最容易出现情绪低落的情况？ 方女士指出，早晨的情况尤其糟糕。当她醒来时，她躺在床上，会想着自己不是一个好妈妈，她的丈夫一定受够了她。方女士的脑海中浮现出他离开她的画面，她感到孤独和痛苦。方女士没有意识到她每天早上是这么郁闷，也没有意识到她在紧凑的时间安排下让孩子们做好准备是多么困难。她还指出，她独自与孩子们在家的夜晚都特别难熬，她也经常感到沮丧。

咨询提示：你可以首先针对哪个时间段来增加令方女士愉悦的活动？

有什么生活习惯可以帮助你保持积极的情绪吗？ 方女士看不出有什么生活习惯能帮助她感觉更好。她意识到这与前一年有很大的不同，当时她有良好的习惯：走路去学校，定期见朋友。咨询师注意到，方女士常常在一个有规律且舒适的时间哄孩子睡觉。她和丈夫也按时早睡，他们一天大约有八个小时的睡眠时间。咨询师认为，这些都是良好的生活习惯带来的优势。

咨询提示：你可以如何在咨询中使用这些信息？

有什么事情是你在逃避的吗？ 方女士想不出她在逃避什么。她提到她不再经常和朋友出去玩了，但那是因为她一直都觉得很累。

咨询提示：从行为激活的角度来看，你认为她在回避朋友吗？

议程四：规划能增加积极情绪的活动

看了自己的时间表后，方女士认为开始做一个改善情绪的计划是个好主意。她的咨询师解释说，当你情绪低落时，做愉快的活动就像吃药一样——你这样做是因为你知道它会有帮助，而不是因为你想这样做。我们需要鼓励来访者遵循他们的情绪制定计划，而不是受他们的抑郁情绪支配。

提升掌控感和愉悦感的活动

我们想增加那些为来访者提供掌控感和愉悦感的活动。然而，这样笼统的陈述并不能为咨询提供多少指导。我建议开展以下几类活动来帮助改善来访者的情绪。重要的是要记住，这是一个非常个性化的过程，因为提供掌控感和愉悦感的活动对每个人来说都是不同的。

日常活动。 首先，我想确认来访者可以完成基本的日常琐事，包括养活自己、清洗衣服、获得足够的睡眠、做基本的家务，以及对家庭、朋友或工作的责任，如照顾孩子或完成最低限度的工作任务。例如，方女士经常累得吃不下早餐，饿着肚子来到学校。她经常吃巧克力棒，整个上午都很饿。因此，对方女士的咨询师来说，帮助她努力吃早餐是很重要的。

社会接触。 人们想要的社交程度和类型各不相同，但每个人都需要一些。当来访者变得抑郁时，他们通常会远离家人和朋友。这时，让他们重新建立联系可能会很困难，所以我们要一步一步慢慢开始。

体育锻炼。 越来越多的证据表明，定期运动可以提高我们的情绪，并可以对抗抑郁情绪（Trivedi等，2011）。此外，户外运动比室内运动更能提升我们的情绪（Barton & Pretty，2010）。这对我来说是完全有意义的，在美丽的春日里，我在外面散步比在健身房里使用跑步机跑步要快乐得多。事实上，如果我和一个好朋友一起在外面散步，并买上一杯咖啡（或是一块饼干），我甚至会更开心。

每个来访者在想做多少运动方面是有很大不同的。一般来说，任何活动的增加都是好事。对于一些来访者，我一开始就鼓励他们到户外活动五分钟。

愉快的活动。 当来访者处于抑郁状态时，可能很难找到他们认为愉快的活动。这里有一些建议：

- 在现有活动的基础上，找到来访者已经在做的、能促进情绪的活动，并扩大活动范围。例如，如果来访者喜欢和一个朋友谈论新闻，他们能更经常地看到这个朋友吗？他们可以联系另一个朋友吗？也许对新闻的讨论会改善他们的情绪。他们可以阅读报纸或听广播吗？
- 尝试来访者在抑郁前曾经喜欢的活动。他们可能会惊讶于自己仍然如此喜欢这些东西。只要确保来访者对享受这些活动的期望值没有和以前一样高就可以了。
- 使用"娱乐活动清单"，你可以扫描前言的"在线资料"二维码，在手册中下载。这份清单可以让来访者开始思考他们通常不会做但可能愿意尝试的活动。
- 选择那些能带来掌控感的活动。人们往往喜欢做他们擅长的事情。同时，咨询师也要处理任何可能造成额外问题的回避行为，例如避免完成工作项目或让孩子参加夏令营。
- 鼓励那些与来访者的价值观一致且有意义的活动。例如，志愿服务可能会给来访者带来快乐，因为它与来访者的价值观有关。

有效活动计划指南

方女士想从一个能立即对她早上的心情产生直接影响的活动开始，因为她到学校时已经非常不开心了。她决定尝试在去上班的路上在车里听音乐和电台广播，希望这样可以提高她的情绪。

方女士还想多给她最好的朋友季女士打电话，多与她以前学校的朋友小冉联系，多见她的婆婆。因此，她给自己定了一个给小冉和季女士打电话的时间。但是，方女士没有定一个具体的时间去见她的婆婆，而是想看看她的周末过得怎么样。方女士对这些活动可以改善她的情绪并不持有乐观的态度，但她依然愿意尝试去做。

第三部分　认知和行为干预措施

通常情况下，来访者不会按照计划进行他们的活动。来访者更有可能完成遵循以下准则的活动。你可以扫描前言的"在线资料"二维码，在手册中找到"有效活动计划指南"。

- 该计划是与来访者合作制定的吗？
- 该计划是否有针对性且具体？
- 该计划是否可行？
- 该计划是一种自然强化吗？
- 该计划能否成为日常生活的一部分？

与来访者合作制定。 我首先会询问来访者："在你的一周中增加什么有益的活动，可以帮助你感觉好起来？"来访者往往有非常好的建议，然而，有时他们需要帮助才能想到好的活动。如果我们为来访者推荐活动，请你尽量让来访者也参与进来，让来访者根据他们的情况来调整我们的建议。关键是与来访者一起制定活动，而不是替来访者制定。

方女士的咨询师很谨慎，这些活动要么是方女士的想法，要么是她们共同制定的。

有针对性且具体。 在这里，我们可以使用判断家庭作业是否足够具体的标准：来访者是否有一个要做的具体行为？来访者将多久进行一次该活动？来访者将在何时何地进行这个活动？

方女士的活动是有针对性的、具体的。方女士希望在计划看望她的婆婆时有一些灵活性。这在她的咨询师看来没有什么问题。如果我为某项活动设定了一个灵活的时间，但是我的来访者最终没有做这个活动，那么下周我会建议设定一个具体的时间。并不是每项活动都必须严格安排。

可行的。 从来访者目前的活动水平开始规划，而不是从他们希望达到的水平或以前的水平开始。我们应从细微处着手，这样来访者才能体验到成功。我总是询问来访者是否"感觉可以做到"。我还会检查我的来访者是否拥有完成活动所需的一切。此外，还可以询问来访者是否预见到任何障碍，这样我们就可以用问题解决的方法帮助来访者克服这些障碍。

当方女士的咨询师检查这些活动是否感觉可行时，方女士说，在开车上下学时听音乐她感觉能做到。然而，找到一个电台广播，集中精力听别人说话，这个想法让她感到压力有点大。于是，他们决定她将专注于听音乐。

自然强化。 选择那些本质上就可以令人愉快的活动，或者选择来访者在做这些时就会得到正强化的活动。例如，与孩子一起玩十五分钟的棋盘游戏，比洗十五分钟的碗更有自然强化作用。这一点在开始时特别重要，因为我们希望来访者能体验到积极的结果并保持积极性。

方女士和她的咨询师选择的活动是自然强化的。方女士喜欢音乐，喜欢与小冉、季女士和她的婆婆待在一起。

生活习惯。 我的许多来访者在最初会倾向于计划一个大的、遥远的活动，如他们会计划明年十二月去度假。然而，积极、常规的活动比一次性的大事件更能维持积极的情绪。生活习惯可以包括与朋友的定期约会或每周的健身课。良好的生活习惯就像一个良好的结构，可以保持好心情。

方女士和她的咨询师挑选的活动可以成为她生活习惯的一部分。

正念练习。 如果来访者的心思在别的地方，他们可能会发现很难享受一项活动。我鼓励我的来访者稍微把他们的批判性思维放在一边，让自己在这一刻将注意力集中在当下的活动上。例如，如果来访者在外面散步，我鼓励他们注意新鲜的空气，看看花，感受风。不要告诉来访者要停止思考消极的想法。当我们告诉自己不要再想什么的时候，这种想法会适得其反。我的一些来访者喜欢"给他们的消极想法放个假"这个概念。

轮到你了

为小安规划能增加积极情绪的活动

最近，小安大专毕业了，在过去的六个月里，她一直和父母住在一起，同时她也在找工作。她的情绪越来越低落。她填写了一份日常活动计划表，并与咨询师一起对其进行回顾，咨询师希望能够增加一些让小安感到快乐或掌控感的活动。

小安注意到她情绪最低的时候是在下午五点左右。那时候，她一个人在家里，她的父母还有两个小时才到家。她把时间花在了上网和发呆上。小安以前喜欢跑步，但她已经一年多没有跑步了。她的咨询师建议小安重新开始跑步，从每周三次、每次一小时开始。小安喜欢这个主意。他们一起决定，小安将在周一、周三和周五下午1点进行一小时的跑步。

现在请你尝试完成下面的练习。

1. 根据"有效活动计划指南"评估咨询师的干预措施,并完成下表。你可以在附录中看到我的答案。

建议的活动	是否是和来访者合作制定的	是否有针对性、具体	是否具有可行性	是否是自然强化	是否是来访者的生活习惯
每周跑步三次,每次一小时					

2. 在你评估了当前的计划之后,请你再设计一个更有效的计划。

练习10.2

视频10.2 规划改善情绪的活动

监测来访者活动前后的情绪

如果你询问抑郁症的来访者是否会喜欢某项活动,他们可能回应不会。患有抑郁症的来访者不像以前那样喜欢活动。然而,来访者往往会比他们认为的更喜欢这些活动。通常,开始一项活动是最困难的部分。在愉快的活动前后对情绪进行评价,可以提供重要的数据,它可以说明在来访者的生活中增加改善情绪的活动对他们的情绪有什么影响。我们可以把这个作为一个实验呈现给来访者,看看他们的预测是否准确。在第十三章,我们将更多地讨论行为实验。我通常要求来访者完成"预测你的情绪"表格,如下页图所示。你可以扫描前言的"在线资料"二维码,在手册中下载一个空白的版本。

在来访者尝试一项活动后,如果他们的情绪评分有所提高,我会询问他们学到了什么。我想让我的来访者看到,即使他们认为自己不会喜欢某项活动,他们的预测也不一定准确。

让我们看看方女士是如何为她要尝试的两项活动填写"预测你的情绪"表格的，以及她的咨询师是如何使用该表格的。

日期和活动	预测你的情绪			
	我感觉我会多喜欢这个活动（1～10分；1=一点也不喜欢；10=很喜欢）	活动前的心情（1～10分；1=很沮丧；10=很开心）	完成后，我有多喜欢这个活动（1～10分；1=一点也不喜欢；10=很喜欢）	活动后的心情（1～10分；1=很沮丧；10=很开心）
周一： 在车里听音乐	3	5	5	7
给小冉打电话	3	4	6～7	7

咨询师：看来你很好地完成了预测情绪表格。当你看到你的回答时，你注意到了什么？

方女士：嗯，首先，在这两种情况下，我的情绪都好转了。

咨询师：你愿意再多告诉我一点细节吗？

咨询师希望扩大和巩固方女士对活动与情绪之间关系的认识。当咨询师问及细节时，方女士就会想起这段经历，使它变得更加突出。

方女士：嗯，我其实很喜欢听音乐。我选择了一些我喜欢的、非常欢快的老歌。我想这能让我从糟糕的早上转移注意力。

咨询师：所以听音乐是个好主意。那么和小冉的聊天进行得怎么样呢？

方女士：这也比我想象的更让我开心。我们聊得非常开心。她说她很想我，我所有的朋友都在问起我。

咨询师用一个总结陈述来巩固方女士的体验。

咨询师：我听你说，小冉说想你，你的其他朋友也想你。那（咨询师温柔地一笑），让我们看看你预测的准确性。你最初预测的是什么呢？（他们一起看"预测你的情绪"表格）

第三部分　认知和行为干预措施

注意，方女士的咨询师并没有给方女士答案，而是询问她有关信息，让方女士自己得出结论。

方女士：我预料到我不会很喜欢听音乐和给小冉打电话，所以我都给了3分。

咨询师：那么实际情况是什么呢？

方女士：（笑了一下）其实我挺喜欢听音乐的，所以我给了5分。我和小冉的聊天比我想象的要愉快得多，我给它打了6~7分——叙叙旧真是太好了。

咨询师：那你的预测又说明了什么呢？

方女士：我想我错了。我比我想象的更喜欢这些活动。

📺 视频10.3 监测活动前后的情绪

克服障碍：来访者没有尝试计划好的活动

尽管我们尽了最大的努力，但是来访者并不总是会进行约定好的活动。首先，请你询问来访者是什么阻碍了他们。除非是一个简单的答案，否则我就会询问他们在想到做这个活动的时候，脑子里想了些什么。他们是否认为这太难了？他们是否认为这样做没有帮助，或者有没有其他想法？所以，我又回到了基本原则：遵循你的改善情绪计划，而不是听从你的抑郁情绪。记住，对于抑郁症来说，活动就像药物。有证据表明，公开承诺要做某项活动的来访者更有可能坚持到底（Locke & Latham，2002）。如果我的来访者有家庭成员或朋友的支持，我会鼓励来访者分享他们的计划。

随后，我会解决我的来访者如何在下周进行这个活动的问题，或者我会修改这个活动，让它更加可行。我会确保自己保持鼓励和乐观的态度，并向来访者传达"治疗会成功"的信念。

第一周，方女士每天上班和下班的路上都在听音乐。然而，在下一次咨询时，方女士告诉她的咨询师，她已经不再听音乐了，过去的一周她"太沮丧了"。方女士的咨询师回顾了方女士从"预测你的情绪"表格中学到的东西。方女士决定再试一次。她笑着说，"即使戴着沮丧的帽子"，她也得听音乐。她的咨询师认为这是一个很好的比喻，她在咨询中经常使用它。

如果会谈次数有限，我该怎么办？

关于行为激活的研究通常会进行一个方案的评估，包括十六周的治疗，而且在前八周通常每周进行两次咨询（例如，见Dimidjian等，2006）。然而，许多咨询师与来访者进行会谈的次数可能有限。在这种情况下，我首先会从探讨他们不再做自己过去喜欢做的事情开始，然后解释活动与情绪之间的关系。在第一次或第二次的咨询中，我们一起确定他们可以开始做的、能让他们开心的特定活动。考虑到来访者目前的活动水平，我会确保这些活动具有可行性。我也会试着针对他们一天中情绪特别低落的时间。如果可能的话，我会鼓励他们进行社会接触，因为强有力的证据表明，社会接触是一种情绪助推器。

预防复发

为了保持积极的情绪，来访者需要有良好的生活习惯。一个好的生活习惯对每个人来说都是不同的，但它通常包括一天的安排、社交、一些锻炼、一些有意义的与来访者的价值观有关的活动，以及一些生活乐趣。我常常使用为一栋建筑建造一个坚固的结构作为比喻。如果支撑的横梁是腐烂和脆弱的，即使你有再好的墙和漂亮的油漆颜色，这也是一个不稳定的房子。

我告诉我的来访者，在咨询结束后，如果他们又开始抑郁，或者正在经历一个有压力的时期，他们应该检查他们的生活习惯。我会鼓励他们注意自己一天中最糟糕的时间，并思考如何使这些时间变得更好。我还鼓励他们尝试在一天中增加哪怕是很细微的，但是可以促进情绪的活动。

对于那些正在经历特别困难时期的来访者，我还会利用活动安排计划来预防抑郁症和提高他们的复原力。人们经常听别人说"照顾好自己"。这是很好的建议，但非常笼统。我会检查来访者因为压力而停止的愉快活动，看看我们是否可以将它们重新添加到他们的生活中，或者添加他们可能喜欢的其他活动。我们一起制定一个具体的计划，并确保这个计划是可行的，可以成为来访者生活习惯的一部分。

议程五：制定分级任务

分级任务主要用于当来访者在逃避感觉难以承受的重要任务时。这通常是活动安排、问题解决和治疗拖延症的一个组成部分。

分级任务包含观察整个活动，并将其分解成更小的部分或分成模块。相对于难以完成的整个任务而言，这些更小的部分在某种程度上是可执行的。来访者从完成第一块任务开始，然后继续完成剩余的任务。咨询师可以通过限制来访者在每项任务上花费的时间来帮助来访者，因为这会让来访者感觉更易于管理和开展这些任务。通过将任务分解成具体的小块，来访者可以感觉到他们在完成每项任务的过程中不断进步。咨询师可以与来访者一起设定一个完成任务的具体时间，这也会对咨询有帮助。

为了使分级任务有效，任务必须是有针对性、具体的行为。例如，如果来访者对期末作业有拖延，那么，第一个任务可能是花二十分钟查阅资料，第二个任务可能是花半小时总结搜集到的资料，第三个任务可能是在为期末作业写一个提纲。我们不需要列出所有的步骤，但指明前几个步骤对来访者是有帮助的。

轮到你了

制定分级任务

让我们考虑一些让来访者感到不堪重负的例子。他们的咨询师想使用分级任务作为干预措施。请你看看他们的第一项任务，决定它是否足够有针对性、具体性、可行性，以及有时间限制。我会完成第一个任务，请你完成后面两个任务。你可以在附录中找到我的答案。

小西的老板要求她作为公司总部成员来单位进行实地考察的负责人。她感到压力很大。小西和她的咨询师认为第一个好的任务是重新整理档案系统，让它看起来更有条理。

刘先生想邀请他的整个家庭——大约十五个人——中秋节一起聚餐。他感到压力很大。刘先生和他的咨询师认为，花三十分钟写出一个菜单，将是一个很好的首要任务。

谢女士想找一份兼职工作，但她感到压力很大，并且她告诉咨询师，她不知道该从哪里开始。谢女士和她的咨询师认为，探索她的工作选择将会是一个很好的起始点。

任务	是否有针对性、具体	是否可行	是否有时间限制？是否有完成任务的具体时间
小西：重新整理档案系统	不具体，不清楚让档案有条理的标准是什么；第一次行动不明确	不知道谁来做这件事，也不知道这个人/这些人到底要做什么；很难知道这是否可行	没有给出时间限制；小西会工作十分钟还是一整天；没有开始任务的具体时间
刘先生：把要做的菜写一个菜单			
谢女士：探索工作选择			

议程六：提升幸福感

行为激活的目标是减轻抑郁，然而，大多数来访者希望感觉变好，而不仅仅是"不那么糟糕"。积极心理学是试图找出导致快乐、投入和有意义的生活因素。其重点是开发促进幸福感的干预措施，而不是缓解抑郁症（Seligman，Steen，Park，& Peterson，2005）。越来越多的研究表明，各种旨在提升幸福感的干预措施是有效的（Bolier等，2013；Sin & Lyubomirsky，2009）。据我所知，大多数认知行为疗法咨询师将以下一些干预措施纳入行为激活中。

增加幸福感的活动：

与家人朋友一起进行社交活动。社会交往是与幸福感最相关的独特元素（Leung，Kier，Fung，Fung，& Sproule，2013）。增加积极的社会互动也是增加幸福感最有效的干预措施之一（Seligman等，2005）。

把积极的体验记在日记里。每天写下一到三个积极的体验。我会让来访者花点时间充分记住这个体验，并让他们的脑海中想象这个积极体验的再次出现。

有意识地去努力享受一个愉快的时刻。将注意力集中在自己的感官上，这对保持当下的状态是很有帮助的。例如，如果来访者计划去散步，请提醒他们注意花朵或新鲜空气。我经常认为这种活动是对当下美好的关注。

表达感激之情。每天写一到三件要感谢的事情，这也被称为"记录自己的好运"。我会邀请来访者花点时间充分记住这些祝福，并感谢这些祝福出现在他们的生活中。另一种表达感激的形式是有意识地告诉或写信给别人，跟他说你感谢他们或他们所做的一切。

有意识地做一个你通常不会做的善举。这可能涉及有意识地善待那些你通常不会善待的人，或者增加对你通常会善待的人的善意。请来访者注意到对方对自己善意行为的反应。通常情况下，人们会微笑，说谢谢，或以积极的方式做出反应，这些反过来会让来访者感到高兴。

乐观地思考。找出一个潜在的压力事件，然后描述它可能的最佳结果。描述得越详细，来访者的情绪就越投入，他们的情绪也就越积极。请鼓励来访者写下这些描述，并对积极的结果形成一个详细的画面。

作业：认知行为疗法练习

在继续下一章之前，请你花点时间来完成作业。

将所学应用于临床案例

完成以下练习。

　　练习10.1　　　练习10.2

将所学应用于生活

咨询师会经常讨论自我关怀的重要性。下面的练习是一个实现自我关怀的机会，请你从本章学到的干预措施中挑选一些应用到你的生活中，并在这个过程中照顾好自己。

作业 1
为你的生活添加一项你喜欢的活动

请你找出一天中心情最低落的时间段。然后想一想，如果你可以增加一项你喜欢的或能提供掌控感的小型、可做的活动，你会添加什么呢？请使用"预测你的情绪"表格，你可以扫描前言的"在线资料"二维码，在手册中找到。

当我做这个练习时，我意识到我和丈夫曾经有一部非常喜欢的电视剧，我们每周一晚上都会一起看。当这部电视剧结束后，我们不再一起看电视，而是各自做家务。和丈夫一起看喜欢的节目与做家务相比，你认为哪一个更能提升我的情绪？于是，我们又选了一部新的电视剧看。

作业 2
提升你的幸福感

请你仔细查看能够增加幸福感的干预措施清单。

- 与朋友和家人交往。
- 把积极的体验记在日记里。
- 享受当下。
- 表达感激之情。
- 多做善事。
- 乐观地思考。

请你挑选一项干预措施,坚持一周,并尝试以下工作:(1)在每次进行干预之前和之后对你的整体情绪进行评估,(2)在本周开始和结束时对你的整体情绪进行评估。

将所学应用于咨询实践

在下一次咨询中,选择一个你很了解且患有抑郁症的来访者。

作业 3
与来访者一起完成"了解你的抑郁症"表格

利用你已经知道的来访者信息,完成"了解你的抑郁症"表格。这个练习对了解你的来访者有什么帮助吗?你可以扫描前言的"在线资料"二维码,在手册中下载表格。

作业 4
尝试行为激活

请你从以下干预措施中选择一项,并在下周与来访者一起尝试。你可以扫描前言的"在线资料"二维码,在手册中找到以下表格。

1. 向来访者介绍日常活动计划表,并在会谈中完成第一天的内容。
2. 与来访者一起挑选一项活动添加到他们的生活中,用来促进他们的幸福感或掌控感。使用"预测你的情绪"表格,评估该活动是否对来访者的情绪产生了影响。

回顾

请你回答每个议程条目下的问题。

议程一： 了解行为激活
- 行为激活的主要观点是什么？

议程二： 帮助来访者理解他们的抑郁症
- 你如何使用花朵的比喻来帮助来访者了解抑郁症？

议程三： 让来访者监测他们的日常活动
- 日常活动计划表的目的是什么？

议程四： 规划能增加积极情绪的活动
- 你希望来访者在生活中增加哪两类活动来帮助他们感觉更好？

议程五： 制定分级任务
- 什么是分级任务？

议程六： 提升幸福感
- 有证据表明，哪两项干预措施可以提升幸福感？

对你来说，什么是重要的？

你想记住什么观点或概念？

你想把什么观点或技能应用到你自己的生活中？

在未来的一周，你想在咨询工作中尝试什么（选择一个具体的来访者）？

第十一章

暴露疗法——让来访者面对恐惧

在上一章中，我们讨论了行为激活。你有机会让来访者监测他们的日常活动吗？在来访者的生活中，或者在你自己的生活中，增加一些促进情绪的活动会怎么样？你是否尝试了分级任务来帮助来访者分解一项艰巨的任务呢？

如果你没有机会完成家庭作业，请想一个可以在本周为自己的生活提升情绪的活动。选择一个小的、可行的活动，把它安排在你的一周中，然后尝试一下，并注意对你的情绪产生的影响。

设置议程

在本章中，我们将学习如何使用暴露疗法来帮助来访者面对他们一直在逃避的情境。

议程一：了解暴露疗法
议程二：准备阶段
议程三：实施阶段
议程四：总结阶段
议程五：与来访者讨论如何预防复发

议程实施

与所有的干预措施一样，要有效地使用暴露疗法，关键是首先要清楚地了解它是如何以及为什么起作用的。

议程一：了解暴露疗法

暴露疗法是一种治疗焦虑症的方法，其基础是逐步、有计划、反复地暴露于我们所害怕的东西，一般从简单的情境开始，逐渐发展到更困难的情境。暴露疗法的前提是：我们越是面对我们的恐惧，我们的焦虑就越少，就越能学习到我们可以应对当前的情境。

暴露疗法包括确定来访者所回避的恐惧对象或情境，并制定一个计划来面对恐惧。来访开始接触引起少量恐惧的物体或情境开始，并保持在这种状态下，直到他们习惯了，或者他们知道自己可以应对这种情境。随后，来访者逐步面对引起更高恐惧水平的情境。

暴露疗法
克服焦虑 = 面对你的恐惧

暴露疗法背后的理论

基本上有两种理论模型可以解释暴露：习惯化（habituation，Foa & Kozak，1986）和把暴露作为行为实验（behavioral experiment，Clark & Beck，2010；Craske, Treanor, Conway, Zbozinek, & Vervliet，2014）。我自己的理解是，这两种模式都很准确，而且相互促进。

习惯化的理论基础是：当能够引起焦虑的刺激与中性的结果持续配对时，恐惧反应最终会消失。在我们的日常生活中，暴露无时无刻不在自然发生。你是否还记得某一个情境，在这个情境下，一开始你很焦虑，但随着你习惯了这个情境，你的焦虑减少或消失了。也许是你在新家的第一个晚上的时候，在高速公路上开车的时候，或者从跳水板上跳下来的时候？通过在这种情境下停留，直到你不再害怕，你就自然而然地进行了暴露疗法。

暴露也可以被理解为一个行为实验，用来测试来访者对负面预测的恐惧（Clark & Beck，2010；Craske等，2014）。记住，焦虑是对坏事发生的期待。来访者经常预测会有可怕的事情发生，或者他们的焦虑变得让他们无法忍受。

暴露任务也是一个实验，可以用来测试来访者负面预测的准确性。通过面对他们的恐惧，来访者了解到这种情况并不危险，他们可以应付这种情况和他们的焦虑感。来访者也会了解到，当他们不断面对恐惧的情况时，随着时间的推移，焦虑感会减少。

逃避行为维持恐惧情绪的机制

当我们回避某些情境时，最初我们的焦虑会随着离开恐惧情境而减少。然而，从长远的角度来看，我们的焦虑反而会增加，因为当我们逃避的时候，永远不会知道这种情境其实并不危险，而且是可以应对的。随着时间的推移，我们害怕的情境的数量会越来越多，于是，我们陷入了一个自证循环。图11.1展示了逃避如何导致更多的逃避和更多的焦虑，并最终成为一个恶性循环。

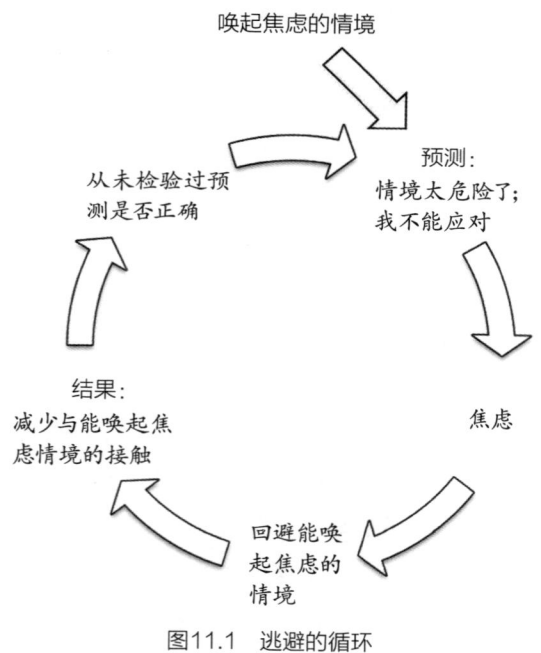

图11.1 逃避的循环

暴露疗法能帮助方女士吗？ 在咨询过程中，方女士的情况有所好转。她在上班的路上一直在听音乐，到学校时的心情变得好多了。她也开始重新与她的老朋友们交往。随着她心情的好转，她与丈夫的关系也得到了改善，早上和孩子们在一起的时候也变得不那么难以应付了。然而方女士仍然不喜欢她的新学校，她几乎不与其他老师交流。让我们一起看看暴露疗法是否能帮助她。

首先，让我们检查一下逃避循环是否适用于方女士。对方女士来说，涉及与其他老师互动的情境已经变得越来越让她焦虑了。方女士认为其他老师不想和她做朋友，即使她努力融入，他们也不会喜欢她（负面预测）。方女士的应对方式是回避几乎所有的社交。因为她回避了社交，所以她从来没有机会检查她的负面预测是否准确。既然方女士在回避与其他老师交流，你认为其他老师会对她做出什么反应呢？最有可能的是，他们认为方女士有一点高冷，对和他们成为朋友不感兴趣，所以其他老师就不再理她了，这就强化了方女士"其他老师不友善"的想法。于是，方女士陷入了一个恶性循环。

练习11.1

安全行为的作用。焦虑不仅会通过逃避来维持，而且还通过所谓的安全行为（safe baheviour）来维持，但我认为它们是"虚假的"安全行为。虚假的安全行为会增加我们"感觉"到的安全感，但它们实际上并没有减少情境的危险性。真正的安全行为，比如系安全带或过马路前看两边，实际上确实可以增加你的安全。用这种安全行为的问题是，我们永远也学不会在没有它们的情况下，也能应付自如。

我想给你们讲一个我最喜欢的笑话。

小叶在街上走着，这时他看见了老朋友小乔。小乔一边摇着头，嘴里一边说着"嘘，嘘"。小叶走到小乔面前，问道："小乔，好久不见啊，但你为什么说'嘘，嘘'？"

小乔停顿了一下，说："我在驱赶斑马。"

小叶愣住了，疑惑地问道："但是小乔，在市区没有斑马啊！"

小乔笑了一下，然后说："看，这多有效！"

为什么我要跟你讲这个好笑的笑话？说"嘘，嘘"是小乔的安全行为。因为他总是说"嘘，嘘"，所以他永远不会知道，即便他停下来，市区也不会有斑马。

学会识别安全行为可能需要一段时间。下面有四个小技巧可以帮助我们识别它们，它们一般分为四类（Abramowitz, Deacon, & Whiteside, 2019）：

逃避。在课堂上从不举手发言，这样可以避免被别的同学认为自己很傻；避免乘坐电梯，因为担心会掉下去。

检查、寻求安慰和预演。反复检查门是否锁好；花几个小时在网上搜索有关身体细微疼痛或不适的症状信息；在脑海里不断预演在日常聊天中可能会说的话，确保不会看起来很傻；上完洗手间后要洗半个小时的手；睡觉前需要检查十二遍窗户是否关好。

安全信号（即使需要它们的概率很小或它们并不能真正起作用，你也要随身携带或放在身边来确保自己安全的物品）。有另一个人或动物陪着你；确保你的手机在口袋里而且手指要放在紧急按钮上，以防你需要打电话求助。

安全行为的问题在于它们干扰了日常功能，有些安全行为实际上会让事情变得更糟。例如，一个来访者担心被细菌感染，所以每次上完洗手间都要洗半个小时的手。这会影响他们完成工作和其他任务应该体现的能力，而且，如果过度洗手，可能会引起过敏等皮肤问题。一个有社交焦虑障碍的来访者担心自己看起来很邋遢、很不雅，所以在与朋友聊天时，不断检查自己的头发。不断地检查使他的头发看起来很乱，让他的朋友也心烦意乱，并让来访者看起来很尴尬。

在暴露疗法中，来访者以有计划、系统的方式放弃他们的安全行为，这样他们就可以看到，没有这些行为也可以应对。

确定来访者的安全行为。有时，当来访者描述他们的焦虑时，这些描述会包含他们的安全行为。例如，当我的一个来访者描述她对飞行的恐惧时，她提到她总是在上飞机前喝两到三杯酒，这样可以让她的焦虑减轻。喝酒是她的安全行为，因为她认为需要用酒来帮助忍受飞行的焦虑。

我们也可以直接询问来访者的安全行为。下次当你的来访者描述他们的焦虑时，试着使用"评估来访者安全行为的提问方式"来帮助你确认来访者的安全行为，你可以扫描前言的"在线资料"二维码，在手册中下载。

- 你是否因为焦虑而避免做某些事情或逃避某些情境呢？
- 你是否会做一些让自己感到安全，或为可能遇到的危险事件做一些准备呢？比如携带物品或与某些人在一起？
- 在你感到焦虑的时候，你会做什么事情让自己感到舒服呢？

轮到你了

确定方女士的安全行为

看看你能不能帮方女士找出她的安全行为。

咨询师： 我们一直在谈论你在工作中和其他老师在一起时会很焦虑，我们还谈论了，一般来说，你很难交到朋友。我想知道，当你和他们在一起的时候，你有没有做过什么事情让自己感觉更舒服呢？

方女士： 嗯，我想我只是尽可能地避开所有人。

请你看看以下三个回答，选出一个来帮助方女士确定她的安全行为。

1. 当你感到焦虑的时候，你会想写什么呢？
2. 在必须与其他教师交流的情况下，你有没有做过什么事情让自己感觉更舒服呢？
3. 对你来说，当你感到最焦虑的时候，最糟糕的情况是什么？

回答2是帮助方女士识别她的安全行为的最佳选择。如果我们想探索她的想法，回答1是一个很好的回应，但这并不是目前的任务。如果要开始给情境分级，回答3是一个很好问题，但并不是为了确定安全行为。

咨询师： 在必须与其他教师交流的情况下，你有没有做过什么事情让自己感觉更舒服呢？

方女士： 如果我真的要和他们聊天，我就会很努力地说一些体现我能力或有趣的事情。我经常会在说之前在脑海里排练一遍。

咨询师： 还有其他方法可以让你感觉舒服吗？

方女士： 嗯，我通常会等到有人问我问题时才开口，这样我就不用说那么多话了。

方女士确定了两个安全行为。第一个是在讲话前在脑海中预演一下她要讲的内容。你认为这会使她说话更流利还是更不流利呢？这会给她带来更多的焦虑还是更少的焦虑呢？第二个安全行为是等到有人问她问题时再说话。这可能会使她更多地参与到对话中还是更少地参与到对话中呢？

处理安全行为的困难之一是，应对行为和安全行为之间可能有细微的界限。例如，在切割一块木头之前，反复检查你的尺寸合不合适是很好的做法，然而，检查六次就成了一种安全行为。有些安全行为是良性的。评估该行为是否为安全行为是判断该行为是否会干扰了来访者的功能，或导致他们避免一个实际上并不危险的情况。

练习11.2

暴露疗法有效吗？

答案当然是肯定的。事实上，暴露疗法被认为是我们对恐惧和焦虑症最有效的治疗方法（Carl等，2019；Clark & Beck，2010）。暴露疗法已被有效地用于治疗各种与焦虑相关的疾病，如惊恐障碍、强迫症、社交焦虑障碍、创伤后应激障碍、健康焦虑和特定恐惧症（Abramowitz等，2019；Carl等，2019）。一项大型荟萃分析发现，通过虚拟现实技术提供的暴露疗法与现场暴露（in-vivo exposure）一样有效（Carl等，2019）。尽管暴露疗法很有效，但并不是百分之百有效。一些来访者对暴露疗法没有反应，而对另一些来访者来说，在成功治疗后，恐惧感又回来了。研究人员正在探索能够预测影响来访者是否做出反应的因素，以及如何使暴露疗法更有效。

暴露疗法概述

目前有三种类型的暴露疗法：现场暴露（vivo exposure）、虚拟暴露（virtual exposure）和想象暴露（imaginal exposure）。现场暴露包括直接暴露在你实际害怕的物体、情境等之下。例如，如果你害怕针头，暴露任务将涉及实际的针头。虚拟暴露包括使用互联网或其他媒介来模拟你害怕的经历。通常情况下，对飞行恐惧的暴露要依靠虚拟暴露。想象暴露需要来访者利用他们的想象力来重新体验情境。它主要用于现场暴露或虚拟暴露不可行的情况。处理创伤有关的咨询经常依靠想象暴露来帮助来访者面对他们的创伤记忆。

需要注意的是：如果你的来访者冲动控制能力差，难以控制自己的物质滥用行为、有自杀的想法或冲动，或者在压力下有自残行为，在他们稳定下来之前，一般不建议使用暴露疗法（Taylor，2006）。

暴露疗法一般分为三个阶段：准备阶段、实施阶段和总结阶段。

议程二：准备阶段

在正式实施暴露疗法之前，我们需要通过以下步骤让来访者做好准备：

1. 确定来访者想要处理的恐惧。
2. 帮助来访者理解逃避是如何维持他们的恐惧的。
3. 解释暴露疗法。
4. 为恐惧的对象或情境建立一个等级。

确定来访者想要处理的恐惧

咨询师几乎可以在来访者通过回避来应对的任何情境下使用暴露疗法。以下是可以使用暴露疗法的恐惧类型。请花点时间想一想你的来访者，他们的恐惧是否符合这些类别。

- 对生物的恐惧：害怕狗、昆虫或让来访者想起曾经伤害过自己的人。
- 对无生命物体的恐惧：害怕细菌、马桶座圈、血液或针头。
- 对特定情境的恐惧：害怕去看牙医、公开演讲、社交场合，以及能让来访者想起自己受伤的地方。
- 对特定想法、记忆或图像的恐惧：创伤后应激障碍患者害怕回忆起创伤，强迫症患者有他们试图回避的特定想法。
- 对特定生理反应的恐惧：来访者可能害怕会哭的感觉、增加去洗手间的频率等。惊恐障碍患者将焦虑的身体症状错误地解读为是他们处于危险之中的象征，例如，他们的心脏病要发作了。

逃避不是解决办法

暴露疗法是一项艰难的工作。除非来访者了解回避的负面结果，否则他们不会有动力去参与暴露疗法。许多来访者已经习惯了用逃避的方法来把对自己生活的影响降到最低。我发现以下问题在咨询过程中很有帮助：

- 逃避对你来说为什么是个问题？
- 如果你没有回避这种情况，你的生活会有什么不同呢？你会有什么不同的做法呢？
- 为什么停止逃避对你来说很重要呢？

当咨询师与方女士探讨了回避与其他老师社交的结果时，方女士意识到她很孤独，感到被孤立。

我们也可以通过将停止逃避与来访者的价值观联系起来，增加来访者参与暴露任务的动机。对方女士来说，一个重要的价值观是友善和与他人和睦相处。当方女士看到与其他老师互动和按照自己的价值观行事之间的联系时，她不再回避在学校社交的动机就增强了。特别是，如果来访者对参与暴露疗法犹豫不决时，我就会探索暴露任务与对他们来说至关重要的价值观之间的关系。

解释暴露疗法

暴露疗法涉及要求来访者做他们最害怕的事情，这往往需要建立在来访者信任咨询师的基础上。良好的咨访关系是暴露疗法成功的关键因素（Buchholz & Abramowitz, 2020）。我告诉我的来访者，我不会要求他们做任何他们不愿意做的事情。我会充分地解释暴露疗法，并向他们传递我的乐观态度。我经常说："刚开始的时候，这会很困难，但我认为你会因为之后做到了而高兴。"

我对焦虑采取一种实事求是的态度：焦虑是令人不快的，但它并不危险。我让我的来访者知道，随着他们减少逃避，直面恐惧，他们的焦虑会减少。我不能保证消除焦虑，但我可以帮助他们学习如何应对焦虑。如果你要做这项工作，你不能被来访者的焦虑吓倒。我经常把焦虑解释为一个水泡，烦人，甚至痛苦，但从根本上来说它并不危险。我用下面的方法向来访者解释暴露疗法——当然，我们需要根据每个来访者的不同情况来为他们量身定制解释方法。你可以扫描前言的"在线资料"二维码，在手册中查看"向来访者解释暴露疗法"。

我们一直在讨论你是如何回避让你焦虑的情境的，讨论了逃避这些情境对你来说为什么是没有帮助的，实际上还给你带来了一些困难。我们还谈到，能够做你一直回避的活动与你的一些非常重要的价值观有关。（只有在你能够将其与来访者的价值观联系起来的情况下，才可以这样说）

我认为暴露疗法是对你非常有帮助的治疗方法。暴露疗法包括面对你的恐惧。我们将列出让你感到焦虑的情境，从比较容易的情境开始，然后逐步发展到对你来说比较困难的情况。我们将从最简单的情境开始，看看我们是否能够一起帮助你学会应对这种情况。

一旦你学会了应付最简单的情况，我们就会发展到较为困难的情况。我们将以适合你的速度一起工作，逐步进行。你觉得怎么样？（我会暂停一下，看看我的来访者是否有任何问题）当你面对你的恐惧的时候，你将学会不再害怕。

另外，我想谈一下焦虑的问题。在我们做暴露任务时，你会感到有一些焦虑。但这没关系，你需要感到一些焦虑，这样暴露疗法才会有效。我们会慢慢进行。同样，我们越是面对使我们焦虑的东西，焦虑感就会越少。这意味着你做的暴露任务越多，你的焦虑感就会越少，你就越能学会管理焦虑。

轮到你了

请使用想象练习：向来访者解释暴露疗法

🎧 我想请你练习向来访者解释暴露疗法。你可以扫描前言的"在线资料"二维码，听一个引导性的音频文件。

建立恐惧等级

恐惧等级是一份能够让来访者焦虑感提升的情况列表。恐惧等级通常包括在某种程度上与恐惧刺激越来越相似的物体或情境，或者涉及身体上接近恐惧刺激。例如，如果来访者害怕蜘蛛，类似的刺激层次可能包括看蜘蛛图片、触摸塑料蜘蛛、看真蜘蛛，最后触摸真蜘蛛。

我会让来访者举例说明他们认为相当容易、中等难度和非常困难的情境。下面，方女士列出了与在学校参与更多社交场合有关的能够唤起焦虑的情境。她的咨询师要求她为每个难度级别分别列出三种情况。

相当容易：
- 当我到达学校时，在大厅里与其他老师打招呼。
- 在课间休息去办公室的路上与其他老师打招呼。
- 在例会上与我旁边的老师打招呼。

中等难度：
- 在食堂吃午餐的时候，和其他老师坐在一张桌子上。
- 在例会上和坐在旁边的老师聊天。
- 在与学校有关的工作上寻求帮助，例如如何使用复印机或某一资料。

非常困难：
- 邀请另一位老师一起吃午饭。
- 在例会上发表意见。
- 自愿参加学校的演出，让其他老师知道我有经验。

在建立恐惧等级时，来访者用主观痛苦感觉单位量表（subjective units of distress，SUDS）来评估任务的难度和他们的焦虑。当SUDS为100时，表明来访者有史以来最焦虑的时候，而0则表示完全不焦虑。使用SUDS评分可以帮助来访者跟踪他们的焦虑水平。你可以扫描前言的"在线资料"二维码，在手册中下载一个恐惧等级的例子，这是我曾对一个发生事故后害怕进入地铁车厢的来访者使用过，详情请见吕先生的恐惧等级表。

📄 练习11.3

💻 视频11.1 建立恐惧等级

议程三：实施阶段

现在来访者已经准备好开始进行暴露疗法了。这个阶段包括制定有效的暴露任务，确定来访者的负面预测，并实际进行暴露。

制定有效的暴露任务

暴露任务应该足够简单，这样就可以保证这些任务能够成功，但同时也要足够困难，这样来访者可以明白暴露的作用。我通常从一个SUDS等级在30~40的任务开始。良好的暴露任务有以下三个标准：

- 任务是足够有针对性和具体的，这样来访者清楚地知道他们将要做什么，以及他们将在何时何地完成这个任务，而且他们能够衡量他们是否成功。
- 任务规定了来访者要做的行为，而不是他们会有什么感觉。
- 任务是来访者能够控制的。

让我们来看看下面的任务是否符合这些标准。

任务	是否有针对性、具体	是否是来访者可能实施的行为	来访者是否能控制	结论：这是一个有效的任务吗
用一个好问题来让我的老板对我有一个印象	不，不清楚来访者要做什么，什么时候做，在哪里做	不，不清楚他会怎么做	不，来访者不能控制老板是否会留下深刻印象	不，更好的任务是：在例会上问一个问题

轮到你了

建立有效的暴露任务

请你看看下面的暴露任务，并确定它是否（1）足够具体，（2）来访者可以实施，以及（3）在来访者的控制之下。如果你认为它不是好的任务，那请你想出一个更好的任务。你可以在附录中找到我的答案。

任务	是否有针对性、具体	是否是来访者可能实施的行为	来访者是否能控制	结论：这是一个有效的任务吗
每天在楼里的电梯前站五分钟				

首次暴露任务

如果可能的话，请咨询师和来访者一起进行第一次暴露任务，或者和来访者一起去他们害怕的地方。这样的话，我们可以确保来访者了解这个过程，而且我们也在那里为来访者提供支持。

我们在一定情况下可能无法和来访者一起进行暴露任务，因为唤起焦虑的刺激物可能不容易获得。这发生在方女士的案例中，暴露任务涉及在学校发生的行为。对于她的第一个暴露任务：方女士提议从早上去上课时，在走廊与老师打招呼开始。她的SUDS评分是40分。这个任务很具体，涉及方女士要做的一个动作。然而，她的咨询师认为这个任务不够具体，而且很难衡量方女士是否成功。于是，他们决定，方女士将在早上去上课的路上至少向三位老师打招呼，需要在一周的五天中实施。

向高等级移动

一旦来访者完成了等级上的第一项任务，我们就会合作制定下一步的计划。我会询问我的来访者下一个好的任务是什么。一般来说，我的目标是SUDS为40或50的任务，尽管有时来访者想尝试一个他们认为可以完成的、SUDS评分较高的任务。但习惯上，在来访者对当前任务的焦虑感下降到50%之前，我们不会向高等级移动。然而，最近的研究（Craske等，2014）表明，这可能是没有必要的。当我的来访者表示他们已经准备好并且可以处理下一个任务的时候，我通常会向高等级移动。

使暴露疗法有效

有一些具体的小方法可以让暴露任务更加有效。

任务应该频繁且持久。需要多次重复接触任务来帮助来访者巩固学习到的经验。

任务应该多样化，并且在多种情况下进行。在不同情境下进行暴露任务，比在单一情境中更有效。

暴露应该是专注的。来访者在暴露过程中会为了避免真正面对他们的恐惧而经常分散自己的注意力。我的许多来访者在进行暴露任务时，都会发呆，闭上眼睛，或者假装自己不在场。我使用各种着陆技术来帮助来访者保持在当下（Dobson & Josefowitz, 2015）。例如，我通过观察来访者的眼睛，来确保他们正在注视焦虑刺激，在暴露期间，我会让他们说出他们所看到的各种物体，注意双脚踩在地上的坚实触感，注意环境中的任何声音。我还让来访者注意并说出他们的感觉、身体感受和想法，而不需要改变它们。

在暴露疗法的过程中，应尽快消除安全行为。消除安全行为可以作为恐惧分级的一部分（Levy & Radomsky, 2014）。快速地消除安全行为是十分必要的，这样来访者就不会把暴露任务的成功归因于安全行为的使用（Blakey & Abramowitz，2016）。

布置会谈间的暴露任务。很多暴露的工作是以家庭作业的形式在两次咨询会谈之间完成的。如果我和来访者在咨询过程中完成了一个暴露任务，来访者的家庭作业通常是自己做同样的任务。这会使来访者巩固我们共同完成的工作。

视频11.2 暴露疗法

确定来访者的负面预测

记住，我们可以把暴露疗法看作一个行为实验。这意味着我们会邀请来访者预测在暴露任务中会发生什么。也就是说，我们可以把暴露任务看作检验预测是否准确的一个测试（Craske等，2014）。请记住，在第六章中，我们将焦虑定义为期待坏事发生，同时，我们可以用以下公式来理解焦虑。

$$焦虑 = 对于危险情境或危险的高估 + 对情境发生可能性的高估 + 对于自己应对能力的低估$$

图11.2 理解焦虑

我会让来访者预测会发生什么，以及他们会如何反应，这样我们就可以检查他们预测的准确性，并改变焦虑公式。

来访者往往有现实预测和最坏情况预测。我询问来访者的最坏情况预测，因为我想检验驱动焦虑的信念是否准确。我会寻找两种类型的预测：首先，我的来访者最担心会发生什么？然后，我让来访者评估他们预测发生的可能性。其次，我会让来访者预测他们对自己最大恐惧的反应——比如，他们会有什么感觉、这些感觉的症状，以及他们会做什么。随后，我会让来访者评估这种情况发生的可能性。重要的是，来访者的预测要足够具体，这样我们和来访者都可以判断他们预测的准确性。例如，如果来访者预测他们会焦虑，就可以询问有什么是他们担心自己会因为焦虑而做的事，或者他们担心自己会因为焦虑而出现什么症状。例如，他们是否害怕自己说话太快、脸红，或胸口有压迫感？如果来访者预测一个朋友会感到无聊，我们可以问一问他们怎么知道这个朋友会感到无聊的。

下面是一些预测的例子。

暴露任务	我最担心会反生什么（可能性 0 ~ 100%）	我最担心自己会有什么反应（可能性 0 ~ 100%）
在课堂上提问	老师会说这是一个愚蠢的问题（60% 的可能性）	我会僵住，说不出话来（95% 的可能性）
叫一个朋友出去看电影	我的朋友不想去（90% 的可能性）	如果我的朋友说不，我就会在电话里沉默不语，然后一整天都闷闷不乐地待在家里（90% 的可能性） 如果我们真的出去，我没有什么话可以和他聊，整个晚上都会很安静（80% 的可能性）

这里有一些问题可以帮助来访者确定他们的预测。你可以扫描前言的"在线资料"二维码，在手册中下载"在暴露过程中识别来访者预测的提问方式"。

我通常以"当你想到要做暴露任务时，"开头：

- 最坏的情况是什么呢？
- 你最担心会发生什么呢，包括其他人会有什么反应呢？
- 你对自己的感觉最担心的是什么呢，包括你对自己会出现的症状最担心的是什么呢？
- 你最担心你会因此做什么事吗，或你最担心你会有什么表现吗？
- 你会想象将要发生什么吗？你看到它发生了吗？（来访者往往会在脑海中对暴露任务中会发生的事情产生画面）

方女士的咨询师询问她，如果她向走廊里的老师打招呼，可能发生的最坏情况是什么。方女士回答说，她会很焦虑，并给她的焦虑打了5分（满分10分）。最坏的情况是，她会以犹豫不决和尴尬的方式打招呼，她的脸会变得通红。方女士将犹豫不决的可能性评为75%，脸红的可能性为45%。随后，方女士的咨询师询问她能否预测其他老师可能会出现的反应的最坏情况，方女士回答说，其他老师会"无视我，什么都不说就从我身边走过"。方女士能清楚地想象到有两个老师对她假笑。方女士现在有了一个她可以评估的、具体的预测。方女士的咨询师写下了方女士的最坏情况预测以及可能性评级，这样他们就有一个可以参考的记录。

在暴露治疗中，咨询师不会口头质疑来访者的预测，无论它们看起来多么牵强。咨询师会把它们写下来，并把暴露任务作为一个实验来测试预测是否准确。

议程四：总结阶段

一旦来访者完成了暴露任务，我们需要和其讨论他们从中学到了什么。

监测暴露任务的结果

如果来访者能够以书面的形式，在表格中监测他们暴露任务的结果和他们的焦虑水平，对咨询是很有帮助的，这提供了可以用来质疑他们预测的数据。如果任务涉及长时间处在一个环境中，或在这个环境中直到他们的焦虑减少，我会让来访者每五分钟监测一次他们的焦虑水平。在方女士的案例中，她记录了在任务开始时和结束时的焦虑水平。以下是方女士的监测表格。

任务：每天早上，在去上课的路上向三位老师打招呼		
打招呼的人数（老师）	焦虑水平（SUDS）	
	任务开始前	任务开始后
星期一　　　　3	40	40
星期二　　　　3	40	35
星期三　　　　4	30	25
星期四　　　　5	20	10
星期五　　　　5	10	10

完成暴露后的总结

下一步是总结或探讨来访者的预测是否准确。我会使用我们之前看过的焦虑公式作为指导总结的概念模型。在这个阶段，我们需要回顾以下内容：

- 来访者最初预测的准确性。
- 情境的危险性或难度。
- 来访者应对任务和焦虑的能力。
- 在暴露下，焦虑会发生什么变化。

我通常使用"我的预测准确吗"表格，你可以扫描前言的"在线资料"二维码，在手册中下载。我们来看看方女士和她的咨询师是如何完成该表的。

我的预测准确吗			
暴露任务	你的预测 （发生的可能性：0~100%）	数据收集	你学到了什么
是否具体 你会采取什么行动 是否在你的控制之下	1. 可能发生的最坏情况是什么 2. 我可能感受到的最糟糕的感觉是什么 3. 我可能采取的最糟糕的行为是什么 4. 我想象会发生什么	1. 发生了什么 2. 我感受到了什么 3. 我如何表现的 4. 我的想象正确吗	1. 我的预测正确吗 （是或不是） 2. 这项任务有多危险或困难 3. 我可以应对这个任务和我的焦虑吗 4. 暴露后，我的焦虑发生了什么变化
每天早上，在去上课的路上向三位老师打招呼	1. 其他老师会无视我，径直从我身边走过，两个老师会假笑（90%的可能性） 2. 我会感到焦虑（8/10） 3. 我将以犹豫不决和尴尬的方式打招呼（75%的可能性），我的脸会变得通红（45%的可能性） 4. 老师假笑的清晰画面	1. 其他老师也微笑着打招呼；每天至少有一位老师停下来和我聊天，没有人假笑 2. 开始时我感到很焦虑，但到最后我就好了 3. 我没有犹豫或尴尬，我的脸也没有红 4. 我的想象并不准确	1. 不正确 2. 任务不是很困难，后来变得容易了 3. 我可以应对我的焦虑，仍然可以完成任务 4. 我做的任务越多，就越容易

在总结过程中，我们既要探讨来访者在唤起焦虑的情境中停留的能力，也要探讨他们对焦虑的忍受能力。来访者经常把焦虑作为他们需要避免这种情况的标志。我希望我的来访者学会，他们不需要听从他们的焦虑，而是可以决定自己想要表现的行为。同时，我们还需要强化来访者"焦虑会随着暴露而减少"这个信念。这也是正念可以起到促进作用的地方。来访者可以学会对他们的焦虑保持警觉，可以观察和记录身体症状，但他们不需要对此做出反应。

让我们来看看如何为方女士总结。注意她的咨询师是如何帮助方女士得出她自己的结论，并且强化这些结论。

方女士对危险或困难情境的预测准确吗？

咨询师：你还记得如果你走过去跟老师打招呼，你预测会发生什么吗？

方女士：是的，我预测他们会无视我，还有两位老师会假笑。

咨询师：那么，实际上发生了什么呢？

方女士：几乎所有的人都微笑着向我打招呼。

咨询师：嗯。你怎么看呢？

咨询师在引导方女士自己得出结论。

方女士： 我想我的预测是错的，人们都很友好。
咨询师：（微笑）你能再说一遍吗？

咨询师通过让方女士重复来强化她的结论。

方女士：（微微一笑）人们都很友好。
咨询师： 我认为这是一个非常重要的观点。

方女士可以应对这个任务和她的焦虑吗？

咨询师： 当你开始任务的第一天，你的焦虑是多少呢？
方女士： 是40。
咨询师： 那么，你还能和其他老师打个招呼并完成任务吗？
方女士： 我能。
咨询师： 事实上，即使你很焦虑，也能和老师打招呼。那关于"如果你焦虑，就需要回避"这个想法，这次任务有告诉你什么吗？
方女士： 我想，即使我很焦虑的时候，仍然可以做一些事情。

轮到你了

继续和方女士进行总结

请你试着用学到的知识来帮助方女士理解暴露对她的焦虑的影响。

咨询师： 我很好奇这一周你跟其他老师打招呼的时候，你的焦虑到底发生了什么变化。
方女士： 嗯，事情变得越来越容易，我的焦虑也减轻了。

请你看看下面三个回答，请你选择一个帮助方女士在暴露对焦虑的影响方面得出自己的结论。

1. 我认为这很好。这正是我们对暴露疗法的期望结果。你做的任务越多，它就越容易，你的焦虑就越少。
2. 考虑到你的焦虑水平下降了，当你进行暴露的时候，你从焦虑的变化中学到了什么呢？
3. 是什么帮助你面对这个任务？

回答2是可以帮助方女士自己得出结论的最佳答案。回答1是在方女士得出自己的结论后，用来加强她的结论的好选择。如果你想了解方女士是如何激励自己的，回答3将是一个很好的问题。

巩固来访者所学到的知识

在我们总结了暴露任务之后，我们需要帮助来访者巩固他们所学到的东西。我使用以下三种方法：建立更准确的预测、想象排练和复习。

为了建立更准确的预测，我会参考来访者原来的预测，然后询问他们，考虑到暴露任务中实际发生的情况，什么样的预测才是更准确的。我会鼓励来访者将他们的新预测写下来。接下来，我用想象预演的方式来回顾暴露任务的结果和新的预测。在方女士的案例中，她的新预测是，当她打招呼时，老师会很友好。她的咨询师邀请她在脑海中创造一个新画面，在这个画面中，她可以看到各个老师对她微笑，向她打招呼。随后，方女士的咨询师要求方女士将这段记忆作为家庭作业的一部分，每天回顾三次。

📺 视频11.3 暴露后的总结

议程五：与来访者讨论如何预防复发

暴露是一种非常有效的治疗方法，然而，恐惧感有时会在咨询的几年后再次出现（Craske & Mystkowski, 2006）。我会向来访者解释，暴露类似于锻炼。即使你每天都在锻炼，身材变得非常好，你也必须继续坚持锻炼，否则你将无法保持好身材。暴露也是类似的，你必须坚持练习，才能让好处持续下去。在咨询的最后，我会向来访者解释预防复发的原则：

- 继续面对你以前回避的情况。记住：焦虑并不是逃避的理由。
- 你越是面对你的恐惧，它就变得越容易。记住：焦虑是正常的，暴露是有效的。

作业：认知行为疗法练习

在继续下一章之前，请你花点时间来完成作业。

将所学应用于临床案例

完成以下练习。

练习11.1　　练习11.2　　练习11.3

将所学应用于生活中

在你完成以下家庭作业后，请停下来花点时间思考一下你对自己的了解，然后思考你的经验对来访者咨询的影响。

作业 1
识别自己的安全行为

请你回想在过去的一个月里，你在什么情境下感到焦虑，你做了什么来使自己更舒服？例如，你是否携带了某种物品或和某个人待在一起？你的策略是否涉及回避、检查、寻求安慰和预演、强迫性的仪式或安全信号？你的安全行为的后果是什么？

作业 2
建立恐惧等级

请你试着回想任何一个你一直在回避的情境。它可能是一种社交场合，也可能是一种特定的恐惧。

1. 请为你的问题建立一个恐惧等级。想想那些相当容易、中等难度和非常困难的情况。
2. 选择第一个任务，确保它是具体的、你可以执行的、并且是你可以控制的动作。
3. 预测一下，如果你完成第一个任务后，会发生什么？
4. 现在由你来尝试这项任务。

将所学应用于咨询实践

对于下一个作业，请想一位目前正在与你一起工作的患有焦虑症的来访者。

作业 3
确定来访者的安全行为

一旦你选定了一位来访者，请完成以下步骤：

1. 请你从"评估来访者安全行为的提问方式"中选择1~2个问题询问来访者。
   你是否因为焦虑而避免某些事情或回避某些情境？
   你是否会做一些事情来让自己感到安全或在危险的情况下做好准备，比如携带东西或与特定的人在一起？
   当你感到焦虑的时候，你会做什么让自己感觉舒服的事情吗？
2. 如果来访者正在逃避，问问他们为什么逃避会给生活造成困扰？
3. 一旦你确定了来访者的安全行为，就要解释来访者的安全行为，并探讨其安全行为的后果。

作业 4
建立恐惧等级

试着回想一位正在逃避的来访者,你认为他将从面对恐惧中受益。

1. 和来访者建立一个恐惧等级。确定相当容易、中等难度和非常困难的情况。
2. 确定第一个暴露任务。确保它是具体的、是来访者可以采取的行动,并在他们的控制之下。
3. 让来访者预测会发生什么。
4. 步骤1到3对于你第一次发展恐惧等级可能已经足够了。但是,如果你觉得你已经准备好了,而且对你的来访者有帮助,请让你的来访者尝试一下第一项任务。
5. 检查来访者的预测是否准确。

回顾

请你回答每个议程条目下的问题。

议程一: 了解暴露疗法
- 暴露的中心理论是什么?

议程二: 准备阶段
- 在开始暴露之前,你想做哪两件事?

议程三: 实施阶段
- 让暴露任务更加有效的三个小方法是什么?

议程四: 总结阶段
- 为什么在暴露后进行总结很重要?

议程五: 与来访者讨论如何预防复发
- 关于预防复发,要告诉来访者的两件重要的事情是什么?

对你来说，什么是重要的？

你想记住什么观点或概念？

你想把什么观点或技能应用到你自己的生活中？

在未来的一周，你想在咨询工作中尝试什么（选择一个具体的来访者）？

第四部分

处理基本信念

第十二章

处理核心信念

在上一章中,我们讲到了暴露疗法。你是否留意到自己或者来访者的安全行为呢?你是否能识别出可以从暴露疗法中获益的来访者呢?抑或能否向来访者解释什么是暴露疗法或设置一个恐惧等级呢?

如果你还没有完成你的作业,尝试想象一件你正在逃避的事情,并尝试设计一个帮助你克服恐惧的计划。

设置议程

在本书的第一章中,我们讨论过两种决定自动思维的基本信念:核心信念和基本假设。通常,认知行为疗法会首先关注自动思维。我相信通过运用思维记录表、问题解决和其他干预手段,可以使很多来访者迅速地做出许多使其受益的改变。尽管有一部分来访者,在尝试使用思维记录表和其他认知行为疗法的干预策略后,状态得到了改善,但在内心深处依然相信那些会使他们功能失调的想法。当这种情况出现时,我会考虑处理他们的核心信念。当来访者的问题在不同的情境出现时,我也会考虑从他们的核心信念入手。我们会从解决一个情境中的困难开始,然后慢慢引出其他场景下遇到的类似问题。例如,一位来访者会经常忽视她自己的需求,因为她认为自己不重要。我们会从关注她和伴侣交往的情境开始,因为这个问题对她来说是最紧迫的。当她的状态稍有好转后,我们就会开始关注核心信念这一层面。

我们将在接下来的两个章节里分别讨论什么是核心信念以及基本假设,如何识别以及调节它们。我想先从核心信念开始讨论。

第四部分　处理基本信念

议程一：了解核心信念
议程二：识别陈旧的、功能失调的核心信念
议程三：识别新的核心信念
议程四：修改旧的核心信念并强化新的核心信念

议程实施

核心信念的工作往往需要用到比改变自动思维和行为更高阶的临床技术（James & Barton，2004）。过早地探索根深蒂固的痛苦信念会让来访者感到不知所措，并影响他们的整体功能和从咨询中受益的能力。在咨询师触及核心信念的工作之前，我建议你熟悉并掌握书中针对自动思维和行为的干预措施。此外，我建议你在以下所有情况都成立时，再开展有关核心信念的工作：

- 你与来访者建立了良好的咨访关系。
- 你们已经一起工作了一段时间。
- 你和来访者还有足够的咨询次数来处理一切新出现的问题。
- 你的来访者没有处在危机状态下。
- 你的来访者已经从一些基础的认知行为疗法技术中受益，例如检验证据、行为激活和问题解决。

议程一：了解核心信念

由于自动思维的形成是基于特定情境，并且处于意识层面，所以帮助来访者学习、识别、评估和调节自动思维是相对容易的。然而，核心信念却是一种根深蒂固、难以被改变的信念，它影响着人们在各种情况下的感受和行为。相比之下，识别和调节核心信念要比识别和调节自动思维困难得多。

核心信念是绝对且不灵活的。即使摆出矛盾的信息去和来访者对峙，来访者也倾向于坚信他们的核心信念是真实的（Padesky，1991）。

就像自动思维一样，我们的核心信念包含对自我、他人、世界和未来的看法。这些核心信念可以是消极的，也可以是积极的。例如，关于自我的核心信念可以是"我值得被爱"，或者"我是无能的"；关于他人的核心信念可以是"没有人会关心我"，或者"总有人会向我施以援手"；关于世界的核心信念可以是"这个世界是公平的、安全的"，或者"世界充满了未知和风险"；关于未来的核心信念可以是"我还有机会"，或者"事情只会变得越来越糟"。

激活核心信念。虽然我们都拥有核心信念，但它们都需要被触发才能活跃起来。心理学家称之为素质-压力模型。这意味着当来访者面对一个压力源时，来访者会以一种固有的模式去思考和感知。核心信念会长期处于静默且不自知的状态，直到这个信念被现实事件所激活。让我们通过以下这个案例，一起来了解核心信念是如何被激活的。

林女士的母亲不断地告诉她，她是自私的，母亲很后悔怀上了她，并且没有人愿意和她交往。学校是林女士的避风港，因为她在学校表现很好，数学成绩优异。基于这些经历，她形成了两个核心信念：我不值得被爱、我很聪明。

如今，三十二岁的她结婚了，有一份全职工作，而且整体上过得很幸福。最近，她收到了一封电子邮件，得知自己在晋升流程中止步，没有进入第二轮面试，原因是候选人较多，且公司更倾向选择一位更有经验的候选人。林女士听到这个消息很不高兴——当然，谁不会呢？但她很快就调整回来了。由于她的核心信念是"我很聪明"，因此她将这次的不如意视作一个挑战。她认为被拒绝是因为她缺乏经验，而不是因为她不够聪明。她能够正确地看待这次的失败，并尝试寻找获得更多经验的途径与办法。这次的失败并没有激活消极的核心信念。几周后，她参加了一个聚会，并留意到她的丈夫正在与一位有魅力的女同事谈笑风生。她变得非常焦虑，心想：我的老公肯定更喜欢那位女同事，他要离开我了，我的母亲是对的——我对我老公来说是没用的。因此，她回家时感到非常沮丧。在这种情况下，她消极的核心信念——我不值得被爱，被激活了。

核心信念影响我们的感知、想法、情绪和行为。核心信念相当于一个信息处理过滤器，它涉及以下三个过程：

1. 核心信念会影响你赋予事件的意义。它们就像一个过滤器一样，改变你处理信息的方式，使得你看待问题的角度和你的核心信念相吻合。
2. 核心信念会影响你留意到的信息。你可以把核心信念想象成一块巨大的磁铁，吸引那些可以证实核心信念的信息。人们要么没有留意到与核心信念相矛盾的信息，要么将这些信息弱化。这就是注意力偏差。

3. 核心信念会影响你的记忆。人们会倾向于只记住那些强化核心信念的信息。此外，当下的情境往往会引发一连串的记忆，这些记忆会强化核心信念。

让我们来看看林女士对于丈夫和女同事聊天的反应是什么样的，这对她意味着什么，她留意到了什么，她记住了什么。对于林女士来说，这意味着林女士的丈夫会认为女同事比自己更有魅力。林女士没有注意到女同事的丈夫也参与了聊天，也没有注意到在聚会结束时，女同事的丈夫拥抱了林女士，并表示他很喜欢和林女士一起参加聚会。林女士对那天晚上印象最深的是她的丈夫和那位很有魅力的女同事聊天。她还记得，丈夫在谈论工作时经常提到这位女同事，这就让她回想起前男友出轨的经历。

当林女士的丈夫向她保证，他和女同事只是同事关系时，她有什么反应呢？她会认为"他只是说说而已，他说这些是在敷衍我"，还是，她会松了一口气，认为"我知道他是爱我的，他只是和女同事聊聊天而已"。

核心信念有自我强化的功能。 当林女士的丈夫在聚会上与女同事交谈时，林女士的核心信念"我不值得被爱"影响了她如何看待丈夫的行为。在聚会上，她开始认为"我丈夫不爱我了"。她感到非常难过，并对于丈夫没有关注自己这件事而变得非常沮丧。当她回到家时，她抽泣着说，她的丈夫总是关注其他女人，对她并不关心。他们吵了一架，她的丈夫会觉得林女士疯了，连自己和同事说话都要介意。

让我们来看看林女士行为的结果。除了那天晚上的争吵，她的丈夫渐渐疏远了她。在接下来的几天里，丈夫也不再那么关心她了。一旦林女士冷静下来，她便开始反思并后悔自己的所作所为：因为她大吵大闹，所以丈夫不爱她是对的。她丈夫的行为，加上她对自己行为的评判，强化了她丈夫不爱她的想法，与其同时，她不值得被爱的核心信念也被强化了。图12.1展示了林女士如何陷入恶性循环。其中，她行为的结果不仅强化了她的想法，也强化了她的核心信念。

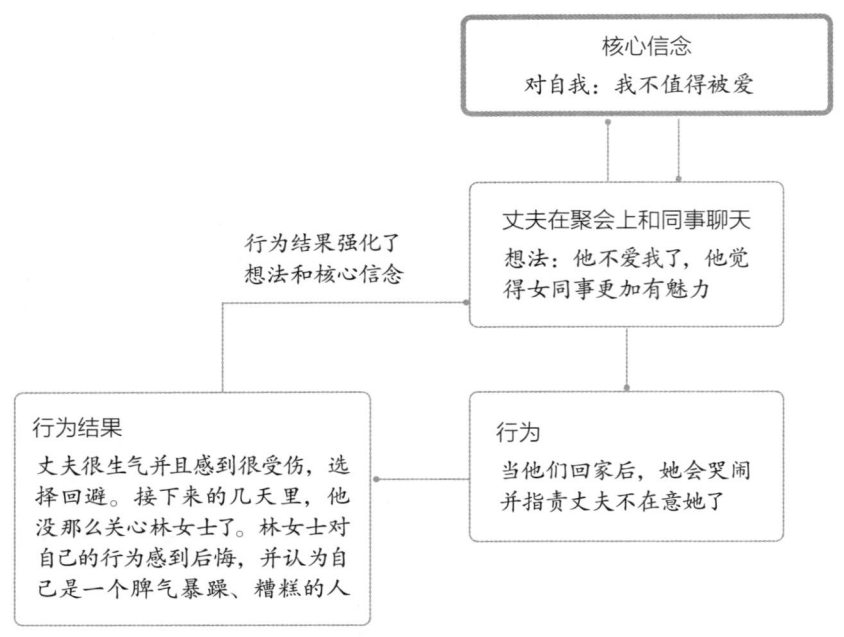

图12.1　林女士的恶性循环影响了她的核心信念

练习12.1　　练习12.2

轮到你了

核心信念影响我们如何看待情境

让我们运用对核心信念的了解，一起来看看面对同一个情境，两个拥有不同核心信念的人做出了什么不同的反应。

林女士的同事小青与林女士的童年截然不同。小青的父母很爱她，给予了她很多的支持。她在学校和社区结交了很多好朋友，是一个快乐、外向的小女孩。然而，小青在学校里遇到了些困难。她对艺术很感兴趣，喜欢和朋友一起出去玩，但每年的科学和数学成绩都差点不及格。她的父亲是一名工程师，当她每次在数学考试中只拿到五六十分时，他的父亲都会感到很失落。父亲会悄悄地告诉小青，虽然他爱小青，也认为小青是个乖孩子，但他不理解小青为什么不是很聪明。相反，她的哥哥数学成绩优异。总的来说，小青的家人认为她很好，但不是很聪明。小青因此产生了两个核心信念：我是值得被爱的，我不是很聪明。小青和林女士一样，希望升职加薪，但也同样遭到了拒绝。她的丈夫也在聚会上和同样有魅力的女同事聊天。让我们看看林女士和小青的反应有何不同。别忘了，林女士的核心信念是"我不值得被爱，我很聪明"。在查看附录中的答案之前，请你尽最大努力填写下方表格。

	情境：无法升职以及丈夫和女同事聊天	
	林女士的反应 核心信念： 我不值得被爱 我很聪明	小青的反应 核心信念： 我值得被爱 我不是很聪明
对于来访者来说，这个情况意味着什么	无法升职： 丈夫和女同事聊天：	无法升职： 丈夫和女同事聊天：
你的来访者留意到了什么	无法升职： 丈夫和女同事聊天：	无法升职： 丈夫和女同事聊天：
你的来访者记住了什么	无法升职： 丈夫和女同事聊天：	无法升职： 丈夫和女同事聊天：

练习12.3

议程二：识别陈旧的、功能失调的核心信念

想要调节核心信念，我们必须从识别陈旧的、功能失调的核心信念开始。让我们来看看识别来访者当前核心信念的三种方法。或者，我更喜欢称之为他们陈旧的核心信念：（1）来访者所遇到的问题情境以及自动思维中的规律，（2）来访者社会心理史中的主题，以及（3）箭头向下技术。

来访者所遇到的问题情境以及自动思维中的规律

来访者的困扰通常集中在同一类型的问题上，这个规律为识别功能失调的核心信念提供了线索。关于自我的核心信念可以细分为以下三种主题：

- 我有多么地能干或无能，这包括与无助、不聪明或无能相关的信念。

- 我是多么值得被爱或不值得被爱，这包括与没有魅力、不讨人喜欢、脆弱或是否与众不同相关的信念。
- 我是有价值的或毫无价值的，这涉及根本意义上是否是一个好人，还是一个犯了严重错误的人。

与无价值感有关的核心信念往往是童年严重的虐待经历所导致的。关注触发来访者困扰的方方面面，有助于我们聚焦其痛苦情绪的关键情境和想法。

在我们继续之前，请花点时间思考一下，以你一直以来对方女士的了解，尝试对她的核心信念做出一些假设。方女士在什么情况下会感到困扰？你能识别她的思维模式吗？你认为她功能失调的核心信念是有关个人能力、被爱程度还是个人价值呢？

方女士生活中的主要压力是由于进入了新学校而产生的，这打乱了她原有的家庭关系以及朋友圈。她最好的朋友搬走了，她的婆婆生病了。在我看来，社交情境更有可能给她带来压力。

方女士的消极想法往往集中在不被喜欢或不被接纳这两个层面。在参加聚餐和课间休息的场景里，她的想法都与其他老师不喜欢她或不想成为她的朋友相关。当她的丈夫不帮儿子洗澡的时候，她其中一个想法是：他不在乎我。在暴露疗法中，她不认为人们会对她友好的提议给予积极的反馈。只要仔细回顾她的咨询历程便不难发现，她没有提到有关自己是否能很好地完成工作的担忧，或者她是无能的相关信息。

现在，花点时间思考一下，你认为她对自我、他人、世界和未来的核心信念是什么。

这是我的答案：

- 关于自我的核心信念：我不值得被爱，我是有能力的。
- 对他人的核心信念：人们不会喜欢我，也不友好。
- 关于世界的核心信念：世界是不安全的。
- 对未来的核心信念：什么都不会被改变。

来访者社会心理史中的主题

核心信念通常源于童年时期，是一个人在原生家庭中和所处在更大的社会中所获经验的结果。创伤经历也会改变核心信念。在经历了创伤之后，许多人形成了"世界是危险的，其他人会伤害我"的核心信念。通常，经历过创伤的人也会形成关于自我的核心信念，例如，我是脆弱的或软弱的，或者我是不完整的。

你还记得在第二章中，搜集社会心理史的信息时，我们是如何理解倾听的意义的吗？当我在了解来访者的社会心理史时，我会聆听来访者所习得的关于自己、他人、世界和未来的核心信息。让我们来看看方女士的社会心理史，并试图假设她的核心信念可能是什么。

方女士的背景信息。 方女士是四个兄弟姐妹中的长女。她的父母工作认真努力，收入处于中等水平，也有条件满足家庭的需求，但他们不算富裕。方女士用冷酷和严格来形容她的父母。他们对方女士有着很高的要求，希望她在学校表现好，并帮助照顾家庭和三个弟弟。他们明确表示他们更喜欢男孩，所以方女士总想着取悦父母，却又担心自己表现得不够好。方女士在学校表现十分出色，所以她母亲从未因为学习成绩而批评她，但在其他方面，她的母亲会非常挑剔，方女士认为母亲这么做是"为了她好"。她的母亲也是一个非常焦虑的人，几乎没有朋友，会担心自己是否合群，以及别人是否会喜欢她。

方女士形容自己是一个没有问题的"好孩子"。她在学校的朋友很少，因为她认为家里人更需要她，所以自己没有时间与同龄人相处。她也觉得自己和其他同学不一样。她在高中时确实结识了一些朋友，但当她拒绝和其他朋友一起加入舞蹈社团之后，班上大多数人都排挤她。她高中毕业后，考上了师范学校。她是家里第一个上大学的人，所以她为自己的成就感到非常骄傲。后来，她嫁给了她在高中时期的初恋男友。

通过检查方女士的自动思维，我们得出了一个假设，即她的核心信念是"我不值得被爱，我是有能力的"。她的其他核心信念是"人们不会喜欢我，人们不友善，世界不安全"。她的社会心理史与这些核心信念的发展是一致的。

箭头向下技术

箭头向下技术从自动思维入手，并由此追溯到核心信念。在所有的咨询中，我们需要使用一种温和的语气，以及将好奇心带入对来访者的积极关注中。

咨询师可以从一个自动思维入手，它们通常是以下列出的一种或多种类型：

- 一个消极的预测，例如"我的男朋友不会理我"。
- 一个事实，比如"我没有得到晋升"。
- 一个包含"如果"的陈述，例如"如果我的母亲对我生气，怎么办？"
- 一个关于未来的预测，比如"在聚会上，没有人会和我说话"。
- 一个关于自我的想法，比如"我没有努力学习去争取取得好成绩"。

随后，咨询师便可以询问："如果这个想法是真的，意味着什么呢？"其他的提问方式包括"这对你、他人、世界或未来意味着什么呢？"或"如果这是真的，对你来说问题在哪儿？"

让我们看一个示例。方女士对参加聚餐时的一个想法是"我站在那里看起来很尴尬"。让我们看看当我们使用箭头向下技术时会发生什么。方女士的咨询师从预测的结果入手，即"我站在那里看起来很尴尬"。接着咨询师问："如果这是真的，这意味着什么？"然后，你可能会想，"如果我站在那里看起来很尴尬，校长会上来和我说话"。方女士的咨询师使用箭头向下技术。图12.2表明了这项技术在咨询中的实际应用。

方女士：我站在那里看起来很尴尬。
咨询师：如果这是真的，对你来说问题在哪儿？

方女士：没有人会和我说话。
咨询师：如果这是真的，意味着什么？

方女士：我想这意味着没有一个老师喜欢我。
咨询师：（温和地）如果真的没有一个老师喜欢你，这对你来说意味着什么？

方女士：（轻声地）我不是一个讨人喜欢的人。（看起来很伤心）
咨询师：你有时会这么认为吗？
方女士：是的，经常。
咨询师：我能看出承认这个想法是多么困难。（方女士点头）尽管很难，但我们了解了是什么导致你的痛苦，这一点也非常重要。只有当我们了解你的痛苦时，才能开始帮助你做出一些改变。

图 12.2　方女士的咨询师使用箭头向下技术

第四部分　处理基本信念

方女士和她的咨询师找到了核心信念：我不是一个讨人喜欢的人。你可以从示例中看到如何使用这种技术引出一个既重要又难以承认的想法，以及在使用这种技术之前，和来访者建立良好的咨询关系有多么的重要。一旦识别出核心信念，我通常会认可来访者的痛苦情绪并强化识别出核心信念的重要性，并告知来访者，现在我们可以尝试对核心信念进行工作。

方女士：我站在那里看起来很尴尬。
咨询师：如果这是真的，对你来说问题在哪儿？
方女士：没有人会和我说话。
咨询师：如果这是真的，意味着什么？
方女士：我想这意味着没有一个老师像我一样。
咨询师：（温和地）如果真的没有老师喜欢你，这对你来说意味着什么？
方女士：（轻声地）我不是一个讨人喜欢的人。（看起来很伤心）
咨询师：你有时会这么认为吗？
方女士：是的，经常。（看起来心烦意乱，泪流满面）
咨询师：我能看出承认这个想法是多么困难。（方女士点头）尽管很难，但我们了解了是什么导致你感受到痛苦的情绪，这一点也非常重要。只有当我们了解你的痛苦时，才能开始帮助你做出一些改变。

📄 练习12.4

▫️ 视频12.1　使用箭头向下技术识别核心信念

议程三：识别新的核心信念

来访者目前的想法是，摆脱或消除旧的、功能失调的核心信念是不可能的。咨询的目标是削弱旧的功能失调的核心信念的可信度，并形成新的、更具适应性的核心信念。随着时间的推移和练习，这些新的核心信念便越来越容易被接受，最终成为一个新的常态。一旦咨询师确定了来访者功能失调的核心信念，我们会希望帮助他们识别新的、更具功能性的核心信念，他们可以努力将这些信念融入他们的生活。让我们来看看帮助来访者识别他们可以为之努力的、新的核心信念的一些具体方法。

检验支持来访者旧的核心信念的证据

发展新的核心信念的一种方法是从检验旧的功能失调的核心信念的证据开始。这类似于思维记录表中，检验来访者消极自动思维证据的过程。然而，在检验核心信念时，一旦来访者列出了支持核心信念的证据，我们需要帮助来访者从一个更良性、更富有同情心的角度来理解这些证据，从而引发更多的功能性行为。一旦来访者对支持他们核心信念的证据有了更良性和带有同情心的理解，就可以发展出一种与新视角一致的、新的核心信念。使用"检验我的旧核心信念的证据"表格有助于这项工作的开展。你可以扫描前言的"在线资料"二维码，在手册中查看这个表格。第一列是旧的核心信念的证据。在第二列中是一种更良性、更富有同情心的理解。通常，旧核心信念的证据来自童年经历，通常是给来访者留下深刻印象的关键事件，并对核心信念的形成起到重要作用。

我通常会直接询问来访者是如何习得自己的核心信念的。询问来访者是如何习得一个信念的，这个习得的过程暗示了他们功能失调信念是习得的，而不是真实的。并鼓励来访者质疑信念的真实性。以下是我用于探索来访者如何习得他们核心信念的一些问题（你可以扫描前言的"在线资料"二维码，在手册中下载"识别来访者如何习得他们的核心信念的提问方式"表格）。

- 你是如何获得/习得这些核心信念的（引用来访者提及的具体信念）？
- 你有过什么样的经历，让你这样看待自己或他人？
- 你认为你是如何学会相信你的核心信念的（引用来访者具体的核心信念）？
- 在你的童年时代，你的母亲、父亲、兄弟姐妹、老师或其他成年人做了什么，让你相信这些核心信念，或者强化它们？

检验导致来访者产生这些功能失调的核心信念的经历，是一个鼓励来访者质疑信念的机会，我们可以从不同的角度看待这些经历，并让来访者注意到这些他们以前忽略的经历的各个层面。在检查旧的核心信念的证据时，我通常会放慢节奏，倾听来访者弱化与他们的观点相矛盾的地方。来访者通常从未以成年人的视角审视实际发生过的事情，只会全盘接纳他们童年时期的理解。如果我的来访者将他们的信念建立在别人告知的内容上，无论是关于自己还是其他人，我都会提出这可能只是某个人的想法，并询问来访者自己的看法。我会问："如果你的朋友得知这是其他人对这个情境的解读，你的朋友会说什么呢？"我也会询问是否有另一种理解这种情境的方式。

来访者可能会非常严厉地评判自己，因为他们的行为产生了严重的负面影响。这时，询问来访者他们在做这件事时所期望的结果是什么，可能会有帮助。通常，来访者会希望有一个好的结果。大多数情况下，来访者不会预测到负面的结果，或者认为负面的结果发生的可能性很小。重要的是要将这种更富有同情心的立场带到具体情境中。

让我们回到林女士的案例。她的两个核心信念是：我不讨人喜欢，人们不会喜欢我。她认为母亲的批评和缺乏照顾是导致这两个核心信念的关键经历。如果林女士提出自己的需求，她就会被认为是自私的，家里人会比她更需要它。她的母亲显然更偏爱她的兄弟姐妹，他们有很多玩具、衣服和参加课外活动的机会。母亲经常将林女士和她的姐姐作对比，认为她不像她姐姐那么苗条，那么漂亮。林女士形容自己是一个又胖又丑的孩子。我们看了林女士的照片，令她惊讶的是，我们看到了一个体重非常正常、可爱的小女孩。当我们审视她的童年时，林女士能够看到她的母亲没有理由不爱她，但她从来没有想过，她母亲的看法可能不准确。表面上看起来，母亲更喜欢她的姐姐，但这只是她母亲的看法，并不意味着林女士不讨人喜欢或其他人不会喜欢她。我们还检验了一个小女孩想要和她姐姐有一样的玩具和衣服是否是自私的。林女士能够看到，她被贴上所谓"自私"的标签的行为其实是非常正常的行为。

让我们看看林女士"检验我的旧核心信念的证据"表格。

检验我的旧核心信念的证据： 我不讨人喜欢，其他人不会喜欢我	
证据	新的理解
我妈妈告诉我，我不如姐姐漂亮	我妈妈有权发表自己的意见，但这是她的意见，不是事实 我是一个体重正常、可爱的小女孩
我妈妈告诉我她很后悔生下我，我是一个错误	仅仅因为我的妈妈没有使用避孕措施，并不意味着我不讨人喜欢，没有人会喜欢我，这只是意味着我妈妈不想怀孕，我的出生是意料之外的，这与我这个人无关
我的妈妈说我像姐姐一样想要新的玩具和衣服是自私的	这是一个小孩的正常行为，大多数的孩子都想要他们兄弟姐妹所拥有的

📝 **练习12.5　　练习12.6**

练习用更合理的角度来看待有关核心信念的证据。

一旦你探索了支持旧的核心信念的证据并有了新的理解，你可以和来访者一起建立新的核心信念，询问他们这种新的理解是否意味着一种更准确的核心信念。

形成新的核心信念。 我们还可以通过询问来访者，他们希望如何看待自己，来帮助来访者形成新的核心信念。如果来访者在生活中有一个很爱他们的人，询问这个人是如何看待来访者的可能会有所帮助。我会让来访者要么找出与旧的核心信念相对立的观点，要么找出他们希望如何看待自己，然后询问他们是否愿意通过努力，让这个新的核心信念成为现实。重要的是，咨询师能够识别出一个旧的功能失调的核心信念和一个新的更实用的核心信念，且这个信念是你的来访者愿意相信的，是可以为之努力的。

让我们看看方女士的咨询师是如何帮助她识别一个新的核心信念的：

咨询师： 方女士，当我们完成箭头向下的练习时，你找到了一种关于自我的信念，"我不讨人喜欢"。我想知道这是否就是我所说的核心信念。核心信念是一种根深蒂固的信念，它会在各种情况下影响你的感受和想法。

方女士： 当然，我心里一直都这么认为自己，并且我知道这是真的。

咨询师： 我知道你习惯于认为自己不讨人喜欢，但我想知道你是否有另一种方式可以看待自己？

方女士： 这是什么意思？我从小到大都这样看待自己。

咨询师： 嗯，那你丈夫怎么看你？

方女士： 哦，他说我很讨人喜欢，他觉得我是自己最大的敌人。

咨询师： 你丈夫提出的这一点会不会是一个更准确的核心信念呢？

方女士：（笑了一下）是的，他会说我很讨人喜欢，但我真的不相信他说的是对的。

咨询师： 所以你丈夫会说你很讨人喜欢。那你愿意和我一起看看，"我很讨人喜欢"的核心信念是否是真实的，是否可能是你可以相信的，而不仅仅是你丈夫对你的评价？

方女士： 我们可以尝试，但我认为没有太多证据。

议程四：修改旧的核心信念并强化新的核心信念

一旦咨询师识别了这个新的核心信念，下一步就是强化新的核心信念，削弱旧的核心信念。让新的核心信念开始工作的策略有三种：（1）积极日志（positive data logs），（2）识别核心信念背后的不同维度，以及（3）打破旧的行为模式。我们可以和来访者使用所有的策略，也可以仅使用其中的一部分。修改核心信念是具有挑战性的，而且通常进展缓慢，过程中也不是稳定的，时而进步，时而倒退。然而，这也是非常有意义的，能给来访者带来振奋人心的根本性变化。

积极日志

积极日志是来访者用于追踪记录支持其新的核心信念证据的日记。请记住，由于核心信念会影响来访者的感知，来访者可能难以识别任何支持他们新的、更实用的核心信念的证据。即使他们识别出支持新信念的证据，这些证据也会被弱化。许多用于收集反驳负性自动思维的策略也可以用来收集支持来访者新核心信念的证据。咨询师不仅需要收集过往的证据，也要关注当下的证据。（你可以扫描前言的"在线资料"二维码，在手册中下载"收集证据以支持来访者新核心信念""帮助来访者收集支持新核心信念证据的提问方式"表格）以下是一些我觉得有帮助的问题：

- 在哪些时刻，你能想到这个信念是真实的，哪怕是一点点？
- 有哪些支持你新的核心信念的证据可能是你的朋友、家人或者我会告诉你的？
- 你认为在生活中，有没有一些你倾向于忽略或弱化的事情，但却是可以支持这种新的信念的？
- 在你的生活中，有没有被你忽略的，但是积极的经历？
- 如果你相信新的核心信念，生活的哪些方面会变得不一样或者更积极？
- 在你的生活中，有哪些进展得顺利的方面呢？
- 你今天做了些什么能支持你的新核心信念的事情吗？哪怕是一件非常小的事情。
- 今天有没有人以一种支持你新的核心信念的方式对待你？

在开始创建积极日志时，我会根据对来访者过往经历的了解，提醒他们那些支持他们新的核心信念的经历。就像我们寻找支持和反驳自动思维的证据一样，重要的是咨询师要把来访者的注意力引向支持他们新核心信念的事件，但要让来访者自己得出结论。

我通常会使用两栏的积极日志表。在第一栏列出我们发现的证据，在第二栏突出证据与新核心信念之间的关系，我把这一栏称为"新的理解"。通常，证据和新的核心信念之间的关系对我来说很清晰，但有时对于来访者来说，却不太清楚。

让我们看看林女士的咨询师是如何帮助她找到证据来证明她的新核心信念，即她很讨人喜欢，人们喜欢她。

咨询师：我很好奇，你是否能想到人们好像表现得喜欢你的时候呢？

林女士：不太能，我一生中没有什么朋友。

这是常见的第一反应。林女士的咨询师知道林女士和其他四个女同事在一个小办公室工作。她想知道是否有女同事对林女士很友好。

咨询师：我知道你和另外四个女同事一起工作。她们当中有没有人对你比较友好的？

林女士：嗯，我想小戴是挺友好的，但她最近都没有之前友好。

林女士的咨询师听出了林女士如何弱化与她旧的核心信念相矛盾并且支持她的新信念的事件。来访者弱化证据的一种方法是含糊不清。林女士的咨询师认为"挺友好"是一个模糊的说法。

咨询师：当你提到"挺友好"的时候，小戴做了哪些友好的事情呢？

林女士：（看起来有点尴尬）嗯，她提议我们中午一起吃饭。

林女士的咨询师想要更多关于这种经历的细节。

咨询师：这是什么时候发生的？

林女士：几个月前，她约过我几次。

林女士的咨询师认为"几次"是一个模糊的说法，并想知道林女士是否在弱化。

咨询师：她多久约你一次？
林女士：嗯，她大约三个月前开始在我们组工作，前两个月她可能每周约我一次。但我从来没有去过，她便不再约我出去了。她可能很庆幸我拒绝了。

林女士的咨询师认为这种情况可能会强化林女士的新核心信念。根据咨询师的经验，如果有人每周约你吃饭一次，持续两个月，那是因为他们喜欢你，想了解你。林女士要么没有注意到小戴一再约她一起吃饭，要么给这件事下了一个负面的定义。咨询师想尝试帮助林女士从不同的角度看待这个更符合"讨人喜欢"的核心信念的情境。

试着问问自己，如果小戴两个月以来，每周都约林女士出去，林女士一再拒绝，你能想到小戴除了不喜欢林女士之外，可能不再邀请林女士中午一起吃饭的原因吗？你认为小戴希望林女士说不吗？

咨询师：当我们观察小戴的行为时，你觉得为什么人们会反复约别人一起吃午饭？
林女士：我不知道。
咨询师：那么你为什么会邀请别人一起吃午饭？
林女士：大概是因为我想了解他们，他们看起来是好人。
咨询师：所以你可能会约某人出去的一个原因是了解他们，因为他们看起来是好人。你认为这可能是小戴约你一起吃午饭的原因吗？
林女士：可能。其实她还邀请我参加她的生日聚会，她说真的希望我能来。
咨询师：你觉得这和她喜欢你有关系吗？
林女士：（笑）可能有点。
咨询师：事实上，即使你反复拒绝一起共进午餐，她还是邀请你参加她的生日聚会。这可能意味着什么呢？
林女士：事实上，当她邀请我时，她说她认为我们可以成为朋友，她希望我能来。

当林女士重新审视小戴的行为时，她补充了一些细节，这些细节进一步支持了新的核心信念，即她很讨人喜欢。她的咨询师继续为她收集更多证据，试图证明其他人也喜欢林女士。林女士的咨询师将积极日志作为家庭作业，让她在家里完成。林女士在下一次咨询时提到，她发现两年前上一份工作的一位同事联系了她，询问她的近况。在咨询期间，她的咨询师帮助她写下了她对这一证据的新理解。

让我们看看林女士的积极日志现在会是什么样子。

新核心信念的积极日志：我很讨人喜欢，人们会喜欢我	
证据	新的理解
尽管我拒绝了小戴，但她在两个月的时间里每周邀请我一起吃午饭	人们通常会邀请自己喜欢且想要了解的人一起共进午餐，这可能意味着她喜欢我，并希望更好地了解我
小戴邀请我参加她的生日聚会，即使我一再拒绝一起吃午饭的邀请	小戴可能希望我来，并想成为我的朋友
我以前的同事联系了我	她可能喜欢我，想保持联系

轮到你了

识别来访者是如何最大限度地弱化支持其新核心信念的证据

林女士的咨询师让她描述她的学生时代。注意林女士给出模糊描述的地方，这会让我们怀疑她是否在弱化证据。问问自己，你需要做些什么才能了解实际发生的事情。你可以在附录中看到我是如何回应的。林女士是这样描述她的学生时代的。

我是一个不错的学生，没什么特别的。我最喜欢的科目是数学，可能是因为数学对我来说很容易。老师们都很好，一部分对我很好，但这些老师对每个人都很好。其他孩子对我很刻薄。我记得有一次，三个四年级的女生把我反锁在教室后面的储物室里。我一直被困在里面，直到老师发现我不见了。在那之后，班上的其他几个女孩对我比之前要好。

练习12.7

练习了解来访者如何弱化与核心信念相矛盾的信息。

收集证据以支持新的核心信念。 来访者通常很难注意到支持他们自己新核心信念的证据。我经常把我的工作看作是捕捉并放大支持新核心信念的过程。当我示范捕捉支持新核心信念的经历时，来访者会变得更善于自己留意到这些经历。例如，林女士提到，她对自己通宵和新认识的朋友发信息聊天感到很生气。她早起很困难，以至于上班迟到了十五分钟。在她的描述中，我听到了她上班迟到的问题，但我也听说她结交了新朋友。她批评了自己的迟到，以至于她没有注意到自己正在结交新朋友。于是，她将新朋友加到她的积极日志中。

认知连续体技术

认知连续体技术涉及识别核心信念的不同维度。核心信念通常是来访者百分之百相信的内容。比如"我很笨""我是无能的"，或者"你不能相信任何人"。将核心信念具体化会对改变核心信念有所帮助。这个过程首先要求来访者根据旧的核心信念对自己进行评分，然后识别构成核心信念的具体维度并在特定的维度上进行评分。当来访者审视特定维度时，他们通常在更小维度上的评分会高于总体的核心信念的评分。你还可以帮助来访者在评分确实较低的维度上改善他们的行为（Padesky，1994；Wenzel，Dobson，& Hays，2016）。

林女士的咨询师认为连续体技术可能会对林女士有所帮助。她首先要求林女士给自己一个总评分，如果0分等于完全不讨人喜欢，100分等于十分讨人喜欢，她会给自己打多少分？紧接着，她的咨询师要求她列举出一个讨人喜欢的人所应具备的行为。林女士列出了（1）善待朋友，（2）乐于助人，（3）成为一位贤良的妻子。林女士的咨询师随后要求她对每个行为进行评分。林女士认为她在善待朋友和乐于助人方面是 50 分（满分 100 分），在成为一位贤良的妻子方面是 40 分。当林女士回顾不同维度的评分时，她感到惊讶，并承认初始分数20分可能太低了。她怀疑自己对自己的评价可能过于苛刻了。在后续的咨询中，她的咨询师希望进一步探索林女士用来判断自己"善待朋友"、"乐于助人"和"成为一个贤良的妻子"的其他组成部分。

视频12.2 使用认知连续体技术改变核心信念

打破旧的行为模式

最有力的干预措施之一是让来访者表现得好像他们的新核心信念是真的，即使他们并不相信它，并且带有被迫的或不真实的感觉。通过练习，新的行为会变得越来越平常，并成为来访者如何看待自己的一部分。新行为实践得越多，他们的核心信念就越有可能受到影响。让我举一个自己生活中有点滑稽的例子。

在我二十多岁的时候，我确信"我不擅长烘焙"。坦率地说，我烤坏的蛋糕和饼干比我吃过的多。后来我有了三个孩子，并做过很多次烘焙。起初我做得很糟糕，然后我开始制作饼干，结果发现我的孩子和他们的朋友都很喜欢。直到我制作了无数次饼干后，我才认为饼干烤得好不仅仅是侥幸。现在，我认为我是一个做饼干还不错的人。

让我们回到林女士的咨询。记得她的同事小戴两个月以来每周都约她一起共进午餐，但林女士拒绝了，因为她很难相信小戴真的想和她一起吃午饭。在检验了这个信念之后，林女士认为自己有足够的证据表明小戴喜欢她，她会尝试邀请她下周一起吃午饭，看看会发生什么。她以为小戴可能会说不。令她惊讶的是，小戴很高兴，并且计划一起出去玩。当她与她的咨询师讨论这段经历时，林女士能够看到这表明小戴喜欢她，并把这段经历添加到她的积极日志上。林女士提到，另一位同事经常很友好，在大厅里微笑着和她交谈。她的咨询师鼓励她思考，如果她相信其他人会喜欢她，她会如何对待这位同事。林女士回答说，她还不愿意冒险请同事出去吃午饭，但她会在这位同事的办公桌前停下来和她说话。咨询师确保和林女士明确讨论过如何判断另一位同事是否乐于与她交谈，是否喜欢她。这与我们将在下一章讨论的行为实验类似。

新核心信念的强化练习

旧的核心信念会不知不觉地影响来访者，尤其是遇到重大事件或有压力的时刻。来访者可以定期做一些练习来强化他们的新核心信念。

1. **健康的生活习惯**。睡眠、锻炼、吃得好以及整体上照顾好自己都有助于支持新的、实用的核心信念。如果身体状态良好，我们的精神状态也会更佳。我鼓励来访者监控他们在上述方面的表现，同时将状态欠佳的时期正常化。我们中很多人在压力下，会暴饮暴食，少运动。我们要努力保持良好的生活习惯。

2. 练习。重复原有的生活习惯是很容易的一件事。鼓励来访者继续打破旧的行为模式，并不断关注支持他们新核心信念的经历。在压力大的时候，记录积极日志能够帮助来访者关注这些经历。我喜欢在咨询期间不断完善积极日志：当咨询结束时，它能很好地提醒来访者。我曾遇到的来访者告诉我，他们保留了所有咨询中的资料和表格并时常翻阅。

3. 正念或放松。定期练习正念或某种放松是很有用的。它有助于正确看待令人痛苦的事件，并帮助来访者在他们心烦意乱时找到一种方法冷静下来，思考问题。

4. 鼓励来访者定期关注生活中进展顺利的事情。当这成为一种习惯时，即使发生了非常糟糕的事情，坚持做下去也会变得容易。这是培养积极态度的一部分，即可怕的事情可能会发生，但不至于将单一事情归结于"一切都很糟糕，且永远都是糟糕的"。

作业：认知行为疗法练习

在继续下一章之前，请你花点时间来完成作业。

将所学应用于临床案例

完成以下练习。

练习 12.1　练习 12.2　练习 12.3　练习 12.4
练习 12.5　练习 12.6　练习 12.7

将所学应用于生活

在你完成以下作业后，请停下来花点时间思考一下你对自己的了解，然后思考你的经历对来访者咨询的影响。

作业 1
确定自己的核心信念

回顾自己的自动思维记录表。在你感到困扰的情境中,你看到了哪些主题?你的想法中有什么主题吗?它们往往是关于你的能力、你的受欢迎程度还是你的价值?

想想你自己的过去,你是如何认识自己、他人、世界和未来的?

尝试识别自己的核心信念并完成以下句式:

我是……

他人是……

世界是……

未来是……

作业 2
让你的核心信念更具体

我希望你尝试着让自己的核心信念更加具体。在完成这个练习时,你会感受到这种方法是多么强大。

第1步:想想你对自己的负面评价。你是否倾向于有这样的想法,比如我很愚蠢,我的心很乱,我是一个糟糕的父母,我是一个不称职的咨询师?

接下来,根据总体判断给自己打分。

第2步:识别组成这个评价的两个部分,并创建一个涵盖整个范围的量表。例如,如果我认为"我是一个不称职的咨询师",其中一个组成部分是按时完成咨询记录,那么量表的范围可能是:

- 0:我总是按时填写每份咨询记录。
- 100:我从来没有填写咨询记录。

第二个组成部分可能是"来访者愿意继续接受我的咨询"。量表的范围将从:

- 0：每个来访者都想继续和我做咨询。
- 100：我的来访者都不想进行第二次咨询。

第 3 步：对每个组成部分进行评分。

第 4 步：在给每个组成部分进行评分后，回过头来看你对自己的评分是否发生了变化。

你从这个练习中学到了什么吗？

整理出组成部分和制定一个涵盖整个范围的量表对你来说是否困难？

将所学应用于咨询实践

在本章中，我希望你练习并思考来访者的核心信念，但我不会要求你去进行有关核心信念的工作。正如我之前提到的，在开始核心信念的工作之前，你要确保自己有能力使用基础的认知行为疗法技术。

在下一项作业中，请你选择一个至少进行了六到八次咨询的来访者。

1. 想想他们感到困扰的情境以及他们自动思维的主题。你能对他们的核心信念提出假设吗？
2. 识别他们具有功能失调行为的特定情境。你能识别他们的行为是如何强化他们的自动思维和核心信念的吗？

回顾

请你回答每个议程下的问题。

议程一： 了解核心信念
- 素质-压力模型是什么意思？

议程二： 识别陈旧的、功能失调的核心信念
- 什么是箭头向下技术？

议程三： 识别新的核心信念
- 你如何通过检验旧的核心信念的证据来建立新的核心信念？

议程四： 修改旧的核心信念并强化新的核心信念
- 修改旧的核心信念和加强新的核心信念的两种方法是什么？

对你来说,什么是重要的?

你想记住什么观点或概念?

你想把什么观点或技能应用到你自己的生活中?

在未来的一周,你想在咨询工作中尝试什么(选择一个具体的来访者)?

第十三章

基本假设和行为实验

在上一章中，我们讨论了核心信念。你是否开始对来访者的核心信念提出假设？你是否有留意到来访者自动思维的规律和模式？你的核心信念是什么？你能识别出自己的核心信念吗？

设置议程

本章我将着重讨论基本假设。除了核心信念，基本假设也是促进自动思维形成的基本信念。在认知行为疗法的相关文献中，基本假设和中间信念指代的内容相同。在本书中，我将统一使用基本假设。

议程一：　了解基本假设
议程二：　识别功能失调的基本假设
议程三：　检验来访者基本假设的准确性——认知策略
议程四：　检验来访者基本假设的准确性——行为实验
议程五：　强化新的基本假设

议程实施

改变来访者的基本假设往往发生在处理自动思维、情绪和行为之后。就像核心信念一样，基本假设会影响我们在各种情境下的感受和行为。因此，修改基本假设可能会使来访者生活中的许多方面发生持久性的变化。

议程一：了解基本假设

基本假设是我们对世界是如何运作的理解，它为我们在许多具体情境下的行为提供参考标准。有些人把它们称为生活的规则。以下是一些基本假设的示例：

- 如果你实话实说，那么你会得到好报。
- 如果你努力工作而且做得好，那么你就会升职。
- 如果我表达我的意见，那么人们就会忽视我或嘲笑我。
- 如果我约某人出去，那么他们就会拒绝我。
- 如果我告诉别人我的需求，那么人们会尊重地倾听并试图帮助我。
- 如果人们了解我，那么他们就会喜欢我。

基本假设是关于世界是如何运转的假设。它们影响着我们生活的方方面面，并且可以发展出适应或适应不良的应对策略。对于上述的假设，我们将以"如果……那么……"的句式呈现。基本假设也可能以"除非……否则……"句式出现。例如，一个基本假设可能是，除非我喝醉了，否则人们会觉得我很无聊；或者除非我扮演小丑，让大家笑，否则我不会有任何朋友。基本假设也可以是包含"应该"的句式或者是关于世界如何运作的常用规则。例如，你永远不应该相信陌生人，女人就应该在家相夫教子，老板不关心员工，大多数人都是诚实的。

我们是如何习得基本假设的

我们的成长经历使我们逐渐形成了基本假设。有时，我们的父母和其他家庭成员会明确地告诉我们生活的规则。例如，许多人被告知"家庭永远是第一位的"，在我这一代，许多女性被告知"一位好母亲就应该留在家里抚养孩子"。其他的基本假设则是从生活经验中学到的。我的一位来访者在学校被霸凌，他在那之后便形成了"不能相信别人会对你好"的观念。他还发现，如果他顺从别人的意愿，别人就不会来找他麻烦。

核心信念、基本假设以及应对方式之间有什么联系呢？

核心信念是你如何看待自己、他人和未来的基石。基本假设将核心信念细化并应用到现实世界，保护我们免受消极核心信念带来的痛苦，也会发展出强化核心信

第四部分 处理基本信念

念的行为。让我们来看看关于吴先生的例子。

吴先生在他叔叔的批评下长大。他是一个学习成绩较差的学生，并清楚地记得每当他犯错或被问到他不懂的事情时，同学们会就取笑他。他的老师也很挑剔，认为他不是很聪明。这些经历导致他形成"我无能""我不是很聪明"的核心信念。他发展了许多基本假设来保护他的核心信念不被激活：

- 如果我只表达我所知道的，那么我就会看起来有能力，我将免受批评。
- 如果我向他人寻求帮助，那么人们会认为我没有能力，不会帮助我。
- 如果我试图自己解决问题，那么我将免受批评。

因此，他不喜欢尝试任何新事物，他只做自己肯定能做好的事情。他尽量不寻求帮助，更喜欢独自工作。这些行为能保护他不再感到无能。然而，通过避免尝试任何新事物，他永远不会知道他的核心信念和基本假设可能不准确。因此，他的行为强化了他的基本假设和核心信念。参见图13.1。

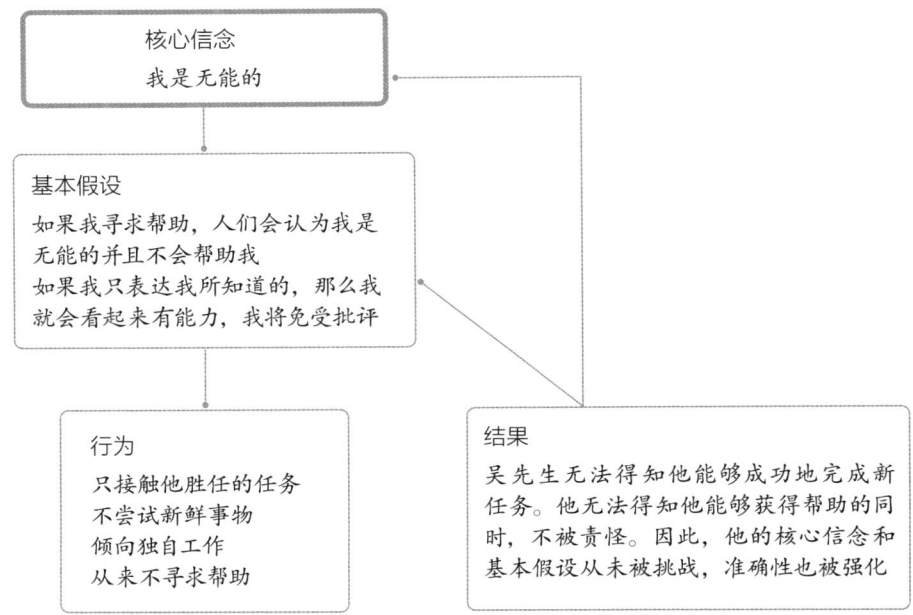

图13.1 吴先生的行为是如何强化他的核心信念和基本假设的

然而，具有相似核心信念的人可能会有非常不同的生活经历，从而形成截然不同的基本假设，应对策略也会有所不同。让我们看看上一章中林女士的案例。林女士的核心信念是"我不值得被爱"。长大后，林女士了解到，如果她安静下来，她就会感到安全，因为没有人会注意到她。还记得当她的丈夫在餐厅上与女同事交谈时，她十分生气。她有许多基本假设在那一刻推动了她的感受。她的第一个基本假设是，如果我丈夫和一个有魅力的女性说话，那么他可能会更喜欢别人，然后离开我。另一个假设是，如果我在没有丈夫的情况下和其他人说话，那么我就不知道该说什么，人们也不会喜欢我。她的第三个假设是，如果我保持安静，那么人们就不会觉察到我无话可说，而且我是不值得被爱的。她的基本假设解释了她在餐厅聚会时的感受和行为。她尽量不去参加丈夫不在场的社交活动。当她和丈夫外出时，林女士试图留在他身旁，并试图避免参与小组谈话。她的行为强化了她的基本假设和她的核心信念，因为她从来没有在丈夫不在场的情况下单独与他人交谈的经验，从而也无法得知人们其实会喜欢她的事实。

📄 练习13.1

林女士的哥哥小睿也有"我不值得被爱"的核心信念，然而，他的童年经历却和林女士大相径庭。他的运动能力很强，是乒乓球队的主力队员。他发现，如果人们对他过往的经历投来欣赏的目光，那么他就会结交到朋友并融入其中。他的基本假设是，如果我是一个出色并有所成就的人，那么人们就会喜欢我并尊重我。于是，小睿总是爱显摆，吹嘘自己认识很多人，还会不断鞭策自己取得更高的成就。然而，无论他取得多大的成就，他在与人相处时从来没有真正感到自洽和自信。他经常会在朋友圈炫耀自己的经历，有时他会为了发朋友圈而刻意摆拍。小睿的另一个基本假设是，如果我的酒量好，那么人们就会喜欢我。小睿经常出去喝酒，并大声吹嘘自己所取得的成就。林女士和小睿是截然不同的两种人，尽管他们都拥有着相同的核心信念。请看图13.2，尝试理解林女士和小睿的基本假设如何导致不同的行为。

让我们再看一些有关基本假设的例子。请注意，相同的"如果"后面可以跟着不同的"那么"，从而形成截然不同的基本假设。看看下面的这些例子是否能与你产生共鸣。

第四部分　处理基本信念

```
                    林女士和小睿关于自我的核心信念：
                              我不值得被爱
                    ┌──────────────┴──────────────┐
         林女士                                        小睿
         基本假设：                                     基本假设：
         如果我待在丈夫的身边并保持安静，              如果我让别人知道我的成就，
         那么没有人会发现我不值得被爱                  那么他们就会喜欢我并尊重我
         如果我喝醉了，那么我会失去控制并              如果我酒量好，那么我会变得
         做出一些令我后悔的蠢事                        很有趣且人们会喜欢我
              │                                              │
         应对策略                                       应对策略
         跟在丈夫身边；很少                            习惯性地吹嘘自己的成就；
         说话；尽量不聊关于                            经常发布朋友圈；在社
         自己的话题；从来不                            交场合喝很多酒；大声讲
         喝酒                                          话，吵吵闹闹
```

图13.2　林女士和小睿的基本假设

如果别人拜访我家时发现房间很乱，那么他们会认为……

- 我是一个懒惰的人。
- 大多数人都很不爱整洁。
- 我不爱惜自己的东西。
- 我是一个有创造力并且不在意传统理念的人。
- 我是一个做家务一塌糊涂的人。

如果我在学校成绩好，那么……

- 其他同学会取笑我。
- 我的父母会为我感到骄傲。
- 我和家里的其他人不一样，没有人会喜欢我。
- 我会被欺负的。
- 我会承受很大的压力，什么事情都要做好并且要一直保持下去。

- 我很聪明，我的前途一片光明。

轮到你了

撰写不同的基本假设

根据以下"如果"开头的例子，想出三个不同的用"那么"开头的内容来补充并完成句子。在查看我附录中的答案之前，请试着完成以下的练习。

- 如果我是友善待人的，那么……
- 如果我给我十五岁的孩子设立严格的宵禁，那么……
- 如果我在课堂上提问，那么……
- 如果我和我的来访者一起尝试我新学的认知行为疗法技术，那么……（这是我最喜欢的一个！）

许多来访者都有会导致功能失调的行为或情绪的基本假设，但基本假设也可以提升心理韧性。例如，在一个基本假设中：如果我犯了一个错误，那么人们就会理解我，我也不会继续犯同样的错误。这种基本假设常常会促使来访者去尝试新的活动并解决问题。通常，提升心理韧性的基本假设往往不会那么绝对，反而能够鼓励来访者去解决问题、促进自我关怀、提升自我效能感以及增加对世界合理的乐观和信任。

轮到你了

基本假设可以提升心理韧性

让我们来看一些会导致功能失调行为的基本假设，看看你是否可以找出可替代的基本假设，这些假设会使来访者形成更具适应性的应对策略和心理韧性。在附录中查看我的答案之前，请尝试完成下方表格。

功能失调的基本假设	提升心理韧性的替代基本假设
如果我和他人表达了不同的意见，那么他们就会不喜欢我	如果我和他人表达了不同的意见，那么……
如果我的孩子表达的意见与我不同，那么他就是不尊重或不爱我	如果我的孩子表达的意见与我不同，那么……
如果我在尝试学习一些我不能马上理解的新鲜事物，那么我就无法学会，并且再也不接触这项任务	如果我在尝试学习一些我不能马上理解的新鲜事物，那么……
如果我生气了，那么我应该进行反击，让他们知道我不是好欺负的	如果我生气了，那么……
如果我不喝酒，那么我就会显得很不合群，人们会不想和我相处	如果我不喝酒，那么……

练习13.2

议程二：识别功能失调的基本假设

有两种基本方法可以识别来访者的基本假设：你可以仔细倾听并捕捉来访者在描述经验中出现的基本假设，或者你可以直接询问来访者从而识别他们的基本假设。无论哪种情况下，都含有以下三个步骤：

1. 识别来访者的特定行为，这些行为可能存在某些问题，需要识别其背后的基本假设。我通常会关注来访者对于功能失调的应对方式以及应对行为。例如，他们试图避免某种情况，伴随不合时宜的愤怒或使用带有挑衅意味的言辞，缺乏自信，或使用其他无效的应对措施。
2. 为了识别基本假设，尝试寻找来访者期待的行为结果是什么，或者他们认为如果他们不这样做会产生什么后果。这一步可能需要直接询问来访者来完成，当他们做出特定行为时，他们希望会发生什么，或者在他们描述情境时仔细倾听，因为来访者所期待产生的结果为基本假设提供了宝贵的线索。
3. 用"如果……那么……"或者"除非……否则……"的句式总结基本假设。

捕捉来访者的基本假设

让我们首先将这三个步骤应用在下面的案例中，这其中涉及了咨询师仔细倾听并捕捉基本假设的步骤。当来访者描述他们在特定情况下的应对方式时，如果你知道如何倾听，你就能听到他们的基本假设。

苏女士在咨询开始前说她想谈谈三十二岁的儿子小勇。

我很失落，因为小勇依然每天抽两包烟。我只知道他会得癌症的。我非常的担忧且焦虑。前几天我去他家吃晚饭的时候，我在不停地跟他讲吸烟是有害的，而且明确告诉了他会得肺癌的。我一直希望，如果我经常告诉他吸烟对身体有多么不好，他就会戒烟，但这没有任何效果。如果我不告诉他，那么没有人会告诉他，然后他只会继续吸烟，最终患上癌症。他变得非常讨厌，对我大喊大叫，让我闭嘴，管好我自己的事。他对我说话的方式让我感到很寒心。

第一，识别我们想关注的苏女士的行为：她告诉她的儿子吸烟对他有害，他会得癌症。

第二，识别苏女士希望她的行为会带来什么结果，以及她认为如果她不这样做会发生什么。这就是我听到的：第一，她希望当她坚持让小勇戒烟并解释吸烟的后果之后，小勇最终会戒烟；第二，她认为如果她不反复提醒小勇，那么没有人会这么做，那么小勇会继续吸烟并患癌症。

第三，用"如果……那么……"或者"除非……否则……"的句式来总结苏女士行为背后的基本假设。当我使用第三步时，我会用试探性的语气，以确保我的来访者有足够的空间来纠正我。以下是我对苏女士说的话："我听到你期待如果你经常告诉你的儿子吸烟有害健康，那么他就会戒烟，我说得对吗？"我也可以说："你是否认为，除非你一直告诉你的儿子吸烟对他有害，否则他会继续吸烟，而且你需要对他负责，是这样吗？"如果我的来访者说是的，那说明我说的是对的，我可能会让来访者多谈谈他的这个信念，或者建议我们一起来检验他的想法。

轮到你了

捕捉来访者的基本假设

一周后，苏女士再次前来咨询，并想继续谈论她的儿子。看看你是否能用这三

第四部分 处理基本信念

个步骤捕捉她的基本假设。你可以在附录中找到我的答案。

苏女士在咨询中说道：

我对小勇很失望。他不仅抽烟，而且一点都不注重自己的健康。他喝了太多酒，只吃外卖，而且前几天晚上吃了两份甜品，还从不锻炼。我相信他几年后身体就会出问题。他会像我一样患上高血压。这太可怕了！我很失落。前几天我去他家的时候，我试着让他去锻炼，我甚至提出要给他办一张健身房的会员卡。他厉声呵斥我，让我不要再管他了。我希望他的妻子能让他去锻炼，但我是唯一一个会说这些话的人。如果我不告诉他，他一旦得了高血压，我会感到非常内疚。我无法做到心安理得，因为这会是我的错。

第一，识别你想要聚焦苏女士的其中一种行为。
第二，识别苏女士认为她的行为会造成什么样的结果，以及她认为如果她不这样做的结果是什么。
第三，把你刚刚识别的信息整理出来，用"如果……那么……"或者"除非……否则……"的句式呈现出来。

练习13.3

如何帮助来访者识别基本假设

我们默认，人与人之间，指引我们如何生活的基本假设是相同的，并且我们倾向于认为这是一种正常的应对方式。我们会在没有意识到我们的基本假设的情况下，自动根据基本假设采取行动。但是，如果我们直接询问来访者，许多来访者是可以识别出他们的基本假设的。所以，我会使用以下问题来帮助我的来访者识别他们设想中的行为结果（并非所有问题都适用于每个来访者）。

- 你的来访者希望他们被识别的行为会带来什么后果？
- 如果你的来访者不做出被识别的行为，那么来访者认为会发生什么？
- 如果你的来访者做出与被识别的行为相反的行为，那么来访者认为会发生什么？

让我们来看看我的来访者苏女士的案例。她告诉我，在她告诉小勇吸烟有害健康后，小勇对她大吼大叫，让她不要对他指指点点。小勇厌倦了苏女士试图控制他的行为。她很受打击，整个晚上都没有和他说话，只是和儿媳妇说话。

我从过往的咨询中得知，苏女士的这种行为可能导致她刻意避开儿子几周，而且他们的关系会恶化。因此，我想了解她不再和儿子说话，只和儿媳妇说话的行为背后的基本假设是什么。我首先会说："我认为如果理解了你不和你儿子说话背后的想法可能会对咨询很有帮助。你是否愿意跟我说说这些想法呢？"

其次，我问苏女士，她希望不和儿子说话会带来什么结果。她回答说："他会学会尊重我，他不能对我大吼大叫。"她还希望儿子会因为伤害了她的感情而感到内疚。我问苏女士，如果她继续和小勇说话，有可能会发生什么。她回答说："小勇会认为对我大吼大叫是可以的，而且会继续这样做。"

再次，我想用苏女士告诉我的话，用"如果……那么……"的句式来呈现，以便苏女士可以检验她的基本假设。我说："你希望'如果我不再和我的儿子说话，那么他就不会对我大吼大叫，并学会尊重我'，对吗？"如果苏女士的回答是肯定的，最后一步就是让她写下她的基本假设。同时，书面记录可以让我们在检验信念的准确性时变得更加容易。

议程三：检验来访者基本假设的准确性——认知策略

一旦来访者识别了他们的基本假设，那么下一步就是通过查看证据来检验他们信念的准确性。信念可以使用认知策略或行为实验这两种方式来检验。寻找基本假设的证据可以分为四个步骤。这个过程与认知策略和行为实验非常相似。

1. 清晰地呈现并以"如果……那么……"的句式或预测的形式写下需要检验的基本假设。
2. 调整该步骤，以便适应你的来访者：
   a. 如果我们使用的是认知策略：那么请来访者描述其行为的实际后果。这包括情境中的任何变化以及情境中其他人的反应。我们还需要考虑短期和长期后果。
   b. 如果我们使用的是行为实验：设计一个可以直接检验基本假设准确性的实验。

第四部分 处理基本信念

3. 检验来访者的预测是否准确以及实际发生了什么。
4. 如果适用，形成一个新的、更具适应性的基本假设作为下一步检验的内容。

视频13.1 识别基本假设

如果咨询师很清楚来访者行为的结果无法支持他们的基本假设，那么就证明认知策略是有用的。在这种情况下，我们可以鼓励来访者检验他们行为的实际结果以及他们的预测是否准确。在大多数情况下，为了让来访者做出持久的改变，他们还需要进行行为实验，但检验基本假设的证据可能是其中重要的第一步。

让我们来看看苏女士的案例。我们可能都会认同，如果她的儿子每天不抽两包烟，那么身体确实会更好，而且吸烟确实会增加他患癌症的风险。然而，大多数成年人都知道吸烟对他们有害。但是吸烟很容易上瘾，而且戒烟非常困难。苏女士一再告诉儿子不要吸烟对他戒烟的行为没有起任何作用，只会伤害他们的母子关系。

寻找证据

让我们使用四步模型来帮助苏女士寻找她的基本假设的证据。

第一，我们识别了她的基本假设：如果我经常告诉我的儿子吸烟有害健康，那么他最终会戒烟。

第二，我请苏女士描述她的儿子和儿媳对她这个观点的反应。苏女士回应说儿子生气了，叫她不要再说了，儿媳妇转移了视线，但同样也是一脸苦恼。

第三，我与苏女士探讨了她的行为是否对儿子吸烟产生任何影响。据苏女士透露，小勇已经抽了十二年烟，并且她已经唠叨了小勇十二年了。她承认她的行为对小勇的吸烟没有起作用。然后我询问了她的行为所造成的短期和长期后果。苏女士看起来很伤心，回应说他们短期内会吵架，而且每次见面都越来越不愉快；从长远来看，她认为这损害了她与儿子和儿媳妇的关系。

第四，苏女士和我探讨了她是否有可能阻止她的儿子吸烟，我们得出的结论是，尽管苏女士愿意，但这是不可能发生的。我们还探讨了导致一个人戒烟的因素，以及要不要戒烟是个人的决定，而不是我们可以强迫他人完成的事情。我们形成了两个新的基本假设。第一个假设是，我无法阻止我的儿子吸烟。第二个假设是，如果我让儿子自行决定是否吸烟并不再唠叨他，那么从长远来看，我们的关系会变得更好。

我并不是说，如果你关心的人正在从事对自身有害的行为，你就应该接受这种有害的行为；相反，我建议你帮助你的来访者检验他们正在尝试的干预措施是否产生了积极的影响。

议程四：检验来访者基本假设的准确性——行为实验

什么是行为实验？

行为实验是有计划安排的活动，其目标是直接检验来访者信念的准确性。行为实验是为了获取信息，以确认来访者对自己、他人或世界的适应性信念，或挑战来访者现有的适应不良的信念，并有助于构建新的、更具适应性的信念。行为实验的强大之处在于它提供了直接的体验式学习。体验式学习是引发持久性变化的强有力的工具（Bennett-Levy et al., 2004）。

有效的行为实验

前文中我们介绍了寻找基本假设证据的四个步骤。第二步是设计行为实验。让我们看看这四个步骤是如何在吴先生的案例中呈现的。

他的公司最近开始使用新的办公软件。由于吴先生错过了参加新软件使用的培训会议的时间，所以在他使用新的办公软件的时候感到很吃力。当他每次尝试使用新的办公软件办公时，他会变得很焦虑，会花费几个小时的时间试图自己一个人弄清楚，导致他在其他工作中进度落后，同时越来越担心自己没有严格地按照公司流程使用新办公软件。他越是跟不上，他的核心信念就越会被不断强化。他陷入了一个恶性循环。他想寻求帮助，但他却认为如果他这样做，会被视为无能，最重要的是，他认为他的同事会嘲笑他并拒绝提供帮助。

识别要检验的基本假设

吴先生和他的咨询师决定检验他的基本假设：如果我向他人寻求帮助，那么我将被视为无能，没有人会帮助我。他的咨询师告诉他，这是他的旧信念。吴先生在他的咨询笔记本上写下了这个信念。

设计一个直接检验基本假设的实验

一般有两种类型的实验：观察和直接行动。在设计实验时，和其他认知行为疗法干预措施一样，重点是需要满足以下几个标准：

- 实验是来访者和咨询师共同合作设计的。
- 实验是具体并且有针对性的。
- 来访者了解实验的重要性。
- 来访者认为实验是可行的。

基本假设是适用于多种情境的一般信念。但是，要检验基本假设，咨询师就需要设计一个行为实验，其中需要包含特定情境，以及来访者需要预测实验结果。举个例子，来访者可能存在"如果我接近其他人，那么他们就会拒绝我"的基本假设。那么，在设计实验时，来访者可以尝试接触一个同学并询问他们的周末过得怎么样。在做实验之前，来访者会确定他们的预测：如果我走近一位同学并询问她的周末过得如何，那么她就会无视我。

观察实验。观察实验首先需要识别信念，然后在现实生活中系统地观察这个信念在特定情境下是否准确。我举几个例子。

我的一个来访者比她理想的目标体重大约重了二十五斤，因此她觉得自己很胖。她坚信，只有娇瘦的女人才会有男朋友。她多次尝试减肥，却总是失败，她很恨自己。我们识别了她的旧信念，即如果我保持现在的体重，那么我永远不会有男朋友。我们决定尝试让她在三个不同的晚上七点左右去当地的购物中心进行观察实验。在实验中，她会花半个小时的时间观察商场里的情侣，并留意有多少她认为肥胖的女人和看起来是伴侣的男人一起在商场里逛。她的预测是，她不会看到一个肥胖的女人和伴侣在一起。事实证明，她的预测是完全错误的。

另一位来访者正在努力戒酒。虽然他认为自己有时会酗酒，但他也认为身边的每个朋友都和他喝一样多的酒。我不确定他是否是正确的。在咨询中，我们了解到他上次出门时喝了十瓶啤酒。于是我们决定，他将在下周的一个晚上和他的朋友出去玩，但他不喝酒，只观察他的朋友喝了多少。通过这种方式，他可以检验他的预测，即他所有的朋友每晚也喝十瓶啤酒。他发现有些朋友确实喝了那么多，但其他人只喝了三四杯啤酒。在观察实验之后，可以继续收集信息以检验基本假设的准确性。例如，我的来访者认为她很胖，她决定通过询问她的六个男性朋友是否只和苗条的人约会来检验她的预测，即男人只想和苗条的女人约会。我的来访者正在为他喝了多少酒而苦苦挣扎，他在网上搜索了有关他这个年龄饮酒的正常范围值以及超过多少是需要控制饮酒的信息。于是，我们提前计划了他会在哪些网站搜索资料，并澄清了他的预测。我的女性来访者发现她的男性朋友表示他们会和各种体型的女性约会。

让我们回到吴先生的案例中。吴先生的基本假设是，如果我向他人寻求帮助，那么我将被视为无能，没有人会帮助我。所以，我们决定通过观察实验来测试这种信念。吴先生决定观察同事在工作中的互动情况，并注意每当有人因为新的办公软件而寻求帮助时的结果。吴先生预测，（1）没有人会帮助我使用新的办公软件，（2）如果有人确实在寻求帮助，他们会被嘲笑，并且不会得到帮助。我们完成了"检验我的信念"表格的前两列，你可以扫描前言的"在线资料"二维码，在手册中下载。

检验我的信念			
旧信念和对实验结果的预测	实验	结果	新信念
旧信念： 如果我向他人寻求帮助，那么我将被视为无能，没有人会帮助我 具体预测： （1）没有人会帮助我使用新的办公软件，（2）如果有人确实需要帮助，他们会被嘲笑而不是得到帮助	在这一周里，我将观察同事们，看看他们是否在使用新办公软件方面向他人寻求帮助，以及同事们得到的回应		

检验来访者对实验的预测是否准确，并形成新的基本假设。 第一步是与来访者一起检验实验的结果，并看看预测是否准确，或者是否完全准确。如果预测是准确的，那么接下来的咨询中，来访者可能更适合尝试问题解决这种方法。然而，在大多数精心设计的实验中，旧的信念会受到挑战。因此，你需要形成一个新的、更具适应性、能充分反映实验结果的基本假设，并尝试用"如果……那么……"的句式来呈现。我经常发现"如果"后面的内容可以继续引用，但"那么"的内容是不同的。

我发现以下问题会有助于我们探索实验对旧信念和新信念的影响。你可以扫描前言的"在线资料"二维码，在手册中查看"探索实验结果的提问方式"。

第四部分　处理基本信念

- 这个实验的结果对你的旧信念有什么启发？
- 基于这个实验，你觉得你的旧信念是否总是正确的呢？
- 这个实验的结果会改变你对旧信念的看法吗，哪怕是一点点呢？
- 根据实验结果，你认为新的信念可能是什么？

让我们来看看吴先生的咨询师是如何帮助他检验实验的结果并发展出新的信念的。

在下一节咨询中，吴先生自述他观察到三名同事在工作场合中寻求帮助。在"结果"一栏，他写下了"进展顺利"。这样的描述里有用的信息很少。所以，为了让来访者真正地从情感上认可结果，来访者就需要描述实际发生的事情，因此他的咨询师询问了更具体的细节。吴先生告诉他的咨询师，有三位同事就这款新的办公软件的各种问题请求帮助。其中一位同事询问了应该如何上传报告，另一位同事在技术层面遇到问题，还有一位同事不确定如何提交审批。三人都直截了当地提问，并且他们得到了礼貌、恭敬的答复。在咨询中，吴先生和他的咨询师在他的"检验我的信念"表格上写下了结果。许多咨询师很想跳过书写的步骤，我的个人经验是，写下来有助于让结果变得更加真实，并且能帮助来访者反思他们的旧信念。看看吴先生是如何完成"检验我的信念"表格的。

检验我的信念

旧信念和预测	实验	结果	新信念
旧信念： 如果我向他人寻求帮助，那么我将被视为无能，没有人会帮助我 具体预测： （1）没有人会帮助我使用新的办公软件，（2）如果有人确实需要帮助，他们会被嘲笑而不是得到帮助	在这一周里，我将观察同事们，看看他们是否在使用新办公软件方面向他人寻求帮助，以及同事们得到的回应	• 有同事询问如何上传报告 • 有同事在技术层面遇到问题 • 有同事不确定如何提交请假报告 三人都直截了当地提问，并且得到了礼貌、恭敬的回应	

当我们留意到实际发生的事情之后，我们需要去识别来访者的预测是否准确。我通常让我的来访者先总结他学到的东西，并将其写在"检验我的信念"表格上。让我们看看吴先生的咨询师如何帮助他总结实验结果的。

咨询师： 让我们看看你的实验结果。（表格摆放在咨访双方都可以看到的位置，吴先生的咨询师会大声朗读结果）你会怎么总结发生的事情？

吴先生： 我想我会说他们得到了他们想要的帮助，似乎没有人在乎。天呐，我可不是这么想的。

咨询师： 所以这是一个与你的预期截然不同的结果。我们该如何用几句话总结你所看到的呢？

让吴先生总结并用自己的话说出来，有助于他复习和巩固所学的知识。

吴先生： 我想我会说寻求帮助没什么大不了的。

咨询师： 我喜欢你的表述——"寻求帮助没什么大不了的"。还有其他方法可以总结你观察到的，还是这个表述足以概括全部？（吴先生指出，"寻求帮助没什么大不了的"足以概括全部）我认为记住实验的结果很重要。你愿意把它写在你的表格上吗？（吴先生在书写，他的咨询师停下等待）

我经常告诉我的来访者，他们学到的内容很重要。这会引起来访者对刚刚学到的知识的关注，并有助于他们整合想法。

咨询师： 让我们退一步看看。这个实验的目的是检验你的信念"如果我向他人寻求帮助，那么我会被视为无能，没有人会帮助我"。当我们看到这个实验的结果时，它会改变你对旧信念的看法吗，哪怕是一点点呢？

吴先生： 我以为会发生的事情没有发生。有趣的是，部门负责人总是发信息，告诉我们在使用新的办公软件时要互相帮助，以确保我们都能够快速上手操作。

通常，当来访者开始认为他们的旧信念可能不是百分之百正确时，这意味着他们开始注意到了其他会挑战旧信念的信息。吴先生的咨询师要求他在表格的"结果"部分写下部门负责人鼓励他们寻求帮助。来访者经常忘记挑战他们信念的信息，所以留意到所有的信息对于来访者来说是很重要的。

咨询师： 你如何看待当你以为会发生的事情没有发生，而事实上部门负责人似乎希望你寻求帮助的呢？

吴先生： 这让我怀疑我的旧信念是否准确。

咨询师： 我想知道，如果我们回顾这个实验的结果，有没有一种新的信念能反映这个结果？

吴先生：（试探性地）嗯，一个人寻求帮助没什么大不了的，寻求帮助可能比我想象的要安全。

咨询师： 寻求帮助没什么大不了的，寻求帮助可能比我想象的要安全。这些似乎是非常不同的信念。（吴先生点头）如果我们把它们写在新的信念这一栏中，你会有什么感觉？

咨询师想通过回顾来巩固吴先生新的信念。她要求吴先生大声朗读"寻求帮助没什么大不了的，寻求帮助可能比我想象的要安全"。

咨询师： 读到这儿，你有什么感觉？

吴先生： 真的很奇怪。

吴先生的咨询师想尝试将新的信念放在一个"如果……那么……"句式中，或者至少是一个预测。

咨询师： 我很好奇，你的旧信念是否能预测如果你寻求帮助会发生什么。我想知道，如果将你的新信念转变成一个预测是否会有帮助。基于这个实验的结果，如果我向他人寻求帮助，你会如何完成后面的句子？

吴先生：（尝试性地）如果我向他人寻求帮助，那么我就会得到帮助，这没什么大不了的。

咨询师： 如果我向他人寻求帮助，那么我会得到帮助，这没什么大不了的。你觉得怎么样？作为一种新信念，这对你来说是正确的吗？

吴先生： 嗯，这就是结果所暗示的。我不确定我是否真的相信它。

期望来访者在一次实验后改变他们的信念是不现实的。在这一点上，他的咨询师解释说，对新的信念犹豫不决的态度是正常的。咨询师建议进行更多的实验来检验新信念是否准确是很重要的。以下是吴先生和他的咨询师"检验我的信念"表格的完整版。

检验我的信念			
旧信念和预测	实验	结果	新信念
旧信念： 如果我向他人寻求帮助，那么我将被视为无能，没有人会帮助我 具体预测： （1）没有人会帮助我使用新的办公软件，（2）如果有人确实需要帮助，他们会被嘲笑而不是得到帮助	在这一周里，我将观察同事们，看看他们是否在使用新办公软件方面向他人寻求帮助，以及同事们得到的回应	• 有同事询问如何上传报告 • 有同事在技术层面遇到问题 • 有同事不确定如何提交请假报告 三人都直截了当地提问，得到了礼貌、恭敬的回应 部门负责人鼓励寻求帮助	寻求帮助没什么大不了的 寻求帮助可能比我想象的更安全 如果我向他人寻求帮助，那么我会得到帮助，这没什么大不了的

直接行动的行为实验。直接行动的行为实验是来访者采取的直接检验他们预测结果的行为。例如，如果来访者预测，他们尝试学习使用一个新软件是一件困难的事情，那么直接行动的行为实验就是尝试学习使用该软件。直接行动的行为实验需要来访者和咨询师共同设计，且是具体可行、有针对性的。而且实验一般遵循循序渐进的原则，初期只让来访者做那些引起较低焦虑值的实验，我通常会选择焦虑值在30到40范围内的实验。在我让来访者进行行为实验之前，我经常从观察实验开始，这样不容易引起来访者的过度焦虑，并且能够提供一些成功的经验。如果咨询师已经完成了观察实验，那么直接行动的行为实验可以检验哪种信念更准确，是旧信念还是来访者从观察实验中发展的新信念。

在吴先生观察到他的同事向他人寻求帮助后，他和他的咨询师决定尝试一个直接行动的行为实验来检验哪个信念更准确。究竟是他的旧信念"如果我向他人寻求帮助，那么我将被视为无能，没有人会帮助我"准确，还是他的新信念"如果我向他人寻求帮助，那么我会得到帮助，这没什么大不了的"更准确。

吴先生在关于提交报告的流程上需要一些帮助。他找到了一个同事，石先生，他认为石先生很平易近人，是一个寻求帮助的最佳人选。他给自己定下了一个具体的日期和时间去找石先生帮忙。基于他的旧信念，预测的实验结果是"如果我向石先生寻求帮助，那么他会告诉我这是一个简单的问题，并且要么他不会帮忙，要

第四部分　处理基本信念

么我不理解他教我的内容"。基于他的新信念，预测的实验结果是"如果我向石先生寻求帮助，那么他会帮助我，这没什么大不了的"。他的咨询师认为他们有一个很好的实验来检验哪种信念更准确。

一旦我们设计了实验，我通常会要求来访者演示他们会如何开展行为实验。我想确保实验是可行的，但我也想确保来访者的行为模式不会强化他们不适应的基本假设。这是吴先生最初向石先生寻求帮助的角色扮演过程。

咨询师： 我认为尝试进行角色扮演，练习如何向石先生寻求帮助会对你有所帮助。（吴先生同意，他们开始了）

吴先生： （轻声而犹豫地说话）我知道问这个问题会显得我很愚蠢，如果你没有时间不回答也没关系的，但我想问，我要如何上传我的报告？我很抱歉占用了你的时间，如果我们要另外找时间聊也没关系。

你认为以吴先生这样的方式发问，在石先生的眼里会把他看作是一个有能力的人吗？这么说话石先生会想要帮助他吗？请记住，我们的行为方式往往会强化我们的基本假设和核心信念。我的看法是，吴先生向石先生寻求帮助的方式会鼓励石先生认为他无能，并且不太可能会优先帮助吴先生。因此，吴先生的行为会强化他旧的基本假设。

接下来，咨询师与吴先生进行工作，和他一起进行角色扮演，以直截了当的方式向石先生寻求帮助。吴先生决定这样表达："石先生，我希望你能帮助我，因为我不知道怎么上传报告。我能否向你展示一下我是怎么操作的，然后你帮我看看，我哪里没做好，可以吗？"你认为石先生对这种更直接的提问方式会有不同的反应吗？

下一个步骤是让你的来访者进行实验，并将结果记录在"检验我的信念"表格。在大多数情况下，实验是来访者接下来一周的作业。你可以在下一次咨询中回顾实验结果。

回顾实验结果

如果来访者在下一次咨询中说他们没有完成实验，咨询师需要找出没有完成的原因。实验是否足够具体？是否足够切实可行？来访者是否看到了实验的重要性？是什么阻碍了来访者进行行为实验？

探索实验结果。这是一个向来访者了解实验过程具体信息的机会。这个过程和观察实验中的步骤是一致的。我们需要留意实际发生了什么，并检验原始信念是否准确，然后形成一个新的信念。如果来访者已经形成了一个新的信念，那我们就需要检验哪种信念更准确。

在练习13.4中，你能了解到吴先生行为实验的结果。试着引导吴先生反思结果对他旧信念的准确性的影响。

📄 练习13.4

💻 视频13.2 回顾行为实验的结果

议程五：强化新的基本假设

尽管新的信念已经形成，但如果一个情境让来访者感到很紧张，或者与形成旧的信念的情况非常相似，那么旧的信念可能会卷土重来，所以新的信念需要得到强化。那么我们应该如何强化新的信念呢？答案是练习和复习。在咨询中，我让我的来访者记录支持他们新的基本假设的经历。我们一直在做实验——实验次数越多，越多样化，实验结果就越好。我还会利用一切机会去识别可以证实新的基本假设的经历。你可以在视频13.2中看到吴先生实验记录的示例。

我是如何使用正念的。行为实验的结果可能会挑战来访者长期存在且根深蒂固的信念。如果你的来访者关注并一直在处理新的信息，那么实验是最有效的。这意味着他们需要在进行行为实验时关注当下。我们会在咨询中讨论他们可能会"走神"，以及关注当下并留意实验结果的重要性。

作业：认知行为疗法练习

在继续下一章，也是最后一章之前，请花点时间来完成作业。

将所学应用于临床案例

完成以下的练习。

📄 练习13.1 　　练习13.2 　　练习13.3 　　练习13.4

将所学应用于生活

你可能很难在一开始就识别出自己的基本假设。

作业 1

在接下来的一周里,请注意一种情况:你要么(1)回避某人或一种情境,(2)生气并对某人大喊大叫,要么(3)表现得很不自信。尝试通过完成以下与你相关的句子来找出行为背后的基本假设。

对于你回避的情况:

1. 如果我回避［那个人或情境］,那么……会发生。
2. 如果我不回避［那个人或情境］,那么……会发生。

对于你生气并大喊大叫或以冷漠、愤怒的方式应对的情境:

1. 如果我表现得对［那个人］很生气,那么……会发生。
2. 如果我表现得对［那个人］很友好,那么……会发生。

对于你表现得不自信的情况:

1. 如果我和［那个人］相处时很不自信,那么……会发生。
2. 如果我和［那个人］相处时很自信,那么……会发生。

接下来,选择与你最有共鸣的情况,并问自己预期的结果是否发生,或者是否印证了"如果……那么……"句式中的内容。

将所学应用于咨询实践

让我们看看你是否能够识别来访者的基本假设。

作业 2

识别来访者的行为，他们表现出回避，表现得很生气，或者表现得很不自信。试着使用"将所学应用于生活"作业中的问题。一旦你识别了"如果……那么……"的表述，询问你的来访者实际发生了什么，以及判断他们"如果……那么……"的表述是否准确。写下你所学到的东西。

回顾

回答每个议程下的问题。

议程一： 了解基本假设
- 解释基本假设和核心信念之间的关系。

议程二： 识别功能失调的基本假设
- 如何识别来访者的基本假设？

议程三： 检验来访者基本假设的准确性——认知策略
- 为什么检验来访者行为的实际后果很重要？

议程四： 检验来访者基本假设的准确性——行为实验
- 行为实验有哪两种类型？

议程五： 强化新的基本假设
- 来访者可以如何强化新的基本假设？

对你来说，什么是重要的？

你想记住什么观点或概念？

你想把什么观点或技能应用到你自己的生活中？

在未来的一周，你想在咨询工作中尝试什么（选择一个具体的来访者）。

第五部分

认知行为疗法的实际运用

第十四章

咨询指南以及方女士和吴先生的治疗

在上一章中,我们讨论了基本假设的相关内容。你是否留意到自己或来访者存在"如果……那么……"的假设呢?你是否尝试询问来访者的基本假设和行为实验呢?你可以尝试我为你提供的这个行为实验:选择一个你一直在考虑尝试但不确定它是否有效的认知行为疗法干预策略,识别你的预测,并在下一周进行尝试,看看你的预测是否准确。

设置议程

我的许多读者都会有这样的疑问:在咨询时,我们应该如何选择使用哪种干预策略?在本章中,我将为你提供一些在进行焦虑和抑郁咨询时的基本指南,相信这些指南会对你有所帮助。让我们看看如何针对不同的来访者调整咨询方案,以方女士和吴先生为例。

议程一: 咨询方案与指南
议程二: 方女士的咨询
议程三: 吴先生的咨询

议程实施

议程一：咨询方案与指南

个案概念化涉及了解导致来访者问题的内在机制。本节，我将介绍我们应该如何对抑郁和焦虑情绪进行个案概念化，并根据个案概念化，我们将与来访者工作的一般指南联系起来。当然，在实际咨询中，这些咨询方案将根据每位来访者的需求进行相对应的调整。

抑郁症咨询指南

当咨询师完成评估并识别出来访者有抑郁的症状时，我们可以使用四因素模型（图14.1）来进一步了解他们的抑郁情况以及每个因素是如何维持他们的抑郁情绪的。我经常向来访者展示下方的图表，这是对抑郁症状的一种常见解释。在咨询中，我们会共同完成一张空白的图表，以了解他们的具体情况。然后，我们将讨论需要被重点关注的因素。你可以扫描前言的"在线资料"二维码，在手册中找到相关的图表和空白表单。

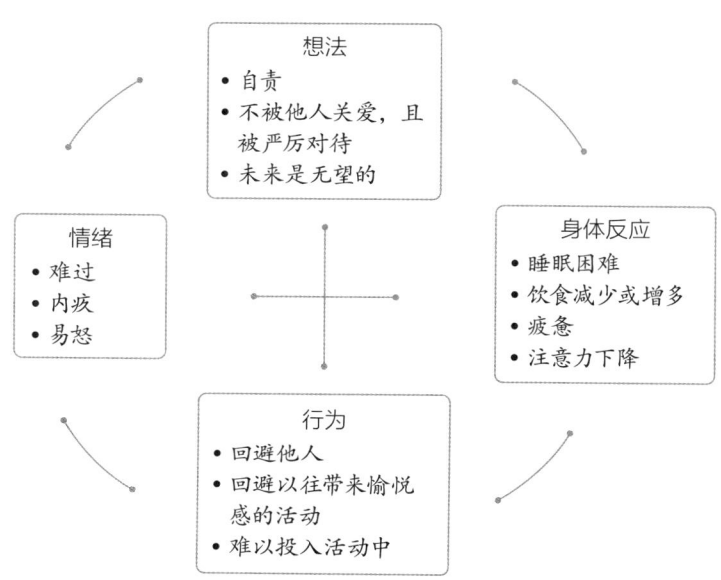

图14.1　抑郁症常见症状：四因素模型概念化

📹 视频14.1 识别抑郁症的常见症状

当我识别了来访者的抑郁症是如何体现在四因素模型里之后，我想进一步了解抑郁的内在机制。在抑郁症中，内在机制通常与多种因素相关，这包括改善情绪的活动减少，尤其是社交活动，加上不活动和逃避的行为模式被强化。由于活动减少在维持抑郁症方面起重要作用，我们经常会从针对维持抑郁症的行为开始，这意味着从行为激活入手。

首先在来访者的生活中增加可以促进掌控感和愉悦感的活动。我们需要确保所有活动都可以被分解为可实现的阶段性任务，并解决现实层面的问题。（第十章涵盖了行为激活，第九章涵盖了问题解决）。当来访者的抑郁症越严重，我们就越需要先从行为激活入手。当来访者抑郁情绪严重时，仅专注于他们的想法是没有帮助的。极度沮丧的来访者没有足够的能量去识别他们的想法并探索他们信念的准确性。

当来访者的情绪好转时，我们可以继而关注他们的生理症状或想法。抑郁症所带来的主要身体症状通常是疲劳。大多数抑郁症患者都伴有睡眠困难的情况，因此，来访者可以从了解睡眠健康指南中受益。你可以扫描前言的"在线资料"二维码，在手册中找到"睡眠健康指南"的相关资料。你可以与来访者一起查看指南。同样重要的是，咨询师应强调，除非是来访者处于极度疲劳的状态，否则疲倦不应该成为回避参与活动的理由。通过鼓励来访者进行非常温和的运动也可以提升来访者的状态和积极的情绪。

当来访者的情绪有所改善时，我们就可以开始针对来访者的负性想法进行工作。咨询师需要评估来访者是否有与消极的自我评价以及绝望相关的想法。我还会询问来访者是否存在消极的侵入性意象或沉思的倾向。对于患有轻度至中度抑郁症的来访者，我们可以从检验其负面自我评价的证据中受益。对于抑郁症，引导来访者识别他们的认知扭曲并注意消极想法而不对它们做出反应也非常有帮助。

如果来访者患有各种症状——例如抑郁和社交焦虑——我会在早期进行行为激活以改善他们的情绪。同时，如果抑郁症不严重，我们也可以通过检验他们的想法或暴露疗法来解决他们的社交焦虑。

抑郁症咨询概述：

1. 通过增加能促进掌控感和愉悦感的活动来打破维持抑郁症的行为。
2. 探讨睡眠健康，鼓励来访者进行低强度的活动，以提升来访者的精神状态。

3. 识别促进消极情绪的想法，特别是消极的自我评价以及与绝望相关的想法。寻找支持这些想法的证据，识别认知扭曲，并练习自我觉察但不对想法做出反应的态度。

焦虑症咨询指南

与咨询抑郁症一样，在识别来访者的焦虑症状后，咨询师可以使用四因素模型来进一步了解他们的焦虑。图14.2展示了焦虑症常见症状在四因素模型中的应用。在评估阶段，咨询师需要了解四个因素中的每一个因素是如何维持来访者的焦虑症状的。焦虑通常有三种内在机制：

- 来访者专注于焦虑引起的躯体症状。
- 来访者的自动思维源于灾难性的想法，尤其容易高估危险程度并低估自己的应对能力。
- 来访者正在回避引起焦虑的情境。

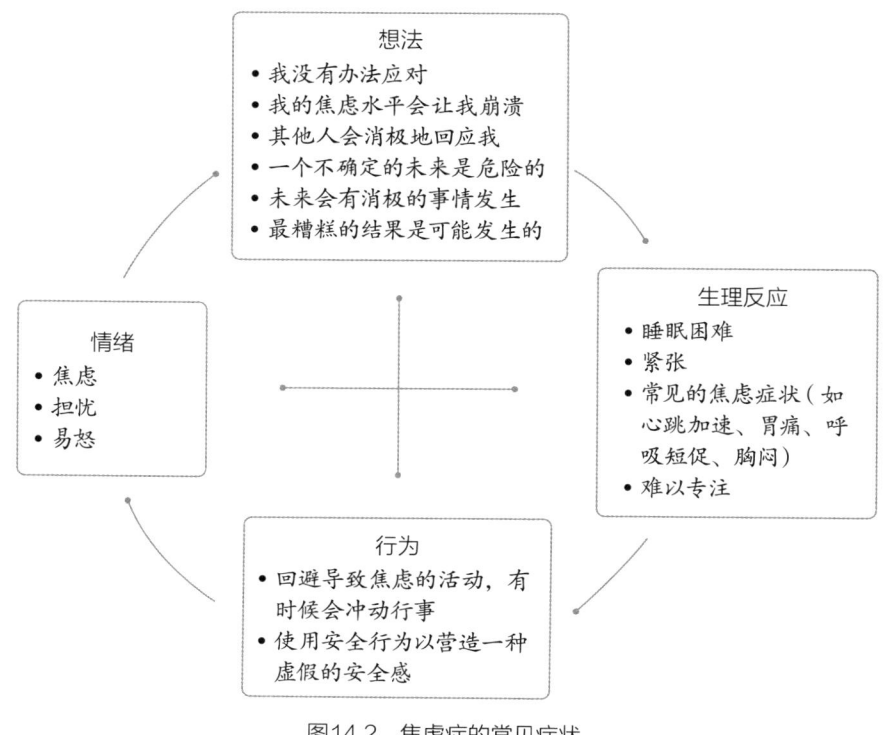

图14.2 焦虑症的常见症状

咨询通常可以从解决焦虑的生理症状入手，因为它们会干扰来访者的功能和参与咨询的能力。患有焦虑症的来访者可能会出现心悸、胸闷、呼吸困难、出汗过多和头晕目眩的症状。这些可怕的症状也许会很强烈，以至于来访者误认为自己是心脏病发作。来访者通常会出现呼吸失调，导致恐慌和焦虑的情绪，并且身体会长期处于紧绷的状态。在咨询早期，向来访者传授简单的放松技巧会让来访者受益。如果来访者经历着长期焦虑或身体紧绷的情况，我会同时教他们呼吸技巧以及渐进式肌肉放松的方法。你可以扫描前言的"在线资料"二维码，在手册中下载"如何指导来访者放松"的相关资料。此外，和抑郁症来访者一样，患有焦虑症的来访者也存在入睡困难的问题，因此，他们也能从了解"睡眠健康指南"中受益。

咨询的第二步是解决来访者维持焦虑的想法。咨询师需要询问来访者，他们具体在担心些什么。在这个过程中，寻找与灾难化的未来以及无法应对或掌控情境有关的想法。我们还可以评估来访者是否对焦虑本身感到恐惧，或者他们是否将焦虑的身体症状作为回避特定情境的标志。例如，如果他们感受到心脏开始剧烈跳动，是否会担心自己心脏病发作？与焦虑的来访者工作时，我还会寻找与来访者无法忍受任何不确定性有关的想法（Robichaud, Koerner, &Dugas, 2019）。

其次，我们需要识别灾难性想法实际发生的概率。如果确实发生了，那么来访者将如何应对（这在第八章中提到过）。虽然有时在认知层面工作就足以让来访者产生改变，但对于许多来访者来说，我们需要使用行为干预来实现真正意义上持久的改变。

焦虑是一种回避障碍。重要的是要了解来访者正在回避哪些特定情境以及他们正在使用哪些安全行为。一旦咨询师识别了来访者正在回避的情境，我们就可以组合使用问题解决、行为实验和暴露疗法来引导来访者直面他们的恐惧（暴露疗法在第十一章中提及，行为实验在第十三章中提及）。

焦虑症咨询概述：

1. 传授一种可以放松的方法，帮助来访者管理焦虑的生理症状。睡眠健康可能也很重要。
2. 识别引起焦虑的想法，特别是灾难性的预测和来访者无法应对的信念。寻找支持这些想法的证据。
3. 帮助来访者停止回避他们的恐惧，并组合使用问题解决、行为实验和暴露疗法来面对他们的恐惧。

日常咨询的简易指南

在理想情况下，咨询师会对一例个案形成个案概念化，并花时间思考我们应如何最好地对来访者进行干预。但随着咨询的开展，咨询师往往需要迅速地做出决定。这里有一些非常简单的咨询原则，适用于大多数的咨询情境。

1. 如果你不确定下一步该做什么，运用总结性陈述让来访者感到被理解，并运用开放式提问来帮助你和来访者了解四因素是如何维持他们当下的困扰的。这将提高你的来访者自我反思的能力，并有助于建立良好的咨访关系，也可以为你争取时间。
2. 如果来访者遇到真正的问题，请向来访者解释什么是问题解决，并尝试共同寻找一个解决方案，一个至少能让情况有些许好转的办法。如果在这个过程中你运用总结性陈述，缓慢推进咨询进展，即使你没有找到更好的解决方案，来访者也一样会感到被倾听和被关注，这很重要。
3. 如果来访者感到抑郁，尝试和来访者共同制定提升掌握感和愉悦感的活动计划。如果他们无法像过去一样开展活动，请使用问题解决或安排活动来帮助他们回归正常生活。
4. 如果来访者感到焦虑，请帮助他们识别他们的恐惧以及他们正在回避的事情。然后，帮助他们通过任何你认为有效的方法去直面恐惧，但这个过程应当是循序渐进且有计划的。

议程二：方女士的咨询

虽然方女士和吴先生是根据多个来访者的经历所虚构的，但他们案例的撰写也是基于我多年的临床经验。前面的章节篇幅较短，无法涵盖我们在方女士和吴先生的咨询中所做的一切，所以我将在最后一章中补充其他的干预策略。

方女士患有抑郁症和社交焦虑症。我想通过展示她的咨询过程，从而总结出本章概述的咨询指南以及临床决策背后的原因。方女士实际的咨询过程与本书中所呈现的顺序大致相同。

在完成评估和制定目标之后，我们会从思维记录表入手，并使用问题解决以及发展适应性想法的干预策略，接着我们会在行为激活层面上工作。最后，我引入了暴露疗法来帮助她缓解社交焦虑。

第一次和第二次咨询

在前两次咨询中，我主要了解了方女士的主诉、收集背景信息并确定了她的咨询目标。和方女士建立关系是相对容易的，从第一次咨询开始，我们就建立了良好的咨访关系。

一开始，我就注意到了方女士的优势，并开始思考哪些干预策略可能对方女士来说是有意义的。我也开始对她的核心信念提出假设。

第三次咨询

如果我的来访者患有抑郁症，我通常会从行为激活开始工作。然而，在第三次咨询开始时，方女士的主要议程是她刚刚被邀请参加聚餐。我需要决定是要聚焦讨论聚餐还是去引入行为激活。虽然方女士情绪低落，但她的低落情绪处于中等强度。我担心如果我们不从聚餐的话题开始讨论，她可能会认为咨询无法解决她的问题，这会对我们的咨访关系带来负面的影响。如果她患有严重的抑郁症，我会考虑从行为激活入手，这是因为研究表明，对于患有严重抑郁症的来访者，行为激活是咨询的重要组成部分。

我们首先会使用四因素模型来探索方女士对参与聚餐的反应，并完成"了解你的反应"表格。当方女士看到她的想法和情绪之间的联系时，方女士认为这对她很有帮助，她开始明白为什么在做出是否参与聚餐的决定时会如此困难。她的家庭作业是使用"了解你的反应"表格来尝试识别她在未来一周内，在另外两种情境下的想法、情绪、身体反应和行为。（我们所完成的表格可以在第六章和第七章中找到）

第四次和第五次咨询

在第四次咨询时，方女士完成了家庭作业，她识别出了两个情境：课间休息时独处，在例会上发表意见但无人回应。她惊讶地发现，她经常会想到"没有人会成为我的朋友""其他同事不会喜欢我的"。方女士还想和咨询师讨论她丈夫在家里的情况，因为她对丈夫没有给儿子洗澡感到很生气。

方女士想花大部分时间讨论应该如何面对聚餐的邀请，但我们仍然花了一些时间去探索她在家时的情境。我向方女士介绍了寻找证据和建立平衡思维的干预策略。于是，我们开始寻找证据证明"没有人愿意成为我的朋友"的想法，并形成了一个平衡的想法（见第八章）。然后，我们探讨了收集到的证据是否适用于她在家庭作业中识别的其他两种情境，因为她的关键想法几乎是一致的。在咨询结束时，方女士决定参加聚餐。

最后，我询问方女士，布置什么样的家庭作业对她来说会有所帮助。她提出每天早上上班前，她都会查阅我们完成的思维记录表。我认为这是一个很好的主意，因为我希望她在上班前能够让平衡想法在她的脑海中记忆犹新。我还建议她补充并完成另外两种情境的思维记录表。

在第五次咨询中，我们首先回顾了方女士的家庭作业，也就是两份思维记录表。她发现这个表很有用，并主动提出她想知道自己是否对新学校里的其他老师不公平。她第五次咨询的议程是讨论下周参加聚餐而感到的焦虑情绪以及持续的抑郁情绪。

我们解决了应该如何应对聚餐，并发展出了应对思维（有关本次咨询的片段，请参阅第九章）。既然方女士提到了她的抑郁症，我认为这是介绍行为激活的契机。我们使用"了解你的抑郁症"表格探索了她的抑郁症情况，这对她来说是有意义的。然后我向方女士解释，了解她是如何度过一周以及她的情绪是否会随着不同的活动而波动，会有助于我理解她的情况。我还介绍了日常活动计划表，我们在咨询结束之前填写了前一天的一半活动内容。我邀请她完成日常活动计划表来作为本周的家庭作业。

第六次至第九次咨询

方女士已经完成了家庭作业的日常活动计划表。在回顾作业时，我们使用"探索情绪与活动的关系"中的问题进行进一步探索（你可以在第十章中看到我们所做的工作）。接下来的几次咨询主要进行了行为激活、运用问题解决的方法解决障碍以及发展应对想法。我们聚焦于她清晨的日程安排以及下班在家的时间，因为这些是她一天中情绪最糟糕的两个时段。我们精心挑选了可以帮助她改善情绪的活动，并利用问题解决和发展应对的想法来解决行为激活过程中出现的障碍。在这几次咨询中，她的情绪有所改善，她开始恢复和朋友见面，并与孩子、丈夫共度了美好时光。

在增加清晨和下班后令人愉悦的活动中，包含了请她的丈夫更主动地照顾孩子和做家务（这在前面的章节中并未提及，所以我想花一些时间解释我在咨询中是如何工作的）。

方女士对于丈夫很少参与家务和育儿的事情很焦虑。她的负性想法包括：他会有消极反应和感到怨恨；即使我叫我丈夫做，他也不会帮忙；遇到了这么多困难，这证明我不是一个称职的母亲。

在第六次到第九次咨询中，每次咨询中一半的时间会花在增加愉悦的活动上，另一半则会花在检验这些想法上。我请方女士列出她的具体担忧，如果她向丈夫提出了这个问题会发生什么，我们则需要检验这些结果可能发生的证据。请记住，在第七章和第八章中，我帮助方女士列出了她对参加聚餐所担心会发生的事情，然后检验实际发生的概率。我们遵循了类似的流程来解决方女士向她的丈夫提出育儿和家务问题的担忧。

当方女士开始收集证据时，她意识到她的丈夫不太可能对于更多地参与育儿的过程感到厌烦，也不太可能认为照顾孩子只是方女士一个人的工作。方女士认为，考虑到丈夫的工作安排，他能做到的事情可能会受客观因素的限制，但她认为向丈夫提出这个话题是有必要且值得的。我们对此进行了问题解决并尝试角色扮演来练习如何更顺利地向丈夫提及这个话题。方女士也尝试在她的脑海中进行想象练习。

方女士发现早上让孩子们做好上学前的准备是非常困难的。我提议针对这个情况做一个思维记录表。她最初将这种情况归因为"我是一个不称职的母亲，因为早上孩子们不起床时我会对他们生气。（第五章探讨了将情境的事实与情境的意义分开的重要性）我引导了方女士澄清该情境的事实：她的孩子拒绝早起。然后我们识别了她的想法"我是一个不称职的母亲"，以及她的感受：愤怒。一旦方女士能够将她的想法与情境分开，我们就可以检验她的想法，即她是一个不称职的母亲。

接下来，我们列举出了成为一位称职的母亲的具体标准。方女士认为这些标准有：向孩子们表达爱意、花时间陪伴孩子、给孩子们提供经济保障、安顿好他们的日常生活，并给他们讲睡前故事。然后，我们根据她制定的标准评估了她的行为。最初，我不得不提醒方女士关注她是一个称职的母亲的证据，并且小心翼翼地不向方女士直接指出这些证据。例如，我会问她周末和孩子们做了些什么。为了庆祝孩子们的生日，她做了哪些准备？即使她的早上总是困难重重，她是否仍给孩子们做好了早餐并帮助他们做好上学的准备？当她描述她为孩子们做的事情时，我问她这是否是一个称职的母亲的表现。最终，她能够意识到自己是一个称职的母亲。

我们还检验了她的信念，即早上让她四岁和六岁的孩子做好上学的准备时遇到困难意味着她是一个不称职的母亲。我试图帮助方女士从另一个角度看待这件事（见第八章的讨论）。（让我问问我的读者：除了这是一位不称职的母亲之外，还有什么其他角度可以解释方女士难以让她四岁和六岁的孩子做好上学的准备吗？我知道当我的孩子还小的时候，他们早上经常发呆，躺在床上玩，而不是在有限的时间里做好该做的事情）当我们看到所有的客观事实时，方女士认为大多数的母亲会认为每天早上让年幼的孩子穿衣、吃饭和做好出门的准备是一个普遍存在的挑战。帮助方女士从不同的角度看待她早上遇到的困难让方女士感到轻松了不少。她开始考虑是否可以使用不同的方式去对待孩子，然后带着更好的心情去上班，这样自责的情况也减少了。

第十次至第十六次咨询

到第十次咨询时，方女士的情绪有了明显好转。每当她因为丈夫和孩子感到难过时，她会习惯性地使用思维记录表。然而，她在学校仍然非常孤僻。我认为她陷入了一个恶性循环：她越回避，就越难了解其他同事，然后她回避的情况就会变得越多。方女士同意我的观点，并认为尝试与其他同事交流互动是个好办法。然而，每当她想到要开始交朋友时，她就会感到非常焦虑，不知道该如何开始。在第十次至十六次咨询中，我们使用暴露疗法来帮助方女士克服社交焦虑并开始在学校交朋友（在第十一章中，你可以找到方女士使用暴露疗法的片段）。

在进行暴露疗法时，"没有人愿意成为我的朋友，我不讨人喜欢"的核心信念会被激活。除了暴露疗法之外，我们还使用箭头向下的技术识别了方女士的核心信念，然后开始记录积极日志。暴露疗法中的正面经历会被记录在积极日志中，用于挑战她的核心信念。例如，当方女士和坐在她旁边的同事交谈时，发现他们小时候上过同一所学校。这个共同话题自然而然地促使他们一起吃午饭，并开始在课间休息的时候互相交谈。这成为反驳"没有人愿意成为我的朋友"的证据。

第十七次和第十八次咨询

在第十七次咨询中，方女士想知道是否是时候结束咨询了。因为她不再感到抑郁，她的丈夫在家庭事务中的参与度也变高了，他们的夫妻关系得到了改善，对自己的整体状态也感觉变好了。当她的孩子遇到困难时，她能够正常化他们的行为并从容地应对，而不是责备自己。她在新学校中结交了一些朋友，不再那么介意通勤，甚至在开车时听音乐。方女士和我回顾了她的咨询目标，她已经实现了所有的目标，或者正在顺利地进行中。

当我们开始谈论结束咨询时，方女士意识到她担心在没有咨询的情况下是否仍然能够从容地面对之前的问题。我们决定在两周后进行一次咨询，看看方女士做得怎么样。

在下一次咨询中，我们回顾了她生活的变化以及她学到了什么。方女士发现思维记录表和行为激活对她来说最有用。我们谈到了在社交场合中如何继续直面她的恐惧。方女士认为咨询非常有帮助。虽然她会想念我，但她已经做好结束咨询的准备。我告诉她，欢迎她随时在有需要时参加一次辅助的咨询。

议程三：吴先生的咨询

虽然我们在整本书中一直跟踪着吴先生的咨询，但我所使用的干预策略的顺序与这里介绍干预策略的顺序稍有不同。我将从问题解决和分级任务入手，然后进行了行为激活，且仅在咨询的后期使用认知策略。

第一次和第二次咨询

吴先生比方女士更难接受咨询，他对咨询是否有效持怀疑的态度。在最初的几次咨询中，我进行了信息收集并设定了咨询目标。我发现吴先生的家人在他两岁时移民美国。他在一个大家庭中长大。吴先生描述了一个快乐的童年，直到八岁那年，他的父亲去世后，他的生活开始变得艰难。他的母亲不得不去上班，家庭收入也变少了。虽然他记得父亲去世后与母亲和阿姨的关系很亲近，但他的叔叔们对他非常挑剔，如果他犯了一个小错误，他们就会喋喋不休地说他很笨。在学校里，他觉得老师不尊重他以及他的家人，他们家的经济条件比其他家庭都差。他还患有轻度的学习障碍，直到高中时才被诊断出来。其他同学经常取笑他。虽然他在学校努力学习，但他的老师经常向他的母亲抱怨他不够努力，认为他应该能做得更好。他知道别人认为他不是很聪明。他唯一擅长的是数学。高中毕业后，他的叔叔支付了吴先生的大专学费，他获得了会计学位。大专毕业后他认识了他的妻子，他们有着一段美好的婚姻。

在完成信息收集并了解了吴先生的主诉后，我对他的核心信念进行了假设，包括"我是无能的，我不是很聪明，别人不会尊重我，世界是不公平的"。我还想知道他是否发展出以下的基本假设："只有当我成功时，我才有价值，如果我失败了，这证明我很笨。"这些假设促使我留意倾听与不尊重或不成功有关的想法。我也会留意捕捉任何可以表明他正在弱化或忽视他受到尊重以及获得成就的证据。

让我们看看吴先生的目标：

- 更好地应对工作，特别是专注并按时完成我的工作任务。
- 像以前那样在工作中与人交往，包括与人交谈、在食堂吃午饭、外出吃午饭、在走廊里聊天。
- 不要每次和老板说话时都感到焦虑。
- 恢复对工作的喜爱。

第三次和第四次咨询

在前两次咨询之后，我有点不确定该从哪里开始。我很担心吴先生的抑郁情绪，并考虑从行为激活开始。另一方面，他的第一个目标是更好地应对工作并按时完成工作任务。我想解决一个对他来说最迫切的问题。我还担心，如果吴先生继续拖延，他会再次收到糟糕的评价。这可能会对他的工作造成真正意义上的困难，随之也会加重他的抑郁情绪。于是我决定首先解决他的拖延问题和其他与工作有关的困难。

我们从识别进展顺利的工作和他拖延的工作开始，同时评估了他的拖延症可能在哪些方面造成最糟糕的结果。我们发现，吴先生按时完成了大部分工作，并且达到了令人满意的结果。我用这些信息来质疑他的整体判断，即他无法完成工作。由于我假设他的核心信念之一是不被尊重，所以我也会询问来访者其他人是否尊重他的工作。

在第三次和第四次咨询中的大部分时间里，我们都在讨论他的拖延问题。我们组合使用了问题解决（见第九章）和分级任务（见第十章末尾）。吴先生发现将工作拆解为多个小模块是非常有用的，因为这样更容易应对工作任务。我们还查看了他的日程安排，并指定了他在一天中完成各个模块的时间。

吴先生希望尝试发展应对思维的干预策略。我们探索了他如何处理进展顺利的工作，同时将这些策略应用于他正在进行的工作中。我们形成了许多应对思维，这包括"一步一个脚印，这只是一项任务，我只需要完成它"和"踢球"。吴先生在高中时是一名优秀的足球运动员。我们探讨了当他情绪低落或难以集中注意力时，他作为一名运动员是如何应对的。他回答道，他只是专注于任务，他无法选择中止比赛。我想知道他如何将这种策略应用于他目前的工作。使用"踢球"这个词可以提醒他，要把他现在的工作当成一场足球比赛——别无选择，只能踢球！

当吴先生开始减少拖延时，他感觉好多了，但他仍然很难过。在第四次咨询结束时，我向他介绍了行为激活的概念。在咨询中，我们完成了咨询前一天的日常活动计划表。吴先生同意尝试完成下周的日常活动计划表，并把它作为家庭作业。

第五次至第八次咨询

吴先生完成了日常活动计划表，并使用相应的问题来探索情绪与活动的关系，以了解他的一天以及日常活动是如何对情绪造成影响的。吴先生没有意识到，他在回避与家人和朋友见面。研究表明，社会关系在促进和保持积极情绪方面有着重要的作用，因此，我着重帮助吴先生增加了他与妻子、孩子和朋友的社交活动。在接下来的几次咨询中，通过组合使用行为激活、问题解决和应对思维干预策略，他的情绪在几周内逐步得到改善。

当我们查看他的日常活动计划表时，可以明显看到吴先生没有良好的睡眠习惯。他解释说，这与他不抑郁时完全不同。对于长年存在睡眠困难的来访者，来访者可能需要去寻求专门治疗失眠的认知行为疗法咨询师的帮助（Edinger & Carney, 2014）。然而，对于许多来访者来说，遵守基本的"睡眠健康指南"就足以显著改善睡眠。你可以扫描前言的"在线资料"二维码，在手册中下载"睡眠健康指南"。

当吴先生看到他的日常活动计划表时，意识到他下班回家后会看电视，并打盹至少一个小时，然后晚饭结束后继续看电视。他一般在凌晨一点到两点之间上床睡觉，而且早上会感觉很疲惫。周末起床时，他会感到疲惫不堪，于是便躺在床上直到上午九点或十点，并希望以此来"弥补"睡眠不足。

我们一起查阅了"睡眠健康指南"。吴先生决定尝试建立一个有规律的睡眠时间表。他想在下班回家后试着去散步，而不是看电视和打盹，并试着在午夜之前上床睡觉。

接下来的咨询中，吴先生提到，他发现他很难放弃在电视机前打盹的习惯。他喜欢回家后散步的想法，但他从未真正这样做过。我们通过问题解决找了其他可以完成的活动，吴先生提出他可以帮助妻子做饭，给他的孩子打电话，并打扫卫生。在下次咨询时，吴先生提到，这个计划的实际效果更好。当吴先生停止打盹时，他早点上床睡觉就会变得更加容易，他的睡眠质量也开始得到改善。

第九次至第十六次咨询

我们继续在行为激活、问题解决、分级任务和应对思维的组合策略中开展工作。吴先生开始接纳心理咨询，所以想要解决的议题也变得越来越多。当吴先生不再拖延时,他便开始提出在工作中与人际关系有关的困扰。我们列出了他自抑郁症以来停止进行的社交活动,并慢慢恢复那些感觉最轻松简单的活动。我总会确保吴先生有一个切实可行的具体计划。吴先生开始在饭堂和同事共进午餐、在会议上发言、与老板谈论他参与的一些项目,并且表现得更像以前的自己(你可以在第九章中看到其中的一些工作)。

一般情况下,吴先生预测他不会喜欢这些社交活动,而且这些活动不会顺利进行。而实际情况是,这些活动都进行得很顺利。一旦他做了,他就会感觉好很多。在咨询中,我们强调依照计划而不是心情行事的重要性。我有意识地将新增的活动视作一个实验,以检验这项活动是否会改善他的情绪。

在试图与同事和老板建立联系的过程中,吴先生经常想,他们不尊重我,或者他们不重视我的意见(请参阅第七章,了解我如何识别吴先生的想法)。他提到两个具体情境,一次是他认为他的老板在会议上批评了他(见第五章),还有一次是他请同事去吃午饭,而他的同事很忙。在这两种情况下,吴先生都能够找到可能的、适应的、替代性的解释。我向吴先生指出,他有使用灾难化的认知扭曲的倾向(有关认知扭曲的列表,请参阅第六章),他表示认同。如果我们想要确认是否存在其他更具适应性的解释时,我们会马上看看这个想法是否是一种灾难化的想法。尽管他的核心信念是"别人不会尊重我",但当他认为自己没有得到尊重时,他能够对这一情况做出更具适应性的解释。由于他能够有效地检查自动思维的准确性并做出有效的改变,因此我认为没有必要对核心信念进行工作。这也不是吴先生想要的,因为他倾向一个短程的、有针对性的咨询。

到第九次咨询时,吴先生开始自发地将我们在咨询中的一些干预策略应用到他的个人生活中。例如,一位朋友告诉吴先生,他不能和吴先生一起去打篮球。通常,吴先生会认为这意味着他的朋友不尊重他,特别是如果他的朋友临时取消计划。但是,他能想到这种情况可能还会有其他的解释。

在第十四次咨询中,吴先生告诉我,他已经进行了半年的复查,一切似乎都回到了正轨。我们回顾了他从开始咨询以来他取得的进步。吴先生想知道下一次咨询他是否可以请假,因为他们办公室要举行一个团建活动,他很想去。他通常很期待进行咨询,但这一次他似乎很随意地看待我们的下一次咨询。我问他对前来咨询有什么样的感受。吴先生解释说,我是一个非常好的咨询师,但他认为他不再需要咨询了。吴先生的这种想法是非常普遍的。随着来访者的情况好转,咨询对他们来说就会变得不那么重要,他们生活中的其他事情则开始变得更加重要。我建议我们在两周后进行一次咨询，看看一切是否顺利，如果是，我们计划在那之后进行最后一次以结束咨询。

第十七次咨询

在我们的最后一次咨询中，我们回顾了吴先生在咨询方面取得的成果，并回顾了他最初的目标。吴先生惊讶地发现他进步了这么多，因为他已经忘记了刚来时的感受。他的睡眠变得更加规律，不再感到抑郁。他和他的妻子可以与朋友和家人见面交流。我着重强调了保持和妻子、孩子、父母和朋友一起进行愉快的活动的重要性。我们花了一些时间来探索对他最有帮助的部分。他认为将一个大型任务分解成小模块真的很有用，并告诉我他一直在使用这个策略，甚至会将这个方法和其他同事分享。他还认为减少灾难化的想法对他很有帮助。我告诉吴先生，如果他需要一次额外的辅助咨询，我可以和他一起进行咨询工作，并且我很高兴能和他一起工作。

作业：认知行为疗法练习

我希望本书中的家庭作业对你来说是有价值的。对我自己来说，在写这本书的过程中，我也感受到许多认知行为疗法的干预策略是非常有效的。我重新认识了积极心理学，我一直试图停下来享受这一刻。在写作过程中，我特别感谢以下几位认知行为疗法的朋友，没有它们，这本书就永远无法完成。

设置议程： 你让我井井有条。在一天的写作结束时进行回顾能让我看到实际上已经完成了一些事情！

四因素模型： 每当我遇到困难时，你都会帮助我停下来弄清楚我的想法。我留意到我的消极自动思维，通过寻找证据，我通常能够回到当前的任务中。

应对思维： 你让我保持专注。

行为激活： 我想我的家人都想感谢你。有一段时间，除了写这本书，我什么也没做，你让我每天花时间散步，劳逸结合。

问题解决： 当我发现自己盯着电脑沉思时，我会进行问题解决。我最喜欢的解决方案是通过电子邮件将书写有困难的段落发送给我的同事或学生，他们总是有很好的建议。

分级任务： 没有你，这本书就无法完成。无论我多么不知所措，你都会帮助我将任务分解为可管理的部分。我认为你是这本书的主人公。

正念： 你帮助我专注于写作，而不是我生活中发生的一切其他事情。

将所学应用于生活

花点时间思考一下本书中提及的所有内容。你是如何把它应用到你自己的生活中的？你希望继续做什么？我希望你有机会亲自感受认知行为疗法的魅力。别忘了，事实证明，如果你将认知行为疗法应用到自己的生活中，你会成为一个更好的认知行为疗法咨询师。

将所学应用于咨询实践

在我们说再见之前，让我们用自我评估来结束。在阅读本书的过程中，你是如何改变你的临床实践的？你在实践中尝试使用过哪些新的技能和干预策略？你尝试过在咨询中制定议程？是否尝试过识别来访者的想法？是否尝试过寻找证据并发展平衡的思维？你是否有机会尝试提问，进行行为激活或暴露疗法？未来你将如何不断学习以提高你的认知行为疗法技能？你能设定一两个职业目标并制定学习计划吗？

是时候结束了

亲爱的读者，我们已经走到了本书的结尾。是否运用你所学的知识取决于你。我当然希望你会使用书中的内容。如果你在咨询实践或自己的生活中做出了一些改变，花点时间去看看你所做的工作，并给自己一个当之无愧的肯定。因为改变对来访者和我们自己来说都是困难的。

通过阅读这本书，你就好像上了一门关于认知行为疗法的咨询课一样，学习的过程包括签到、回顾、设置议程、行动计划、家庭作业以及练习、练习、再练习。我希望你能把这种结构应用到你的咨询实践中，你和你的来访者都将从你投入的工作中受益。我很高兴这本书能够指引你前行。

附录

轮到你了！答案

第一章

识别情境、想法、情绪、身体反应和行为

识别情境、想法、情绪、身体反应和行为	
	情境、想法、情绪、身体反应还是行为？
熬夜学习	情境
不论我做什么，都没有人喜欢我	想法
我总是感到很紧张	身体反应
即使我再努力学习，也会考试不及格	想法
我太开心啦	情绪
我的老板不满意我完成的工作	想法
我上班迟到了	情境

想法如何影响情绪和行为

下面是我完成图 1.4 的过程。

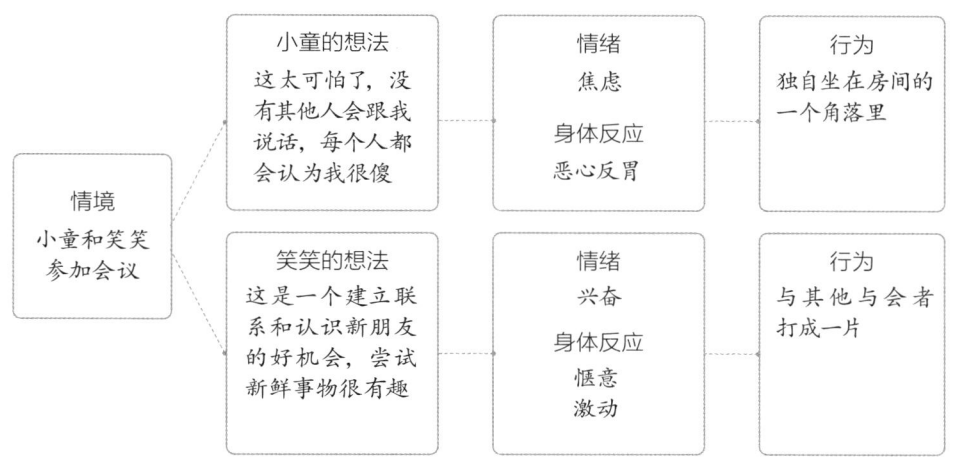

识别来访者的想法、情绪、身体反应和行为

情境：小婷的男朋友迟到了半个小时，而且没有提前告诉小婷他会迟到。

小婷的想法：我讨厌这样，他不在乎我，我一文不值，我还能做什么？他不把我当回事。

小婷的情绪：郁闷、烦躁。

小婷的身体反应：紧张。

小婷的行为：脸色阴沉、举止冷漠。

小童的症状维持循环

下面是我绘制的小童的症状维持循环的框图。

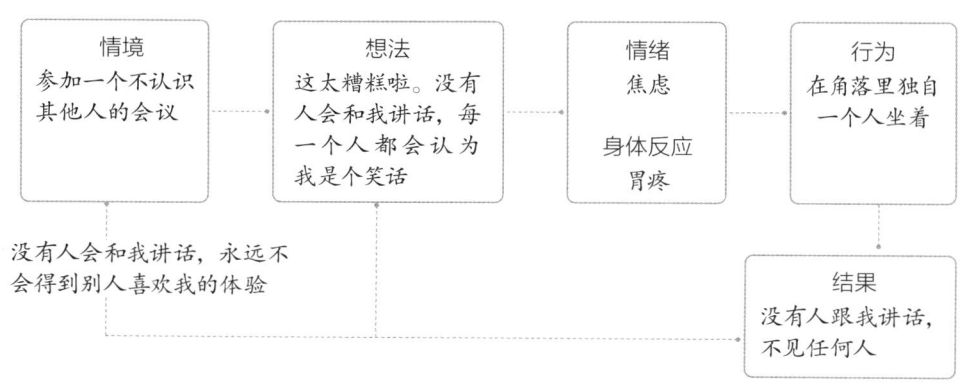

第二章

吴先生的压力源和优点

吴先生的压力源和优点		
	困难或压力源	优点和复原力
家庭	没有有效信息 孩子们住在城外	长久的婚姻 妻子鼓励他去踢足球,揭示他与妻子之间的关爱关系 与女儿的关系足够亲密,以至于女儿注意到了他的痛苦,并能够说服他接受咨询
朋友和社会联系	没有有效信息	没有有效信息
娱乐和组织	没有有效信息	过去五年是足球队的成员
工作或学校	最近错过了一次升职机会 最近的工作评价不佳	二十年来一直保持稳定的工作 他的工作对了解税务政策有很高要求 在之前喜欢工作 冒险申请升职 有良好的工作评价记录
健康	睡眠困难 焦虑	适度饮酒 健康状态还不错
经济状况	延迟退休	他是有经济来源的 正在计划退休
变化	财务方面的担忧	没有有效信息

第三章

识别具体、可衡量的目标

评估以下咨询目标是笼统的,还是具体、可衡量的	
咨询目标	它是笼统的,还是具体、可衡量的
跟我老板谈谈加班费的事	具体、可衡量的
对我的朋友不要太苛刻	笼统的
在月底前戒烟	具体、可衡量的
好好照顾我的身体	笼统的
和父母相处得更好	笼统的
每周和我的伴侣一起做一项愉快的活动	具体、可衡量的
在我八岁的孩子发脾气时,我学习更好的育儿技巧	具体的

第四章

评估方女士的家庭作业

方女士的咨询师回应说："我想给你一些家庭作业。我认为，如果你能在下周尝试与你的孩子做一些有趣的事情，这将对你非常有帮助。"

有用家庭作业的原则	方女士的家庭作业符合这个原则吗
家庭作业是咨询师和来访者合作制定的	不，咨询师是在最后一刻才建议做家庭作业的，而方女士没有机会提出意见
家庭作业是具体的和有针对性的	不，不清楚方女士将要做些什么
家庭作业是与咨询会谈有关的	是的，方女士一直在谈论由于她没有和孩子们一起做有趣事情而产生的感受，并表示她想重新开始
家庭作业是可行的	我们不知道，因为没有具体的任务

第五章

把情境的事实和对情境的想法分开

情境的例子	情境的事实	来访者对情境的想法
我没有做作业，而是偷懒，和朋友出去玩了	来访者没有做作业，而是跟朋友出去玩	我偷懒了
我的老板告诉我，我做得很好，但他不是真心的	老板说来访者做得很好	他不是真心这么说的
我的孩子不正常，他在五个月大的时候还不会爬	来访者的孩子不会爬	我的孩子不正常
我的丈夫把厨房弄得一团糟	不清楚来访者的丈夫做了什么，所以你没有任何事实，你需要收集事实	我的丈夫把厨房弄得一团糟

第六章

确认方女士有关自我、他人和未来的想法

1. 他没有给小宇洗澡。

    这是一个事实,她的丈夫确实没有给小宇洗澡。这个想法不是评价,而是对事实的陈述。

2. 无论我做什么,都不会有什么改变。

    这是一个关于未来的想法,她认为未来会和现在一样。

3. 他并不关心孩子和我。

    这种想法是对她丈夫的一种评价。因此,它是关于他人的。

4. 你不能指望男人。

    这是关于男性的一般规则。因此,这也是关于他人的。

5. 我是一个完全不称职的母亲。

    这种想法是对自己的负面评价。因此,它是关于自我的。

6. 为什么家里的事都要我来做?

    我用一个有技巧性的问题来结束我们的练习。这是一个疑问句,我们将更详细地来探讨问题。不过,在这个练习中,有一些隐含的想法是你要帮助来访者明确地表达出来。这是一个关于自我的想法,因为方女士实际上是在说:"我必须做家里的所有事情"。但这也是一个关于他人的想法,因为其隐含的意思是"我的丈夫什么都不做"。

哪些想法与这些情绪相伴?

正确答案用粗体标出。

小凡感到很愤怒,他可能在想什么呢?

- 我们队再也没有机会进入半决赛了。这对我来说是绝大的损失。
- **那家伙太野蛮了,他应该受到惩罚,这不公平。** 这种想法最有可能导致愤怒。它是指规则被破坏,受到不公平的对待。
- 如果我们输了,这都是我的错。我应该做得更好。

附录 轮到你了！答案

冯女士刚刚听说，她是她正在申请的一份工作的第二候选人。冯女士感到很失望，她可能在想什么呢？

- 我永远不会找到一份体面的工作了，我的生活已经结束了。
- 他们应该录用我，什么垃圾公司！
- **我希望得到这份工作，至少我是第二候选人。**这种想法最有可能导致失望。失望与悲伤有关，但这不是一种强烈的情绪。其他的想法对于"失望"来说太极端了。

小奥住院两周了，作为好朋友的小毅没有去探望他。小毅感到很内疚。他可能在想什么呢？

- **我是个糟糕的朋友，我应该去，我打赌我伤害了小奥的感情。**这种想法最有可能导致内疚，因为它违反了道德准则。
- 我的朋友可能对我大发雷霆。他太敏感了。
- 我打赌小奥不会再想和我做朋友了。

识别认知扭曲

1. 如果我没有得到这份工作，我的生活就完了。

   认知扭曲：灾难化

2. 要成为一名优秀的咨询师，你必须全力以赴，百分之百地支持来访者。

   认知扭曲：应该

3. 我确信，在经历了这次惨败的求职面试之后，不会有人愿意雇用我。

   认知扭曲：以偏概全

4. 如果我不能帮助我所有的来访者，我就是一个不合格的咨询师。

   认知扭曲："全或无"思维

5. 我知道我上一位来访者取消预约，因为她认为我是一个糟糕的咨询师。

   认知扭曲：个人化和读心术

6. 一位同事告诉我，他想知道下次团体治疗中，签到的过程是否应该短一些。这是我在第一次团体治疗中犯的一个严重的错误。

   认知扭曲：夸大，也有可能是灾难化

第十章

理解马女士的抑郁症

马女士的"了解你的抑郁症"表格

	因生活改变或压力源而造成的增加	因生活改变或压力源而造成的减少
我喜欢的活动，可以给我带来快乐的活动或我精通的活动	照顾母亲 母亲去看医生（悲喜交加：有目的感，符合她的价值观，但她不喜欢这项活动）	停止雕塑了
我不喜欢的活动	开车去看望母亲 收拾屋子 电视	
锻炼		停止锻炼了
与朋友相处		不再与朋友们见面 和母亲在一起时没有朋友
与家人相处	有更多时间和母亲在一起	
休闲或爱好		
吸烟、暴饮暴食、酗酒		
与饮食和睡眠有关的生活习惯		

为小安规划能增加积极情绪的活动

建议的活动	是否是和来访者合作制定的	是否有针对性、具体	是否具有可行性	是否是自然地强化	是否是来访者的生活习惯
每周跑步三次，每次一小时	不是	是的	不是	如果她能做到的话，是的	是的

每周跑步三次，每次一小时。这是一个具体的计划，因为小安喜欢跑步，所以它自然而然地得到了强化。这也可以成为小安日常活动的一部分。问题是，小安可能做不到。很少有人能从不锻炼到每周跑步三次，每次一小时。另外，如果她已经有一段时间没有运动了，一小时的跑步很可能对她的身体造成太大的压力。总之，这不是一个好的计划。

更有效的计划：如果要制定一个更有效的计划的话，首先要询问小安希望给她的生活增添什么内容，以及她希望如何调整下午五点左右的时间段。如果小安对跑步感兴趣，那么对她来说慢慢开始是很重要的。这取决于小安很久没有运动了，所以我们也许可以从步行，或者采用步行与跑步相结合的方式开始计划。

制定分级任务

小西的老板要求她作为公司总部成员来单位进行实地考察的负责人。她感到压力很大。小西和她的咨询师认为第一个好的任务是重新整理档案系统，让它看起来更有条理。

刘先生想邀请他的整个家庭——大约十五个人——中秋节一起聚餐。他感到压力很大。刘先生和他的咨询师认为，花三十分钟写出一个菜单，将是一个很好的首要任务。

谢女士想找一份兼职工作，但她感到压力很大，并且她告诉咨询师，她不知道该从哪里开始。谢女士和她的咨询师认为，探索她的工作选择将会是一个很好的起始点。

任务	是否有针对性、具体	是否可行	是否有时间限制？是否有完成任务的具体时间
小西：重新整理档案系统	不具体，不清楚让档案有条理的标准是什么，第一次行动不明确	不知道谁来做这件事，也不知道这个人/这些人到底要做什么，很难知道这是否可行	没有给出时间限制，小西会工作十分钟还是一整天；没有开始任务的具体时间
刘先生：把要做的菜写一个菜单	是的，这是一个有针对性的任务	是的，不过你需要核实一下	是的，设定了时间限制，但没有设定完成任务的具体时间
谢女士：探索工作选择	不是，目前还不清楚谢女士将会如何探索她的工作选择	因为任务不明确，很难知道是否可行	没有时间限制，也没有完成任务的具体时间

第十一章

建立有效的暴露任务

任务	是否有针对性、具体	是否是来访者可能实施的行为	来访者是否能控制	结论：这是一个有效的任务吗
每天在楼里的电梯前站五分钟	是的	是的	是的	是的

第十二章

核心信念影响我们如何看待情境

这个练习的正确答案不是唯一的。以下是林女士和小青可能会做出的反应，仅供参考。

	情境：无法升职，以及丈夫和女同事聊天	
	林女士的反应 核心信念： 我不值得被爱 我很聪明	小青的反应 核心信念： 我值得被爱 我不是很聪明
对于来访者来说，这个情况意味着什么	无法升职：我可以下次再申请，这个岗位还不适合我 丈夫和女同事聊天：他认为女同事比我更有魅力，他不再对我感兴趣	无法升职：我再也不会获得晋升了，这证明了我确实不是很聪明，其他人都比我聪明 丈夫和女同事聊天：他对女同事挺友好的，我想知道他们是不是在谈论工作
你的来访者留意到了什么	无法升职：她注意到自己在面试中表现出色的部分，她注意到工作中其他的机会和可能性 丈夫和女同事聊天：她注意到女同事是很有魅力的，她没有注意到她的丈夫也在和其他人聊天，以及她的丈夫几乎整晚都在和她聊天；每次она的丈夫提及这位女同事时，她开始变得额外关注	无法升职：她注意到自己在面试中犯的所有错误，并且注意到获得这个职位的人有多么的能干 丈夫和女同事聊天：她注意到丈夫和女同事聊天，但她也留意到她的丈夫几乎整晚都在和她聊天，而且在聚会上，他还与很多人聊天
你的来访者记住了什么	无法升职：她很快忘记了这段经历 丈夫和女同事聊天：她常常回忆起这个夜晚，并记住了每次丈夫在谈论工作时，提及这位女同事的时刻；她回想起前男友出轨的经历	无法升职：她沉溺在这段经历中，并且回想起在学校和工作中失败或令人失望的其他经历 丈夫和女同事聊天：她很快就忘记了这段经历，而且不会再想起这件事情

识别来访者是如何最大限度地弱化支持其新的核心信念的证据

我是一个不错的学生，没什么特别的。这是一个模糊的说法。我有一些来访者会用"我是一个普通的学生"这种说法来描述他们的学生时代；但我也有一些来访者，他们在学校里表现优异，在班上成绩名列前茅，他们会形容自己是"一个不错的学生"。

我最喜欢的科目是数学，可能是因为数学对我来说很容易。这是一个模糊的说法。我想知道林女士做得怎么样，我也想了解，具体而言，数学对她来说有多么的容易，这从她的智力和数学天赋的角度来看有什么意义。

老师们都很好，一部分对我很好，但这些老师对每个人都很好。这是一个模糊的说法。我想知道哪个老师对她好，以及具体有多好。这些老师可能对她和对其他学生一样好，但也有可能有些老师只对她好，特别关注她。

其他孩子对我很刻薄。林女士在说完这个之后，她又具体地描述了其他小孩子对她很刻薄的事件。

班上的其他几个女孩对我比之前要好。这是一个模糊的说法。我想知道谁对她好，她们做了什么？她们成为朋友了吗？

第十三章

撰写不同的基本假设

下面是我的来访者完成这些基本假设的不同方法。在你对他们已完成的内容进行补充的时候没有对错之分，与此同时你可能会想到一些其他不同的基本假设。

如果我是友善待人的，那么……

　　如果我是友善待人的，那么他们会喜欢我。
　　如果我是友善待人的，那么他们就会占我便宜。
　　如果我是友善待人的，那么他们就会觉得我过于热切。

如果我给我十五岁的孩子设立严格的宵禁，那么……

- 如果我给我十五岁的孩子设立严格的宵禁，那么我的孩子就会尊重我。
- 如果我给我十五岁的孩子设立严格的宵禁，那么我的孩子就会变得叛逆，很晚才回家。
- 如果我给我十五岁的孩子设立严格的宵禁，那么我的孩子就会抑郁，并且会讨厌我。

如果我在课堂上提问，那么……

- 如果我在课堂上提问，那么老师就会认为我是一个聪明学生，并觉得我对上课的内容感兴趣。
- 如果我在课堂上提问，那么其他学生会对我产生反感
- 如果我在课堂上提问，那么我会看起来"小丑"

如果我和我的来访者一起尝试我新学的认知行为疗法技术，那么……

- 如果我和我的来访者一起尝试我新学的认知行为疗法技术，那么我的来访者将会喜欢这个新的技术，并且治疗可以顺利进行。
- 如果我和我的来访者一起尝试我新学的认知行为疗法技术，那么我会显得笨拙尴尬，而且我的来访者不会尊重我。
- 如果我和我的来访者一起尝试我新学的认知行为疗法技术，那么我的来访者不会喜欢这个新方法。

基本假设可以提升心理韧性

如果我和他人表达了不同的意见，那么他们会发现我是一个饶有风趣的人。
如果我的孩子表达的意见与我不同，那么他们正在成长，而成长的一部分就是要有自己的想法。
如果我在尝试学习一些我不能马上理解的新鲜事物，那么我是在挑战自我并不断成长，这是一件好事。
如果我生气了，那么我能坚定有力地表达自己的感受。
如果我不喝酒的话，那么我可以和他人谈笑风生。

捕捉来访者的基本假设

1. 你要关注的行为：苏女士告诉儿子要锻炼身体，并提出给他办健身房会员卡。

2. 指出苏女士希望她的行为会带来什么结果，以及她认为如果她不做该行为会带来什么后果。苏女士希望他儿子小勇去健身房。如果她不告诉小勇，苏女士认为小勇就不会锻炼，就会得高血压，而这都是她酿成的错。

3. 使用"如果……那么……"陈述：

   a. 如果我让儿子锻炼，那么他就会锻炼。

   b. 如果我不叫我儿子锻炼，那么他就不会锻炼，就会得高血压。